# 承学札记

赵岩松　孔德舜　主编

中医古籍出版社
Publishing House of Ancient Chinese Medical Books

**图书在版编目（CIP）数据**

承学札记 / 赵岩松 , 孔德舜主编 . -- 北京 : 中医古籍出版社 , 2024.2

ISBN 978-7-5152-2708-5

Ⅰ . ①承… Ⅱ . ①赵… ②孔… Ⅲ . ①中医临床—经验—中国—现代 Ⅳ . ① R249.7

中国国家版本馆 CIP 数据核字 (2024) 第 010324 号

承学札记

主编　赵岩松　孔德舜

| | |
|---|---|
| 出 版 人 | 李　淳 |
| 责任编辑 | 吴　頔 |
| 封面设计 | 艺点锦秀 |
| 出版发行 | 中医古籍出版社 |
| 社　　址 | 北京市东城区东直门内南小街 16 号（100700） |
| 电　　话 | 010-64089446（总编室）　010-64002949（发行部） |
| 网　　址 | www.zhongyiguji.com.cn |
| 印　　刷 | 北京市泰锐印刷有限责任公司 |
| 开　　本 | 787mm×1092mm　1/16 |
| 印　　张 | 16 |
| 字　　数 | 300 千字 |
| 版　　次 | 2024 年 2 月第 1 版　2024 年 2 月第 1 次印刷 |
| 书　　号 | ISBN 978-7-5152-2708-5 |
| 定　　价 | 88.00 元 |

# 《承学札记》编辑委员会

# 前　言

古人云："相从勉讲学，事业在积累。"本书为孔光一教授的师承弟子们的跟师学习体会及弟子们在中医学术研究工作的成果汇总，旨在辑录弟子们工作学习中的点滴收获，以裨益于后学。

北京中医药大学孔光一教授系主任医师、第一批"全国名老中医"称号的五百人之一，为第一批、第三批、第四批全国老中医药专家学术经验继承工作指导老师，第二届首都国医名师，北京中医药薪火传承"3+3"工程名医工作室专家。享受国务院特殊津贴。中国医学科学院首批全国中医药师承博士后合作导师。孔光一教授工作勤勤恳恳，淡泊名利，精研中医医理，躬身临床，毕生忙于诊务，恪守大医精诚善待患者。国家推行名老中医师承项目，先后指导徒弟三批，其中作为第一批师承徒弟的宋乃光教授已成为国家第六批名老中医学术继承工作指导老师、首都国医名师。

孔老临床六十余年，经验丰富且独具特色，但其毕生忙于诊务很少著述。其师承弟子现已为著名教授，不仅对孔老临证进行总结及推广，自身对中医经典理论的理解也颇有建树，在临床应用中也有显著效验。他们在学承老师的基础上将中医学的理论和实践进一步发扬，并拓展应用。因此，本书辑录了孔老弟子们的出师论文，并整理了弟子们多年已发表的学术论文，不但对孔老临床内、外、妇、儿及其他各科病证治疗经验加以总结，也体现了弟子们学术和临床的继承发展。

"相逢一见太匆匆，校内繁花几度红。厚谊常存魂梦里，深恩永志我心中"。谨以此书纪念孔光一先生逝世四周年，同时也希望通过本书的出版，可以将孔光一教授及其弟子临床实践经验进行推广，并对广大中医工作者有一定的启发。

# 目 录

# 第二部分　中医药理论探析

# 第三部分　临证心得择要

# 第四部分　验案赏析

# 第一部分

# 承学孔师文集录

20世纪90年，国家中医药管理局开展了全国老中医药专家学术经验继承工作，并持续至今。这是继承和发扬祖国传统医药学、培养造就高层次中医临床人才和中药技术人才的重要途径，是实施中医药继续教育的重要形式。通过跟师学习、临床（实践）和理论学习，继承人较好地继承掌握老中医药专家学术思想、临床经验与技术专长，成长为中医药理论基础扎实、坚持中医原创思维、临床（实践）能力较强、具有良好医德医风的中医药骨干人才，有效加速了中医药人才的培养，推进了中医药学术的研究、传承与发展。孔光一教授为第一、三、四批全国老中医药专家学术经验继承工作指导老师，其中宋乃光教授为第一批学术经验继承人（1990—1994），严季澜教授为第三批学术经验继承人（2006—2008），孔德舜为第三批学术经验继承人（2006—2008），赵岩松教授为第四批学术经验继承人（2008—2011），本部分内容为对四位弟子出师论文的整理，以及对孔老各科临床经验的总结。

# 一、孔光一教授生平简介

孔光一教授（1927—2020），江苏泰兴人，中医温病学专家，临床家，北京中医药大学资深教授，温病学科学术带头人，第一、三、四批全国老中医药专家学术经验继承工作指导老师。孔老 6 岁读私塾，16 岁始从泰州地区名医孙瑞云先生习医，前后侍诊四年。中华人民共和国成立后，参加了泰兴县中医进修班、扬州专区医训班学习，参加了乡联合诊所医疗工作，领导过血吸虫病防治工作。1957 年考入江苏省中医进修学校（今南京中医药大学），次年毕业，调入北京中医药大学（原北京中医学院），为北京中医药大学教授、主任医师，曾任温病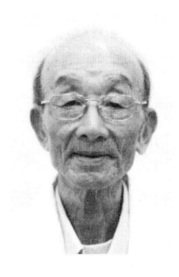
教研室主任、中医系副主任、研究生导师。"文革"后期赴江西省参加领导北京科研医疗队工作一年余。1989 年，被评为北京市和全国优秀教师，1990 年被确认为全国老中医药专家学术经验继承工作指导老师，1991 年出席北京市优秀党员表彰会，1992 年获国务院特殊津贴。1987 年、1990 年和 1993 年连续三届被推选为北京市朝阳区人大代表。

孔光一教授从医近 60 年，是一位具有丰富临床经验、疗效卓著又医德高尚的著名中医学家。他精熟于热性疾病及内妇儿科疾病的诊疗，在诊治发烧、咳喘、胸痹、胃肠病、腹泻、痹证、肝病、肾病、月经病、不孕症、崩漏等方面积累了丰富经验，疗效甚佳，屡起沉疴，并形成了独特的辨治思路。尤精于发热的诊治，经常有一些迁延日久的顽固性发烧患者，曾经中西医诊治无效而来求诊，经孔老细心诊察，反复辨析，药投数剂，往往热退康复，甚为神奇，堪称一绝。孔老从事中医教学 55 年，数十年来勤勉恭俭，埋头实干，为我国中医药专门人才的培养付出了毕生精力，师生皆有口碑。

孔光一教授上宗内、难、仲景，下抵百家，其于叶、薛、吴、王之学，结合自己的临床实践，探幽发微，学术造诣颇深。在温病的辨治中，他提出"三焦膜系理论"，倡导疏利三焦，祛邪排毒。临证用药灵活圆括，知常达变，既现经方之韵，又彰名家之色。其辨证精到，往往能抓住病症的核心医理、法理，直中疾病的本质，逐渐形成了一整套独特的辨治思路，总结出了许多有效的方药，其经验应用于外感及内伤杂病的治疗，均取得较好疗效。孔老在临床上经常使用一些比较特殊的术语，大多是有关证型和治法方面的内容，如肝经郁热，脾肾不振；肝经郁热，心气不振；肝肺郁热，肺脾不振以及清肝调脾肾，清肝养心，清肝肺，调肺脾等，这些证型和治法一般在教材中是没有的，起初难以理解，久而久之，才悟出其中深意，而这正是孔老临证的精髓和特色之处。例如临床经常有这样一些病人：既有情绪急躁、胸闷太息、面红尿黄、苔黄脉数等肝气郁滞和肝郁化热的证象，又有纳少脘痞、食后嗳气、便溏或不调（或干或稀）、腰酸肢凉、夜尿频多等脾气虚弱、肾气（阳）不足的表现，孔老将这种证型称之为肝经郁热、脾肾不振证，采用清肝调脾肾（合疏肝、柔肝、清肝、健脾、补肾于一方）之法，可以收到很好的疗效。

孔光一教授对患者尽心尽责，无论贫富贵贱、男女老幼，皆悉心救治。孔光一教授从医执教数十年，始终以"救死扶伤，为病家解除疾苦"为己任，志在学问而无暇顾及其他，其简朴的生活作风及淡泊名利、恪守医德的高尚情操为人所称道，在学生及患者中树立了极高的威望，其用药平和而疗效显著，蜚声海内外。孔老平时诊务、教学繁忙，鲜有著述，曾发表数篇论文，但远远不能反映出他独特的学术思想和丰富的临床经验，本书旨在对他的学术思想进行全面的继承和总结。

# 二、平淡出奇，稳中求胜
## ——宋乃光教授师承论文

第一批全国老中医药专家学术经验继承人　宋乃光教授

宋乃光教授，女，1945 年出生，辽宁省辽阳人，农工民主党党员，硕士研究生学历。北京中医药大学教授、博士研究生导师、主任医师。第五批、第六批全国老中医药专家学术经验继承工作指导老师，第三届首都国医名师。1970 年北京中医药大学中医系本科毕业，1979 年获硕士学位，为著名温病学家赵绍琴早期研究生，1990 年拜全国著名老中医孔光一为师，是国家第一批全国老中医药专家学术经验继承人，1994 年正式出师。宋乃光教授为突发公共卫生事件应急专家，中华中医药学会感染病分会副主任委员，北京中医药学会基础理论专业委员会委员等。北京中医药薪火传承"3+3"工程名医工作室站专家，宋乃光全国名老中医药专家传承工作室专家。为北京市科技重大项目、"十二五"国家科技支撑计划项目等相关老中医经验传承 10 余项课题作专家指导。多次出国讲学，学术交流。

宋乃光教授献身中医教育事业，师德高尚，为国家中医药管理局中医药传媒网客座教授，继续医学教育项目专家；"北京百名专家中医药预防保健科学传播活动"专家；国家中医药管理局中医师资格认证中心命审题专家。研究生教材《温病学说之研究》副主编，该书获"全国普通高等学校优秀教材"二等奖。主编多部中医院校温病学教材。2006 年，获北京市教育工会"师德标兵"称号。宋乃光教授从事中医经典《温病学》课堂教学及临床工作近 50 年，具有坚实的中医经典理论功底和丰富的中医临床诊疗经验，其临床涉及内外妇儿各科病证，有良好的口碑和疗效。她对中医经典的理解和临床应用有独到的见解，对中医理论在临床的拓展应用有丰富的经验。擅治外感热病，融"伤寒""温病"精华，学贯中西。各种疑难性发热疾病诊治甚多，多数剂而愈，广获称颂；从伏邪、蕴毒、痰饮、瘀血、积滞等综合辨证疑难病，为当代杰出临床医家。

2020 年 3 月，孔老师不幸病逝，师生悲伤不已，痛惜北京中医药大学失去了一位好导师，师生失去了一位教书育人的榜样型老师。我是孔老师的首批徒弟，无限的思念中回忆导师的点点滴滴，以表缅怀。

## （一）忠诚于中医教育事业，学术造诣高深

孔老师自幼离家学医，白天侍诊，晚上还要随诊和回忆整理，走上了一条艰苦的、以自学为主的学医之路。

### 1. 艰苦磨炼，打下扎实的基本功

孔老师于《内经》《难经》《伤寒论》等经典著作的学习都下过苦功，对《千金》《外台》等亦经常研习，对于叶、薛、吴、王等温病名家的理论和医案更是反复学习、刻苦钻研，对他们的著作、原文甚至连同小注都能背诵如流，令学生们叹服。学问贵于专精，然为医之道又需广博，业温病离不开阴阳五行、藏象气血理论，内、外、妇、儿各科中也都有温病。故在青年时期，孔老师就博采众长，旁通各科，终使视野得以开阔，学习兴趣也日渐增长。出师后他并不满足于已有之得，边看病，边学习，不避寒暑远途求教，结识良友，对一些常见病和急性热病的辨证治疗都有所体会。青年时期的孔光一老师，求知若渴，视艰苦的学习为乐事，在家乡先后入县、省举办的中医进修班和进修学校，系统地学习了中西医的基础知识和临床技能，深感医学知识里有广阔天地，中西医各有所长应加强合作。由于学习刻苦，用心专一，每次考试都名列前茅。到北京中医学院（今北京中医药大学）后，主要从事中医教学工作，并长期临床带教，坚持教学不脱离临床，把外出带教、救灾医疗等艰苦的工作看成是锻炼自己的好机会，每次都积极参加。20世纪60年代，在国民经济苦难的日子里，他带领一届又一届学生深入郊区县乡、厂矿实习，和学生吃住在一起，结下了深厚的师生情谊，也使自己得到了提高。他曾赴甘肃、湖北、江西、河南和河北等地参加抗灾医疗，深入疫区为群众服务，正是这些丰富的阅历和实践，使他获得了大量宝贵的第一手资料。他常讲，治学最重要的就是应当知难而进，千锤百炼才能出人才。教师应不怕讲难课，在教学生的同时充实自己；医生应不怕治难病，在治疗疑难病症中体会到无限的乐趣。孔老师初到北京中医学院工作时年龄尚轻，恰逢我国首批西医离职学习中医班成立，被选派担任中医课辅导工作。这批学员，很多是当时在西医学方面学有成就的理论家和临床家，还有像张孝骞这样已在国际上颇有名望的医学专家。老师比学生年轻许多，开始他紧张得全身出汗，浸透了内衣，唯恐丢丑，而学员们谦虚和善的态度使他逐渐解除了紧张心理。面对这些学员，既感到压力，又感到一股动力，他不得不花费更多的时间和精力，查阅书籍资料，再通过自己深入的思考整理做出解答，这段经历在他的一生中留下了深刻的记忆。在教学中，孔老师也十分强调实践的重要性，注意引导学生把学到的课堂知识与实践知识结合起来。因为中医辨证施治的理论和方法是从临床实践中总结出来的，还要通过临床实践进一步发扬。

## 2. 教学相长，不断进取

孔光一老师从医执教数十年，志在学问而无暇顾及其他。他生活俭朴，淡泊名利，随遇而安，恪守医道，有良好的道德风范，已传为佳话。他常说，做学问应摒弃一切杂念，否则必致心绪不安。对于来诊者，不分亲疏贵贱，皆悉心治疗而不图回报，得到了患者的尊敬和信任。面对患者和学生，他从不夸大矜功，自视技高，对于前来复诊的病人，治疗之成败都如实记录，故病人都能将服药后的实情告诉他，这使他在医疗作风和医疗技术上能向着更高的境界追求。在教学上，他从初入北京中医学院开始，就一直信守"教学相长"的明训，并身体力行。他教过很多调干生和进修生，也教过很多年资高的西学中大夫，师生交流，相互切磋，皆有所得。即使是刚从高中毕业就进入中医学院校门的学生，但由于他们思想活跃，接受新鲜事物快，涉猎的知识范围广泛，孔老师也常常能从他们提出的问题中寻找一些有益的启示，获取时代的信息。他以自己的亲身体会教育学生培养他们独立思考的能力，告诉他们不要迷信古人但又要钻研古人留下来的有用的东西，使中医事业兴旺发达。中医教育现在有很多种形式和层次，不论是大学教育，还是研究生教育，或是师带徒，学生将来都要超过老师，也应该超过老师。孔老师早年求学从师时，老师就这样要求过他，现在他又殷切地希望自己的学生超过自己，青出于蓝而胜于蓝。有些学生在学习中有急躁情绪，尤其不愿学习基础课，感到没意思，不如学会几个方子实用，于是上课不专心听讲，搬着单方验方书籍抄录，自以为是学习中医的捷径。孔老师回忆说这种情绪他以前也有过，甚至能牺牲休息时间抄别人的经验方，这些现在看来作用都不大。方是死的，病是活的，临床上也只有一人一方，而没有多人一方，初学者应打下坚实的基本功，如果白白浪费了学习的大好时机，是最不合算的。学成于勤而殆于惰，应诵之处，必须加强记忆而后能生巧；临证之得，当常回味而又验之于临床，才能成为自己的财富。这些话语，都是治学之至理，也是孔老师学风之体现。

孔老师最初是通过跟师的形式学习中医的，他向来主张不仅西医要学习中医，中医也应该学习西医。在 20 世纪 50 年代初，卫生部（今卫健委）制定的我国医学发展战略方针中就提出，中医、西医和中西医结合三支力量都要大力发展，并长期共存，孔老师早年在家乡中医进修学校学习时就较系统地学习过西医，并且还在病房以西医的身份值过班，执教后遇到问题经常请教西医人员，还参加过一些科研课题的实验设计工作，对解剖、生理、微生物等学科的有关内容记得很牢，之后又关注着免疫学、生物化学以及分子生物学、遗传基因等前沿学科，他认为，当今时代，不论年轻的中医还是年老的中医，如果对于现代医学知识一窍不通，或知之甚少，不能说不是个缺憾。但学习西医不是去当俘虏，不能学了西医就把中医丢了，而是要为我所用，把中医搞得更好。中医很早就有"邪毒致病"的论述，如在慢性迁延性疾病的发展过程中，毒邪深伏是导致病情反复难愈的主要原因之一，这点又与西医的知识有相通之处。再比如说，中医的热性病有很多都与感染有关，很多清热解毒方药被证实有抗病原微生物感染的作用，但热退之后不等于感染灶也消除了，感染灶不清除，就易引起反复感染或产生很多并发症。如只治并发症，不消除感染灶，就是舍本求末，这个道理与中医学的治病求本是相通的。作为新一代的中医大学生，肩负着振兴、发展中医的光荣使命，他们应该勤思考，肯钻研，争取出新成果。孔老师经常采用启发式教学的形式，指出问题的关键所在，留出下文让学生去想，下一节课找同学代表发言，展开讨论。同学反映听孔老师讲课，课后必须思考，否则发言的内容不深刻。近些年来，他多为研究生讲课，师生有了更多的交流，他的讲稿也一年一年地不断增添新鲜内容。

# （二）热病以驱邪为先，疏利气机，使邪迅有出路

外感热病的致病因素是外来的邪气，古代由于科学水平的限制，把这种外邪归结为不正常的气候变化，形成了"外感不外六淫"的病因说。由于温病包括了多种急性传染性疾病和急性感染性疾病，也包括了一些源于感染的变态反应性疾病等，我们现在已经认识到，这种外来的邪气中除了有不正常的气候因素外，还包括了致病微生物和体质因素。外感热病，常见的有四时感冒、麻疹、猩红热、肺炎、脑炎、胆系感染、急性肺炎、肠伤寒、急性菌痢、肠炎、泌尿系感染、败血症及坏死性淋巴结炎等，它们多因细菌、病毒从呼吸道、消化道、泌尿系或皮肤等不同途径侵袭人体所致，病起即发热且热势高，细菌、病毒滋生而随气血流窜扩散，可产生多种兼变症，危害尤烈。孔老师在叶天士、吴鞠通卫气营血、三焦辨证理论基础上，确立了肺系和少阳、肾系的相关辨证论治体系，对于热病的治疗，着重于疏解毒热，使邪有出路，达到迅速退热，阻止传变之效果，充分体现出中医药治疗外感热病的优势。孔老师祛邪思想和方法简述如下。

## 1. 重视邪毒致病因素，祛邪即祛毒

近些年来，温邪的致病不仅认为是热邪的入侵，而且也认识到了"毒"的问题，尤其当出现了高热、厥脱等危急情况时，"毒"被认为有别于一般外邪的致病原因，往往采用攻击力大，有特殊作用的药物治疗。孔老师很早就重视对"毒"之研究，他对学生不止一次地谈到应如何认识温病中"毒"的问题。"毒"作为独立的病因，历代不乏论述，如《素问·生气通天论》中的"大风苛毒"和唐代孙思邈所说的"毒病之气"等，所言之"毒"均有别于一般的六淫。至明代吴又可的"感疫气者，乃天地之毒气"，更是明确地把能引起强烈传染性疾病的邪气称为"毒"。"毒"又有其广义的概念，如属于病因的毒气，属于病证名称的疔毒，泛指药物性能的有毒和无毒，源于六淫病邪的风毒、湿毒、火毒等。孔老师认为，温病中的"毒"是一个广义的概念，不同病证，毒的具体所指不

同，如身热炽盛，口苦而渴，心烦尿黄，舌红脉数，属热毒、火毒之表现；局部红肿疼痛，甚至糜烂，咽喉腐烂，是温毒致病的特点。毒容易与病理产物相合致病，热、湿、痰、瘀与毒交结不解，是温病高热痉厥、闭窍，乃至发生厥脱的重要原因，这些又说明毒的致病性强。

以上主要讲的是温病之毒，具有温、热、火的性质，有强烈的致变性，它的种种表现多是明显的，容易被觉察的，与此同时，孔老师更重视另一种邪毒的存在，这就是那种发热反复不去，病情缠绵难愈，时作时休的病证，其中包括感染性的热证，有温病，也有杂病。对这些疾病的治疗，更不能忽视"毒"的存在。但它与火毒、热毒等急性热病中的毒性比，表现不明显，要靠在实践过程中逐渐摸索，积累经验，从外在征象中找出实质。除了各种仪器和设备的检测外，症状和体征仍然是重要的依据。孔老师在长期的临床实践中，对一些属于邪毒久郁深伏，反复难愈的病症进行探索，在望、闻、问、切中都有所发现。望诊首先是观神色，面目黯然少神，面色晦暗无泽，眼周黧黑，舌质暗中透紫，是痰、瘀、湿毒的外候，在一定程度上还表明脏色的外露。心、脑血管病变，肝胆疾病，精神、神经系统疾病，泌尿生殖系统疾病，以及癌症、变态反应性疾病、血液病等，日久不愈，都可出现以上神色异常之变化。在儿科患者中，那些体质差，反复感冒发烧，或经常消化不良，发作吐泻者，往往目下出现圆形或椭圆形或三角形的暗斑，说明体质差而邪毒久伏。小儿呼吸系统和消化系统功能不健全，一方受邪，另一方也多有不调，当重视肺胃并调，对他们进行望咽、触颈颌淋巴结方面的检查更不可忽视，咽红、淋巴结肿大疼痛不但是上呼吸道感染的结果，更是邪毒留滞的标志，最易导致反复外感。邪毒尚有流窜三焦的特点，小儿咽红肿、颈颌淋巴结肿大或又有触痛，如果在热退咳止后不为重视，往往可引发其他部位的疾病，这也是"毒"区别于其他邪气的特点。

如一李姓小儿，男，5岁，其母领来治疗夜间遗尿，并未述有其他不适。此儿血、尿常规多次化验未见异常，几乎每夜遗尿，经针灸治疗和中药固肾益气法治疗收效甚微，夜间常有惊吓。见其目下暗斑椭圆形，扁桃体肿大，两侧颈部数个淋巴结，压痛，舌苔中部剥落，询及病史知常患上呼吸道感染，每次高烧数日，经常大便不调，饮食不佳，按疏风透表，利肺气之法治之稍佐利尿，仅6剂，颌下淋巴结即缩小，遗尿竟也痊愈。

祛毒三法当视病情需要而定，邪入之路即是邪出之路，邪留之地即是药物发挥作用之地，临床要顺藤摸瓜，找到邪毒滋生之地。五脏中，肺与外界有直接相通之路，故肺之邪气可由此而出。肺与大肠相表里，肺热肠实者，通导大肠亦不失为泄肺肠之良法。肺与心同居上焦，肺经之邪可波及心经，故清泄肺热亦为清心经之热扫清了道路。胃肠有上下二口，皆与外界相同，胃肠实则以通导为主。在外感热性病中，邪毒不得清解的原因，多与邪出之路的不畅有关，因此治疗要开邪出之门，清扫邪出路上的障碍。如一例乙肝患者，自述起于二十余年前"反复感冒"不愈，曾一度以胃肠型感冒治疗，病情渐至缠绵，多次住院、输血、输能量合剂、保肝等，未能得到有效控制。诊时见其面色灰滞无华，上下眼睑皆浮肿，目下紫黑色斑块呈圆形，下肢浮肿没指，精神倦怠，已不能坚持半日工作。化验乙肝病毒指标，五项全部阳性，但球蛋白比例倒置。当下的情况是：胸闷不适，咽部痰滞；脘腹胀满，饮食不消；大便不爽，小便欠畅。此是邪出之路不通畅，毒邪不得外走。尽管患者体质较差，但这绝不等于必须使用补益法，当务之急是要祛毒，而祛毒就要先扫清邪出之路。根除患者外在表现，就要除掉患者体内的湿毒、瘀毒、痰毒、热毒多种毒邪。孔老师拟一疏利三焦方：苍白术各10克，藿梗10克，半夏10克，茵陈15克，大腹皮10克，柴胡10克，赤芍15克，郁金10克，茅芦根各15克，厚朴10克，生薏苡仁30克，丹参20克，黄柏6克，炒杜仲10克，决明子15克，白花蛇舌草20克，马鞭草10克。6剂后患者自觉大小便较前通利，胸腹之不适亦有所减轻，以后在此方基础上加入益气调中、活血通络之品，精神状态较前大有好转。这张方子中无猛攻峻补之品，而是以疏通三焦气机，开出邪之门户为主旨，不用克伐之品，而达到了驱邪扶正之目的。

### 2. 辨治热病，倡用肺系与少阳、肾系相关体系

人是一个有机的整体，各个脏腑之间都有内在联系，如心与肺，肺与大肠，肝与胃，肺与肾等都有特定的关系，这不仅是指生理上的，也指病理上和治疗上的。孔老师多年来和临床上各种各样的疾病打交道，尤其留心于探索热性病的诊治规律。叶天士、吴鞠通创立卫气营血和三焦辨证体系，使温病的辨证施治有章可循，但并不意味着温病学在理论和临床上的研究就达到了顶峰，在他们的著作中仍然有留待后人进一步钻研的课题。卫之后方言气，营之后方言血；上焦不治传中焦，中焦不治入下焦，只能说是一个粗的轮廓。那么温病中，邪气入侵机体和正气祛邪外出所涉及的脏腑之间有什么特定关系呢？经过多年来的悉心研究，孔老师终于发现肺、少阳、肾之间在热性病的传变发展上有一定的内在关系，他称此为"肺系—少阳—肾系"相关体系。这一认识的形成源于孔老师深入理解《灵枢·本输》篇"少阳属肾，肾上连肺，故将两脏（肺与肾）"的论述，并把它灵活运用于温病的辨证治疗之中。肺、少阳、肾分属于上中下三焦，肺是机体的一个开放性的脏器，大凡邪从皮毛、口鼻而入，先侵犯于肺系，形成上焦病变。少阳主枢，既是邪气入深的必经之路，也是邪气外出的必经之路，那么它与属于身体第一道防线的肺系就有着必然的联系。少阳的重要性还因为其所属的三焦是全身的气道和水道，维系着五脏六腑的关系，因此自然也是外邪内入和外出的通道。叶天士《温热论》首条言："温邪上受，首先犯肺，逆传心包。"根据叶氏所言，邪气由肺入心包为逆传，那么由肺入中焦就是顺传了，还有人由此推导出上焦肺经之邪不解，多顺传于中焦阳明胃肠。孔老师对此持有异议，他认为上焦病不解即传中焦，并非指肺经之邪一定传入阳明。《温病条辨·中焦》篇所列白虎汤证治，吴鞠通没有说此阳明之热必由肺经之热传来，可见学习古人书不能靠臆测。那么，肺经之邪当如何传变呢？孔老师认为肺经之邪热主要是

传入少阳，再由少阳进一步内传，即肺系与少阳在外感热病的发展变化上有内在的联系。少阳之热不同于肺胃之热，它是一种郁热，所以邪气在少阳应注意疏通，即"木郁达之"之意。前述肺经之热不得及时清解，出现的咽红、颈颌部淋巴结肿大即说明少阳已受累，少阳受累又多牵连肺系，使肺经邪气郁滞不去，蕴结成毒，可见肺经邪气郁滞与少阳受累有关。肾是机体的一个重要脏器，所寄真阴真阳是维持生命活动的动力，一身气化之本。在热性病的发展过程中，肾受到的影响主要是其主司的气化功能发生障碍，后期则损伤真阴。肾的气化功能失常，三焦水道、气道就不畅，肺气的宣降亦不能正常进行，从而就影响到一身之气机。肾又司二便，人的下部二窍是与外界相通的重要出口，不仅排泄废料，也是祛邪外出的门路，所以应保持通畅，而它们的通畅与肾之气化、少阳枢机的通畅、肺气之宣肃都有密切的关系。即肾、少阳、肺功能的正常，也需要在二便通畅的情况下才能达到。《灵枢·本输》的这句话本义指肺、少阳、肾三者在生理上的联系，孔老师用以说明外感热病病理变化的实质，揭示温病在卫气营血和三焦辨证纲领指导下更为细致、更为具体的病理过程，无疑对确定病位、识别病机、预示传化、选择方药等都有指导意义，也使治疗更有针对性。

肺系、少阳、肾系相关理论运用于温病的治疗，取得了明显效果，如韩某某，男，13岁，初中一年级学生。自小学三年级开始，尿中经常有红、白细胞，经中西医治疗近两年，白细胞基本消失，但红细胞仍然出现。平时感冒不断，每年平均七八次，每次感冒必发烧，感冒之后尿液浑浊，红细胞增多，为此学校免上体育课，亦不参加其他活动，冬、夏季很少外出以避免外界的影响。检查咽痛咽红，舌质红，身体瘦小，目下暗斑，颌下淋巴结累累，化验尿中红细胞 3~4 个/高倍镜，胸透无异常发现。此病起于手太阴肺很明确，由于肺气肺液之不足，上焦之热已化毒内伏，侵及少阳，少阳之热又下移于肾，日久热毒火毒耗伤气阴，损伤血络，终至反复不愈。此例患者治疗当兼顾三焦，泄热解毒和益气养阴结合。拟以清咽导热解毒，益气养阴之法。处方：连翘 10 克，元参 10 克，牡丹皮 6克，茅芦根各 15 克，山药 15 克，黄柏 5 克，制首乌 10 克，神曲 15 克，忍冬藤 15 克。

服 6 剂后尿液变清，停药 1 周，未发现尿中红、白细胞。仍咽痛，颈淋巴结肿大。处方：薄荷 8 克，麦冬 20 克，僵蚕 10 克，桔梗 10 克，牛蒡子 10 克，半夏 10 克，元参 15克，神曲 20 克，白术 10 克，茅芦根各 15 克，瞿麦 10 克，仙鹤草 20 克，炒山栀 8 克。

服 6 剂后病情平稳，精神亦较前好转，又停药。此期间又感冒发烧，咽痛声音嘶哑，尿中红细胞复现，舌红赤，颈颌部淋巴结肿大。处方：荆芥穗 6 克，薄荷 8 克（后下），前胡 10 克，桔梗 10 克，元参 15 克，忍冬藤 15 克，茅芦根各 15 克，小蓟 10 克，仙鹤草 20 克，瞿麦 10 克，神曲 15 克，黄柏 5 克，炒山栀 6 克，僵蚕 10 克，连翘 10 克，石韦 10 克。

服一周后，感冒愈，发烧退，尿化验正常。肺经郁热，顺经下移，阴络受邪，当肺、少阳、下焦同治。处方：桔梗 10 克，元参 15 克，射干 5 克，连翘 10 克，银花 10 克，僵蚕 10

克，萹蓄草 15 克，仙鹤草 20 克，墨旱莲 10 克，女贞子 10 克，山药 15 克，神曲 15 克，茅芦根各 10 克，黄柏 10 克。

服半个月后，停半个月，又服半个月，未感冒也未出现尿中红细胞。此是上焦之热通过少阳又下移于肾的典型病例，治疗以清咽解毒与疏利三焦合法，导邪外出，很好地处理了肺、少阳、肾的关系。

温邪为病复杂多变，不同的病邪，不同的部位应采取不同的祛邪方法，使邪气各归其道而去。对于上焦，胸膈之热毒、火毒、痰毒、瘀毒、燥热毒邪等，孔老师推崇杨栗山的清化汤，多以之为基础而加减化裁。此方升清降浊，宣通气机，有祛邪之能而无克伐正气之弊。对于中、下焦之湿毒、水毒、瘀毒、热毒等，孔老师取升降散之意上下同治，在祛湿清热、活血通络、行气利水的同时不忘疏宣上焦气机，并加入具有解毒作用的药物，如白花蛇舌草、败酱草、半枝莲、虎杖、鱼腥草、蒲公英、重楼、薏苡仁等，这些药物既能解毒清热，也能疏通三焦。少阳之热是一种半表半里之热，其挟湿者往往表现为两少阳同病证，即既有胆经郁热，又有三焦湿热，影响到了三焦气机的升降。《通俗伤寒论》中的蒿芩清胆汤即为此证而设，此方既清泻胆热、和胃化瘀，又梳利三焦气机、分消湿邪，体现了上、中、下同治的精神，对于少阳枢机不利，三焦气机失畅而致的寒热交作、口渴心烦、胸腔痞满、时汗出的病证，正是通过上焦肺气、中焦少阳的胆与三焦、下焦肾气之间特有关系来发挥作用的。如患者朱某某，男，45 岁，于 1992 年 12 月中旬来诊。主诉低热近两个月，寒热往来，发无定时，体温波动于 37℃~37.6℃，口干口苦不欲食，身困重，脘胀满，小便黄热、量少，大便不爽。诊察时见其精神不振，额部少有汗出，胸腹部位灼热，两脉弦滑，舌苔黄腻。曾多次查血尿常规及肝功、乙肝病毒指标等，均未见异常。孔老师根据患者临床表现，又参考发病季节，诊为伏暑少阳证，兼有湿阻三焦气机。病虽日久，仍留连于气分，由于气机的不通畅，导致大小便的不畅，邪气外出的道路受阻。邪不去则正不安，于是下焦的阻塞又使上、中焦病变，久不得愈。治疗遂以蒿芩清胆汤为主化裁变通：青蒿 10 克，黄芩 10 克，连翘 15 克，半夏 10 克，焦山栀 10 克，豆豉 10 克，白豆蔻 6 克，滑石 20 克，苏梗 10 克，竹茹 10 克，生薏苡仁 30 克，晚蚕沙 15 克。3 日内服完 5 剂后，体温降至 37℃以下，胸腹之热亦减。第二诊、第三诊又在蒿芩清胆汤内加入厚朴、大腹皮、虎杖、瓜蒌等苦降药，使肠胃之湿热积滞得以祛除。

当我们把上面的病例作为课堂讨论题介绍给学生时，不少学生开始都认为病人两个月来发低烧，精神不振，面色萎黄，当考虑气虚发热，但看到孔老师使用芳化透湿、苦辛清热燥湿、淡渗利湿之法，在较短的时间内治愈了疾病后，又好像突然明白了些什么道理，对温病学的兴趣更大了。

肺系、少阳、肾系的相关体系除了应用于外感热病的辨证治疗外，对其他各科疾病（有阴阳气血各种不调）的相关热证（心脑血管病变的痰热闭窍、冠心病的痰热痹阻、胃病的湿热中阻等），在辨证治疗上也有帮助。如妇科，常见的多是经、带、胎产方面的病变，由于妇女与血关系密切，很多疾病也就和月经、胎产有联系。病由经带而致者，亦可借经带而去。如一王姓患者，每于月经将至，必有鼻塞、恶寒、头痛、咽痛之肺卫表征，同时又口苦咽干、心烦易怒之肝胆郁滞症状，小便量少，从月经来前一周开始白带量多，有热感。若不及时服药，在以后一个月经周期中全身不适，似有重病缠身，现月经将至，各种不适已出现。求孔老师诊治，处方：赤白芍各10克，当归10克，丹参30克，白术10克，枳壳10克，柴胡10克，黄芩10克，萹蓄草15克，苦参10克，艾叶6克，桃仁10克，薄荷6克，豆豉10克，忍冬藤30克。这张处方实际上是肺、脾、肾及肝胆同调方，有助于调补气血祛除外邪，较好地运用了肺系、少阳、肾系之间特有的关系。月经之至，有肺气，脾气，肝胆之气，肾气共参与。调整气血，并借月经之机祛除体内气郁、血瘀，安抚正气，终使病情得以缓解，如此治疗3个月经周期而痊愈[1]。

### 3. 善用宣肺解毒法，治肺系相关病症

孔光一老师从事温病学教学和临床工作60余年，于内、儿、妇各科疾病的诊治积累了丰富的经验，尤擅长热性病的治疗。外感热病中，热毒留滞是导致发热不退，伤阴内传的主要原因。孔老师祛邪首重调畅气机，而人身之脏腑以肺位最高，主一身之气，因此调气当以宣肺利气为先，只有肺气畅，三焦气机才畅，邪毒才得以分消。宣肺利气法除了应用于肺经本身由于邪实而气机闭阻之外，还常常应用于肺经热盛，邪毒旁及他经的病证，这一类病证孔老师称为肺系相关疾病。此类病证多由肺系感染所致，但由于他经病变表现明显，医生和患者往往忽略其肺经郁热，卫表失疏的本质而导致误治。孔老师在"肺系—少阳—肾系"的辨证体系中更重视肺系病变对整体产生的影响，重视和充分估计肺之气机失畅对全身气血、水液代谢等各方面的不良作用。在临床实践中，他用宣肺利气解毒方药治疗由于肺经病邪郁滞不去，涉及他脏功能和气血的病证，治好了很多缠绵之疾，所用之药大多轻清宣通，行气通络之品。

宣肺利气解毒所选用的轻清宣透之品，孔老师是从常用的药物中选出前胡、桔梗、牛蒡子、连翘、杏仁、僵蚕、薄荷、芦根等味，组成了基本方，并定名宣肺解毒汤。此方药物气轻味薄，质地轻扬，有外宣内清、利肺解毒之效，不但是治疗风热外感，气逆咳嗽的基本药味，而且可治疗肺系相关疾病，能起到肺与其相关脏腑同治的效果，现结合有代表性的验案加以说明[2]。

#### 1）肺经热盛引动肝风

董某，3岁，于1991年7月12日来诊。发热一周，伴有咳嗽，咽有痰滞。曾服麻杏石甘汤2剂，肌注青霉素3日、每日160万单位，热未退。昨夜体温达39.5℃，22时许突然抽搐，目上吊，面色发青，当时送医院急诊处理，给予退热、镇静治疗。今晨热减，鼻衄少量，诊时指纹青，口周发紫，身热少汗，时作小惊惕状，咳嗽痰不畅，脉浮数而

滑，舌尖红赤，苔薄白少津。证属暑风外袭，郁于肺胃，肺气失于宣畅，使热毒走络而引起肝风，故发抽搐。用宣肺解毒汤加味宣解肺中热毒，畅气机而调升降。处方：前胡8克，桔梗8克，牛蒡子6克，连翘10克，杏仁8克，僵蚕8克，薄荷4克（后下），芦根15克，蝉蜕5克，荆芥穗4克，忍冬藤15克，苏子梗各4克，神曲15克。一周以后来复诊时家长说，上方服3剂，微汗出而热退咳减，未发生抽搐；服至5剂，痰减精神转佳。近日贪食，肺胃不和，大便不畅，偶尔又发惊惕。此为积食生热，仍以宣肺解毒汤为主，加莱菔子6克，黄芩5克，鱼腥草15克。服4剂后，脉静身凉，大便调，嘱家长要精心护理，勿再伤饮食。

此患儿动风乃由初治失于宣畅，气机受遏，热毒被逼，从肺走于肝络。宣肺解毒汤宣肺清热解毒，开出邪之门户，方中僵蚕、薄荷、牛蒡子本身又入肝经而散风热止疼，加入利气化痰、清散风热药，终使肺与肝之痰皆平。

### 2）肺热窜于少阳而致耳聋

曹某某，男，39岁，1992年2月14日来诊。咳嗽两个月，初有发热，痰少不畅，一周后突然耳聋，曾就诊于耳鼻喉科，未发现异常，注射抗生素5日防中耳炎，亦未见效。诊时见咳嗽时作，咽有痰滞，腰酸，肢节痹阻，脉浮弦，苔白腻微黄。患者诉自感冒后常感口干，饮水较多，曾求治于中医，以燥咳症吃药5剂，现仍耳聋，必须贴耳说话才能听到。诊为风邪郁肺，肺失宣疏，风邪夹痰窜扰少阳之窍，为浊邪之害清也。处方：前胡10克，桔梗10克，杏仁10克，连翘15克，牛蒡子10克，薄荷6克，白僵蚕10克，苏子梗各8克，旋覆花10克（包），鱼腥草30克，冬瓜仁15克，芦根15克。服6剂，此间停用其他药，咳减，耳痹已开，欣喜异常，打消了疑虑，继以清畅肺气而化痰利气。处方：前胡10克，桔梗10克，郁金10克，连翘15克，旋覆花10克（包），半夏10克，苏子梗各8克，鱼腥草30克，冬瓜仁15克，生薏苡仁20克，茯苓20克，厚朴10克。服5剂，两个月未治好的病得以痊愈。

此例本为肺卫表证，肺失宣降之咳，因热郁不得宣畅，使热毒走于胆经之络。胆热郁阻又影响肺气之宣畅，致使肺与少阳同病。从所用药物看，仍以宣肺疏表祛肺经之邪为主，即邪从肺来仍以肺去之，并未用少阳经之药，也未用通窍痹之药，却收到了肺、少阳同治之效，又继续畅肺化痰利气，同时注意渗湿，以防浊邪再次上蒙，而使疾病得以痊愈。

### 3）肺失宣通，风痰滞络引发臂痛

王某某，女，58岁，1992年3月28日初诊，在上臂连及肩肘痛两周余，夜间尤甚，不能入眠，自服大活络丹和西药止痛不效，患者有冠心病、慢性胆囊炎病史，常胸脘部满闷，睡眠亦不佳。来诊时见头汗出，恶寒发热，自诉心烦头晕，咽部不畅，大便不调，小便稍黄。其精神较差，抱肘而坐，右肘臂痛不可近，苔白薄腻，脉弦细。患者臂痛起于半个月前风邪入侵，肺卫受邪，故有气机失畅，津液失于布化而成痰，阻于经络、肌腠之间而成痹痛。治以宣气开肺，化痰通络之剂。宣肺解毒汤加减：前胡10克，桔梗10克，牛蒡子10

克，连翘 10 克，杏仁 10 克，僵蚕 10 克，瓜蒌 20 克，半夏 10 克，郁金 10 克，防己 10 克，羌活 10 克，黄芩 10 克，苏子 10 克，苏梗 10 克，神曲 15 克。服此方 6 剂后，右臂痛大减，已能活动但右肘仍伸屈不利。胸闷，以夜间明显，致使睡眠不安。继宜展上焦肺气，兼通经脉，上方稍事化裁，并加入桂枝 10 克，茯苓 20 克。经调治旬日，右臂活动自如，心中悸闷也明显减轻。

此患者有胸阳不振、痰湿留滞之宿疾，复受外邪，使上焦气机不得宣展，阴湿化热流走肌腠筋脉而成痹痛。病虽来急，但病期尚短，宣肺化痰，清热透络仍为治本之举。若一见痹痛，不究病机所在，不识病证之关键，就急用活血通络之品，势必凝涩气机，碍邪气外出之路。患者年过五旬，气血俱虚，胸痹、胁痛之宿疾，当随后调治。

**4）肺中毒热壅滞引发心悸**

李某某，男，9 岁，1993 年 8 月 15 日初诊。1993 年 2 月无明显诱因发烧，体温最高达 39.3℃，当地按感冒论治而烧退。半个月后出现倦怠少气，心悸喜出长气，时诉有胸闷憋气，遂考虑心肌炎的可能性。到附近医院检查，心电图示窦性心动过速及心律不齐，有期前收缩，验血得谷丙转氨酶、肌酸磷酸激酶同工酶均高于正常值，确诊为心肌炎，中西医治疗效果均不明显。近一个月来反复上呼吸道感染，头汗出，乏力，胸闷不畅，饭后腹胀。诊时见其精神差，面色少华，咽红痰阻，时时咳嗽，鼻窍不利，脉细时出现结象，苔薄腻。心电图查有Ⅱ度房室传导阻滞。辨证属肺热滞络，日久化毒，旁走心络。治当利肺泄热，清咽解毒。以宣肺解毒汤加味化裁：前胡 8 克，桔梗 8 克，牛蒡子 8 克，连翘 10 克，杏仁 8 克，僵蚕 8 克，薄荷 5 克（后下），芦根 15 克，芥穗 6 克，甘草 5 克，神曲 15 克，麦冬 15 克，菊花 15 克，元参 10 克。服 5 剂后，自觉症状大减，精神亦有好转。仍咽红，颌下淋巴结肿大有触痛。继用利咽解毒，养心调中药。宣肺解毒汤加忍冬藤 30 克，麦冬 20 克，半夏 8 克，浙贝母 8 克，元参 10 克，神曲 15 克，黄柏 4 克。服用 10 剂，气短善太息消失，咽红亦减，心电图基本恢复正常。以后依证在此方基础上加减用药，调治月余，诸症均消失。

病毒性心肌炎，多有外感病史。心肺同居于胸中，有经脉连属关系，肺中毒热不得清解，极易窜于心脉，而肺气不宣，又每每造成心之脉络邪气缠绵，不得外出。医者如不明白此中道理，见心悸气短，精神不振即以心气虚、血不养心论治，必致气机郁阻，邪无去路。此案乃温邪自口鼻而入，踞于咽喉，犯于肺系，扰于胸膈，使心肺之络受邪毒所阻，故胸闷不畅，脉见结象。治疗以宣肺解毒汤清咽利膈为主，透解心膈之热，佐以化痰散结养阴药，再用大剂之忍冬藤清热解毒，以防热毒内陷，在较短时间内控制了病情的发展。而如果对本病的治疗早用养阴，或过用寒凉，皆可使邪气阻遏、内陷致变。

**5）肺气闭塞，痰气交结而致喉痹**

王某某，女，54 岁，1994 年 5 月 15 日初诊。半年前因感冒而致音哑，以后感冒愈而音哑未复，常堵闷，咽有痰不爽。起初未予重视，但发现逐渐加重，以致完全失声。

求治于中西医，中药处方多为清热解毒，养阴活络之品，如生石膏、生地黄、瓜蒌、黄芩、黄连、板蓝根等；西药多给青霉素、红霉素肌注、口服，终未能效。诊时见咽部充血，舌暗红、苔白，脉弦细。患者诉饮食、睡眠均正常，体表亦无寒热，咽部堵闷，口干欲饮，大便时溏。辨证为风热邪毒从口鼻直袭咽喉，搏结不去，闭塞气机，使言语不出。治以宣肺利气，化痰利咽。用宣肺解毒汤加味：前胡10克，桔梗10克，牛蒡子10克，连翘10克，杏仁10克，僵蚕10克，薄荷6克（后下），芦茅根各15克，麻黄3克，蝉蜕6克，苏子梗各6克，冬瓜仁20克，萹蓄草15克，甘草4克。此方服6剂后，声音能出，但嘶哑而不亮，咽中有痰不爽，患者欣喜异常。继以畅肺气利咽喉，化痰散结，宣展上焦气机，原方去麻黄，加菊花、半夏各10克。又服6剂后，语音已复大半，痰亦大减，但咽堵时有出现，宣肺解毒汤去薄荷、连翘，加郁金10克，茯苓20克，苏子梗各8克，菊花15克，龙胆草6克，神曲20克。患者大约2个月后发音完全恢复正常。

咽喉外通口鼻，内系肺胃。外感之邪自口鼻而入，搏结于咽喉，使咽炎气机闭塞，肺胃清液失布，凝而成痰，痰气阻塞咽喉，所以发音不利。本例失声日久，又无明显之肿痛，此为病在气而不在血。肺气畅，胃津上布，自能音清亮而声润。初治清凉有余，宣开不及，致使失声迁延不愈。宣肺解毒汤疏泄风热，利肺化痰，无克伐之弊，有宣通之能，治上不犯中下，加之麻黄、蝉蜕、苏子梗、冬瓜仁皆为开肺利气化痰之品，萹蓄草导热下行，终使音清闭开。

以上数例病案是孔光一老师以宣开肺气法为主治疗肺系相关疾病的部分代表病例，凡外来邪气侵犯，致使肺气不得宣畅而又影响到其他脏腑功能活动的都可归于肺系相关疾病之中，可知这一类疾病是很多的。外感热病中，肺经热毒郁滞，旁及他经，可出现动风抽搐、心悸痛闷、喉痹失声、胁痛呕恶、发疹神昏、腹泻便溏、蓄水小便不利等多种病症，它们共同的病理特点是肺失宣疏，毒热侵扰。邪热引动肝风则动风惊惕，旁走心脉则悸闷脉结，搏结咽喉则喉痹失语，邪犯肝胆则胁痛呕恶，窜于营分血络则发疹痧，逼走心包则神志昏迷，下涉胃肠则大便溏泄，闭于膀胱则小便不利。以上之病理变化，其外在表现有的明显，有的隐匿，但多能通过对病史之了解，证候之分析辨认出来。孔老师积多年之经验，从宣肺利气解毒、疏表透热入手，以宣肺解毒汤为基本方加减化裁，轻以去实，宣以去壅，使难愈之疾应手而愈。

## （三）数则病案及几点体会

在临床上还有一类病人，症状多而体征少，西医化验找不出原因，治疗往往束手无策。孔老师称为是不明原因的致病因子在起作用，找到中医，当然要发挥辨证施治的优势，一开始不妨投石问路，以药测证，以求稳中取胜。如下述数则病案。

例1. 李某，男，55岁，经常体乏无力，精神疲乏，睡眠不佳，大便软，小便微黄，头痛，记忆力差。多次请中西医治疗，并住院全面查体，终未发现明显异常。西医给服调节神经类的药，中医给服益气养血安神药，总不能有一明显的改善。一个偶然的机会，患者在五官科查有慢性鼻炎，鼻黏膜充血明显。孔老师了解到此病人多次说头痛鼻塞已经日久，且头痛越重鼻塞的感觉越大，观其面色㿠面，稍显浮肿，遂用下方调肺脾：苏梗 10 克，前胡 10 克，陈皮 6 克，半夏 10 克，白术 10 克，泽泻 30 克，竹茹 10 克，神曲 15 克，僵蚕 10 克，天麻 6 克，菊花 10 克，甘草 10 克，防风 10 克，生薏苡仁 20 克，桑叶 10 克。服 6 剂后，自觉精神大有起色，郁闷的心情变得舒畅起来，原来舌苔剥落之处渐向中心融合，继用下方：苍白术各 10 克，陈皮 10 克，半夏 10 克，茯苓 20 克，炮姜 5 克，黄连 3 克，葛根 20 克，甘草 5 克，天麻 8 克，防风 10 克，竹茹 10 克，神曲 20 克，桂枝 10 克。前后共服药 30 余剂，脾肺得调，营卫得和，清阳得升而愈。

例 2. 罗某，男，40 岁，右胁疼痛近两年，疑为肝胆病，寻医服药，B 超、肝功检查未断，身体日渐清瘦，精神日渐疲倦，怀疑自己是隐性肝炎，不敢与家人同桌饮食。找到孔老师时，显得身体非常疲倦，右胁疼痛亦有增无减。孔老师见其舌暗脉弦，心情烦躁，多次 B 超及肝功能检查，肝炎病毒五项指标检查无异常，就对病人耐心开导，让他放下思想包袱。此外，根据胁痛如刺，时有窜痛的特点，以疏肝活络通瘀法治疗，处方：当归 10 克，赤白芍各 10 克，桃仁 10 克，郁金 10 克，柴胡 10 克，川楝子 10 克，香附 10 克，丹参 20 克，茜草 5 克，旋覆花 10 克（包），花粉 10 克，元胡 10 克，干姜 5 克，甘草 5 克，竹茹 10 克，苏梗 10 克。仅 6 剂，疼痛即大减，但舌色仍暗，脉弦，下方又服 10 剂：柴胡 10 克，丹参 20 克，赤白芍各 10 克，乌药 10 克，香附 10 克，旋覆花 10 克，半夏 10 克，枳壳 10 克，茯苓 15 克，桃仁 10 克，川楝子 10 克，厚朴 8 克，降香 6 克，郁金 10 克，僵蚕 10 克。病人服后感觉良好，精神负担消除。这说明中西医合参，辨证和辨病相结合的重要性。

虚实兼夹，湿热蕴毒使肝脾两伤，久则肝肾亏损，临证需察脏腑病证的虚实和主次。本案患病日久，肝脾不调，气血亏虚，故胁胀便溏乏力，腰酸肢浮。治应标本兼顾，泄毒化湿与扶脾益肾合用。

例 3. 李某[3]，男，26 岁，1990 年 8 月 31 日初诊。1988 年因急性肾炎住某医院治疗，出院后不久又发作，两年内住院 3 次，用激素维持。来诊时见全身浮肿，两下肢及眼睑尤明显，腹部胀甚，腰酸痛，时有恶寒，四末不温，大便不畅，小便短黄，尿蛋白 +++，有管型，右脉沉细，苔薄微腻。诊为脾肾阳虚，三焦气滞，处方：苍白术各 10 克，茯苓 20 克，半夏 10 克，砂仁 10 克（后下），黄柏 6 克，干姜 5 克，桑寄生 15 克，莱菔子 10 克，厚朴 10 克，大腹皮 15 克，槟榔 15 克，萆薢 15 克。服 6 剂后复诊，腹胀大减，但仍肢肿，大便不爽，去半夏、莱菔子、槟榔，加附片 5 克，生薏苡仁 30 克，桂枝 10 克，防己 10 克。服一个月药后，诸症皆减，患者自己撤去激素，病情亦无反复。尿蛋白 +，管型无，改以益气壮阳、疏通三焦，处方：生黄芪 30 克，苍白术各 10 克，桂枝 10 克，防己 10 克，茯苓 20 克，天花粉 10 克，杜仲 10 克，巴戟天 10 克，砂仁 10 克，半夏 10 克，干姜 3 克，黄柏 6 克。此方服后病情一直平稳，二便通畅，仅有下肢微肿。两个月后来诊，验尿常规已正常，患者精神很好，望其舌红，考虑久病入络，瘀滞有化热之趋势，当气血双调，使阴阳互长，处方：生黄芪 30 克，苍白术各 10 克，黄柏 10 克，肉桂 4 克，小蓟 15 克，茅芦根各 15 克，赤芍 10 克，炒蒲黄 10 克，葛根 15 克，焦神曲 15 克，制首乌 15 克，生牡蛎 30 克，三七粉 3 克（分冲）。又服一月余，其间两次验尿常规均无异常，患者身体亦无不适，与初诊判若两人。

慢性肾炎与脾肾阳虚多见。阳虚则不能制水，三焦阴阳气道不通，水液泛溢致肿。本例病人初诊时水肿明显，且有二便不畅、腹胀等三焦气机阻滞表现，在治疗上当权衡标本缓急。孔老师以疏通三焦为急，治以健脾利湿、下气行水之剂，近一个月即诸症大减，撤去激素。第二个月以温阳益气为重，是谓治本，巩固了前一阶段的疗效。应当注意的是，肾本身是水脏，又藏真火，所以肾病归根到底是阴阳两虚。前两个月的治疗中，温阳利水没用辛热，也没用峻猛破气药，而是在平和之中达到了阳长阴益、邪去正安之目的，仅两个月时间就使维持了两年多的尿蛋白转阴。后期调理又从调阴阳和气血入手，症状完全消失，至今三个月一切均好。整个治疗，表面看似平淡无奇，药物亦是无足轻重，却有理想疗效。

在平淡中出奇，在稳中获胜，是孔老师用药风格，以上数例仅是他治疗千百例病人中的几例，他临证强调的是整体效应，目的是正存邪去，但具体治疗上则又反复权衡，如需要补的，先给清平之品；需要攻的，先予缓剂消之；需要破的，先以活之；需要平的，先调气血。补气先要防其壅，滋阴要佐以泄浊；苦寒兼以健胃；辛燥制以甘缓。凡此种种，皆在孔老师临症处方时得到了体现，所以学习孔老师的临床经验，病案也是重要的一部分。

## 参考文献

［1］宋乃光. 孔光一教授用肺—少阳—肾相关体系辨治热病的经验［J］. 北京中医药大学学报，2009，32（5）：314-316.

［2］宋乃光. 孔光一宣肺解毒汤治疗肺系相关疾病验案析［J］. 中国医药学报，1993（6）：34-36.

［3］宋乃光. 孔光一教授疑难病案三则［J］. 1991（4）：56-58.

# 三、孔光一教授临床经验撷要
## ——严季澜教授师承论文

第三批全国老中医药专家学术经验继承人　严季澜教授

严季澜教授，男，1955年2月生，上海市人，教授、主任医师，博士生导师。1978年北京中医学院中医系毕业，1982年北京中医药大学内经专业研究生毕业，获硕士学位，师从我国著名中医学家任应秋教授。现任北京中医药大学基础学院学术委员会委员，中医医史文献学科带头人，中华中医药学会医史文献分会副主任委员，国家中医药管理局"中医药古籍保护与利用能力建设专家组"专家，全国名老中医孔光一教授的学术经验继承人。研究领域为中医文献学，主要研究方向为中医内科临床文献，临床主治内科心脑血管、呼吸、消化系统疾病。从事"中医文献学"教学。先后主持与承担国家及省部级课题9项，合作主编了《十部医经类编》《二续名医类案》《中国现代名医验方荟海》等多部大型中医文献著作，主持编写了"十一五"国家级规划教材《中医文献学》、全国中医药行业高等教育"十二五"规划教材《中医文献学》、卫计委（今卫健委）"十三五"全国研究生规划教材《中医文献学》及北京市精品教材立项项目《中医药信息检索》等多部国家及行业规划教材。主要获奖成果有：①主编《十部医经类编》获北京中医药大学自然科学奖一等奖、教育部自然科学奖二等奖、中华中医药学会科技进步奖二等奖；②主编《中医文献检索》获北京中医药大学教学成果奖一等奖、北京市高等教育教学成果奖二等奖；③《近代中医珍本集》（主要编写者）获浙江省中医药科技进步奖一等奖，国家中医药管理局基础研究奖三等奖；④主编《中医药信息检索》获北京市高等教育精品教材奖；⑤主编《中医文献学》获新世纪全国高等中医药优秀教材奖。出版著作25部（其中独著、主编10部）；发表论文85多篇。已指导博士生20名、硕士生32名。

笔者有幸作为孔老的入室弟子与学术经验继承人，跟师三年，最大的收获是学习了孔老辨证准确、用药灵活的思路，提高了分辨复杂证候的能力，这将使我受益终身。同时孔老视病人如亲人，以及淡泊名利、谦虚平和、关爱后学、精益求精的高尚医德和人格，也深深感动了我，是我从医从业的楷模与榜样。现将孔老诊治发热、脾胃病和冠心病及其他疑难杂证的经验撷其要者，略述如下。

# （一）发热治验

孔老诊治发热常用以下几法[1]。

## 1. 轻清宣透法

此法适用于外感热病初起，邪在肺卫者，也有一些患者即使发热日久，若肺卫之证尚存者也可用之。症见：发热微恶风寒，无汗少汗或汗出不畅，头痛，咽痛，咳嗽，舌苔薄白、边尖红，脉浮数等。孔老常用吴鞠通桑菊饮、银翘散及陈平伯凉解表邪法加减化裁，常用药物有银花、连翘、鱼腥草、前胡、桔梗、僵蚕、牛蒡子、黄芩、荆芥穗等，这些药物大多气味清薄，质地轻扬，有外宣内清、利肺解毒之功效。孔老反复强调：邪在肺卫者，应随其性而宣泄之，轻清宣透，气机宣达，郁热自然散去；切忌大苦寒凉，否则寒遏热伏，百病丛生。若咳嗽，加半夏、浙贝母、苏子、苏梗；咽痛加玄参、赤芍；鼻衄加白茅根、牡丹皮，荆芥穗改为荆芥炭；大便不畅加玄参、瓜蒌。

病例：葛某，女，7岁，2003年4月29日初诊。发热起伏1周，鼻不畅，喉痒，咳嗽痰少，头痛，咽红，苔薄，脉弦滑。西医诊断：上感。证属风热郁表，肺卫失宣，治以清宣。处方：荆芥穗6克，银花10克，连翘15克，黄芩10克，鱼腥草20克，前胡10克，桔梗10克，苏子梗各6克，浙贝母10克，僵蚕10克，牛蒡子10克，神曲15克，甘草4克。3剂。嘱家长第1剂药分3次服，每隔4小时1次，第2剂药分3次服，1天服2次，即1剂药服一天半。复诊：3天后，家长诉服上方1剂即烧退咳减，刻下尚有轻咳、纳欠佳，前方去荆芥穗、银花，加菊花10克，神曲15克，3剂调理而愈。

按：该患儿起病后曾服多种清热药但发烧不退，览其药大多清凉有余而宣开不足，致使邪热阻遏，气机闭塞。孔老从宣肺利气、疏表透热入手，轻以去实，宣以去壅，郁热散去则病自愈。

## 2. 宣上调中法

此法适用于肺胃郁热证。症见：易感发热，鼻流清涕，咳嗽不已，食欠振，便欠畅，或有腹痛，手足心热，易汗出，夜寐不宁，扁桃体及颈、颌下淋巴结肿大，舌苔中腻，脉滑数等。此证多见于小儿发热，多因患儿平素过食油腻等难以消化食物及巧克力等温燥零食，致使胃肠蕴热，又感风热之邪侵袭肺卫，此属肺胃同病。孔老常用前胡、桔梗、苏子、苏梗、贝母、连翘、黄芩以宣肺清上，以半夏、神曲、炒莱菔子、枳壳、白术、甘草等理脾调中。若大便干结难解者，加元参、炒山栀以养阴泄热；纳食不振者，加砂仁以醒脾健胃，扁桃体肿大及颈、颌下有结节者加僵蚕、牛蒡子、赤芍利咽散结。

病例：黎某，女，3岁，2004年2月17日初诊。发烧1周，体温最高达40℃，咳嗽痰少，汗少，便干、2~3日1行，饮食不振，颈部结节，舌红、苔黄腻，脉浮滑。近几个月每月发烧1次。西医诊断：支气管炎。证属肺胃郁热，治以调中宣上。处方：前胡10克，桔梗10克，苏子梗各6克，川贝母6克，银花10克，连翘15克，黄芩10克，鱼腥草20克，板蓝根10克，僵蚕10克，牛蒡子10克，元参15克，莱菔子6克，神曲15克，太子参10克。5剂，1剂药吃一天半。并嘱家长控制患儿饮食，尤其晚饭不宜多吃。

二诊（2004年2月24日）：药后2剂即烧退，咳减，食振，颈结节减小，便干2日行，有痰，口臭，苔薄黄腻，右脉滑。上方去前胡、银花，加菊花10克，半夏10克，枳壳10克，白术10克。6剂，服法同上。该患儿服药后身体一直很好，感冒发烧明显减少，纳食增加，二便通畅，体质明显好转。

按：小儿反复感冒，医家多从肺脾气虚论治，投以玉屏风散。但孔老认为，此病属虚者少，而内有伏热者多见。该患儿即为中焦积热内伏、毒滞肝胆之络、上扰肺卫失和所致。中焦积热，故见食欲不振、便干、手足心热；咽喉、颈、颌下部为肝胆经脉循行之所，经常感冒发热的患者，扁桃体及颈、颌下淋巴结常肿大，此为毒热留滞肝胆经脉之征。热毒内伏，最易招致外邪，外感之邪与内伏之热相合，致肺卫失和，则感冒发热反复发作。治宜宣上调中，兼以清肝散结。方中前胡、桔梗、苏子、苏梗、川贝母、银花、连翘、黄芩、鱼腥草、板蓝根宣上清热，莱菔子、神曲消食调中，僵蚕、牛蒡子、元参清热散结，太子参益气扶正。二诊热退咳减后增强调中之力，加枳术丸健胃消食通便。毒热内清，脾胃健运，正气渐充，则感冒发烧少有发生。

### 3. 两清肝肺法

此法适用于肝肺郁热证。症见：发热咳嗽，胸胁不适，口苦尿黄，舌红苔黄，脉弦数。此证患者人平素多有肝经郁热或肝胆疾患，又复感风热之邪，引动肝胆伏热内发，遂成此证。孔老常用小柴胡汤加减，药物有：柴胡、黄芩、半夏、连翘、鱼腥草、板蓝根、白花蛇舌草、牡丹皮、赤芍、桔梗、川贝母、苏子、苏梗、太子参、甘草等。

病例：沈某某，女，65岁，2003年10月29日初诊。发热月余，初为低热，近复高热，少汗，咳嗽吐白泡沫痰，心悸，脉弦数，苔薄黄，少津。原有胆汁瘀积型肝硬化，右股骨头无菌性坏死，X线片示肺部感染。西医诊断：支气管肺炎，肝硬化。证属肝肺郁热，治拟两清肝肺。处方：柴胡10克，青蒿15克，黄芩10克，连翘15克，鱼腥草30克，桔梗10克，苏子梗各6克，半夏10克，川贝母8克，太子参15克，麦冬20

克，甘草5克。6剂。

二诊（2002年11月4日）：高烧已退，低热少汗，咳嗽减轻，食可，脉细弦，舌淡苔薄。药已对证，前方稍事加减，又进6剂而愈。

按：该患者原有慢性肝病，又复感外邪，内外相合而发病，方中柴胡、青蒿、黄芩、连翘、鱼腥草清肝肺之热，桔梗、苏子梗、半夏、川贝母宣肺化痰，太子参、麦冬、甘草益气养阴扶正，热清痰化正复而病自愈。

### 4. 开达膜原法

此法适用于湿热邪毒内伏膜原之证。症见发热缠绵不解，日晡益甚，头晕口苦，胸痞呕恶，腹胀，便溏不爽，或便结，尿黄，舌红或红赤，苔白腻或黄厚腻，脉濡数或滑数，部分病人可见肝脾肿大或淋巴结肿大。孔老常用达原饮合小柴胡汤加减，常用药物有：柴胡、青蒿、黄芩、草果、厚朴、槟榔、赤芍、白芍、知母、半夏、滑石、甘草等。颈部或颌下淋巴结肿大者，加僵蚕、夏枯草、重楼以解毒散结。

病例：于某某，男，53岁，2005年11月11日初诊。发热起伏2月余，午后热重，清晨汗出热退，继而复热，口鼻出热气，口干渴，脘背畏凉，便溏日2次，尿黄欠畅，脉弦数，舌苔根白腻。白细胞计数：$9500 \times 10^6$/L，中性粒细胞百分比：75%，单核细胞高。西医诊断：发烧原因待查。证属湿热之邪内伏膜原，治拟开达膜原。处方：柴胡10克，青蒿10克，黄芩10克，草果6克，厚朴10克，槟榔10克，赤芍10克，白芍10克，知母10克，麦冬15克，半夏10克，黄连5克，茯苓15克，生薏苡仁15克，茵陈10克，滑石20克，甘草5克。5剂。

药后热势渐降，原方加减又进6剂后烧退。该患者停药1周后发热又作，仍用原方加减，服药10余剂后热退病除。

按：该证为湿热之邪内伏膜原，导致气机失调，少阳枢机不利，三焦决渎失常，方中草果、厚朴、槟榔开达膜原之邪，柴胡、黄芩、半夏和解少阳之枢，知母、麦冬、赤白芍养阴生津，青蒿助柴胡透热外出，黄连助黄芩清热燥湿，茯苓、生薏苡仁、茵陈、六一散（滑石、甘草）清利湿热于下，综合全方，可使湿化热去，膜原气清，气机调畅，则诸证均解。

### 5. 行经泄热法

此法适用于妇女月经期发热病人。孔老常说，经带情况与全身气血流通密切相关，疾病可由经带而致，亦可借经带而去。故孔老对处于月经期或月经前一周的发烧病人，常用行经泄热法，即在清热药中加入调经行经之品，务使月经行得通畅，经量略多，俾邪热随月经之行而去。孔老常用药物有：柴胡、赤白芍、当归、半夏、青陈皮、黄芩、龙胆草、牡丹皮、菊花、连翘、鱼腥草、川续断等。若经前白带较多者，加败酱草以清利湿热；便干加白术、枳壳、栀子。孔老主张：月经期间用药不宜过于寒凉，过凉则使月经郁遏不行或行经不畅，瘀热不去，病必不除。

病例：袁某，女，15岁，2003年1月20日初诊。低热或高烧反复5个月，易感，咽不利，腰酸，便干，面疹，背疹痒，胸闷，月经将期，脉弦舌红，苔薄黄，曾做多项检查，均无阳性指征。西医诊断：发烧原因待查。治以行经泄热。处方：柴胡10克，赤白芍各10克，当归10克，郁金10克，半夏10克，青陈皮各6克，茯苓15克，白术10克，枳壳10克，黄芩10克，龙胆草6克，炒栀子10克，牡丹皮10克，菊花10克，连翘15克，苏子梗各6克，川续断10克。

二诊（2003年2月1日）：药后经行较畅，发热已退，腰酸减，面疹轻，便欠调，脉弦苔薄，上方去川续断，继进7剂，以巩固疗效。

按：此例病人发烧缠绵已有5月之久，孔老借其月经之机，安扶正气，调其气血，行经泄热，因势利导，引邪外出而愈。

# （二）脾胃病治验

## 1. 辛开苦降，行补并用治痞满

痞满以胃脘痞塞、满闷不舒为主症。一般认为多由邪热、食滞、痰湿、肝郁、脾虚所致，而孔老多从寒热互结、中虚气滞入手，采用辛开、苦降、行气、补气四法并用而获良效。即辛开以散其寒，苦降以泄其热，行气以去中焦气机之滞，补气以复脾胃升降之职。常用半夏泻心汤加减，药用半夏、干姜、黄芩、黄连、砂仁、厚朴、枳壳、党参、茯苓、白术。方中半夏、干姜辛温开结散其寒，黄芩、黄连苦寒降泄除其热，砂仁、厚朴、枳壳行气导滞以去其满，党参、茯苓、白术补中益气以复脾胃升降之枢。孔老很少用半夏泻心汤原方中甘草、大枣，嫌其甘补壅滞，方中党参也常用小量。若兼便溏者干姜改为炮姜，反酸者干姜改为吴茱萸，苔腻加藿香，有痰加苏子、苏梗，便不畅加瓜蒌，食滞加神曲，两胁不适加柴胡、赤芍、白芍、郁金，病久或舌暗者加丹参。

病例：阮某某，男，46岁。脘痞日久，伴嗳气，寐差，多梦，面疹，左脉弦，苔黄腻，舌下紫，胃镜示慢性浅表性胃炎。病由寒热之邪互结，中焦气机阻滞，脾胃升降失司而所致。治宜辛开苦降，调中开痞。处方：半夏10克，干姜4克，黄芩10克，黄连6克，砂仁6克，枳壳10克，厚朴10克，藿香10克，党参6克，茯苓15克，白术10克，丹参15克，菊花10克，连翘15克，莲子心8克。服药7剂后，脘痞显减，继守原方加减半月，诸证悉除。

### 2. 芳化健脾，清温兼施治久泻

久泻多由湿热不清、脾虚失运而成，既有正气亏虚的一面，又有邪滞未清的一面，寒热虚实错杂，治疗颇为棘手，单守一法，难以获效。孔老经常将芳香化湿、健脾除湿、清热燥湿和温中止泻四法合用，取效甚捷。此四法分别取意于藿香正气丸、四君子汤、葛根芩连汤和理中汤四方。芳香化湿常用藿香、砂仁、厚朴、苍术、半夏；健脾除湿常用党参、白术、茯苓；清热燥湿常用黄连、黄芩、黄柏；温中止泻常用炮姜，四法合用，俾湿去热清，脾运复常，则腹泻自止。若腹胀者加木香、大腹皮，腹痛加白芍、甘草，食滞加神曲、山楂，便中脓血加白头翁、白芷，咽红者去党参加太子参，损及肾阳者加补骨脂。

病例：侯某某，男，32岁，腹泻便溏3余年，伴腹胀，肠鸣，神疲，乏力，尿黄，多梦，咽红，舌淡、苔薄黄，脉细。西医诊断：慢性结肠炎。证属脾虚失运，湿热留滞。处方：藿香10克，半夏10克，厚朴10克，砂仁6克，黄芩10克，黄柏10克，黄连8克，太子参15克，茯苓15克，苍术10克，炮姜4克，神曲15克，丹参20克，远志8克。服药7剂后，便溏好转，腹胀得减。去藿香、太子参，加葛根20克，党参8克，木香4克，枳壳10克，大腹皮10克。再进14剂，诸症得痊。

### 3. 内清积热，肺胃两调治厌食

厌食是指较长时期食欲减退、甚至拒食的一种常见病证，多见于小儿，一般多从脾虚论治，采用健脾运脾之法。孔老认为，不少厌食乃由脾胃积热所致。盖当今小儿过食高热量、高蛋白、高营养食物，以致中焦积热，出现口渴、便秘、性急、烦躁等症，又复恣食冷饮，寒遏于胃，气机阻滞，厌食乃成。积热内伏，最易外感风邪，故常感冒发烧，鼻塞流涕，咳嗽难已。治宜内清积热，肺胃两调。孔老常用连翘、黄芩、炒山栀、元参以内清伏热，前胡、桔梗、苏子、苏梗以宣上理肺，白术、枳壳、半夏、神曲、砂仁以健胃调中。若鼻衄加茅根、牡丹皮，大便干结加瓜蒌仁，尿黄加黄柏，热伤阴津口干者加沙参、麦冬，扁桃体及颈、颌下淋巴结肿大者加僵蚕、牛蒡子、赤芍。

病例：刘某某，女，8岁。食不振，面色差，便欠畅，2~3日1行，易感咳嗽，常鼻衄，夜寐不宁，咽红大，脉细，苔薄黄。证属中焦积热，肺胃不调。治宜内清伏热，肺胃两调。处方：连翘15克，炒山栀10克，菊花10克，元参10克，桔梗10克，苏子梗各6克，半夏10克，白术10克，枳壳10克，神曲10克，砂仁6克，茅根15克，南沙参10克，麦冬15克，黄柏10克。5剂，嘱家长1剂药分3次服用，1天吃2次。服药1周后复诊，食有增，便已畅，未鼻衄，清窍利，此乃内热已清，胃气渐复，予香砂养胃丸、加味保和丸，前者上午服6克，后者下午服6克，调中健胃，以善其后。

此外，孔老治疗脾胃病的常用方法还有：宣肺和胃治呃逆，调经行血治胃病，清肝泄热治便秘，等等，皆颇为奇巧，非同常法，用于临床，屡获奇效[2]。

# （三）冠心病治验

## 1. 基本治法

冠心病是冠状动脉粥样硬化或痉挛而致心脏供血不足、心肌缺血缺氧所致，属于中医胸痹心痛的范畴，临床不少医家多用活血化瘀之法，以求改善心肌缺血之状态，但往往事与愿违。孔老治疗本病，常从调肝、理脾、养心入手，收效甚佳。

### 1）调肝

中医学认为，肝属木，喜条达，恶抑郁，主藏血，主疏泄，肝的疏泄维系着全身的气机变化，协调着人体气血运行；心主血脉，为气血运行之动力，心肝互相协调，则心有所主，肝有所藏，脉道充盈，气血运行有序。孔老观察到：冠心病人多为性格急躁易怒者，或有情志抑郁。情志不遂，肝气郁结，心气血受阻，即可发生胸痹。气郁日久，由气及血，多致瘀血阻络；郁怒不解，日久化热，致肝热扰心，亦致胸痹心痛。因此孔老治疗冠心病多从调肝入手，疏肝柔肝清肝为其基本治法之一，方用四逆散、逍遥散加减。常用药有柴胡、郁金、青皮、白芍等，气郁及血者，用丹参、当归、川芎；肝经郁热者，用黄芩、龙胆草、夏枯草等。

### 2）理脾

冠心病的发生与脾胃也有密切关系，脾主运化，为气血生化之源，若饮食不节，过食肥甘，饮酒过度，损伤脾胃，脾失健运，水谷不化精微，而聚湿生痰，停于胸中，阻滞心脉，气血运行不畅，则心痛胸痹作矣。此类病人大多体型肥胖，缺少运动，血脂、血黏度异常，同时，冠心病心绞痛患者在发病过程中，常伴有脘腹痞胀、纳差等脾胃症状，而心绞痛的发生常因饱食所诱发，这是因为脾经注心中，胃之经别上通于心，脾胃二经与心感传相通，所以调理脾胃也是孔老治疗冠心病的常用治法之一。脾胃健运则湿不聚，痰难成，亦为除痰打下基础。方用香砂六君子汤、二陈汤加减。常用药物有党参、茯苓、白术、陈皮、半夏、砂仁等。

### 3）养心

冠心病多发于中老年人，年过半百，阴气自半，故本病多有虚证。五脏之虚，以心为主，而心之气阴不足在临床上尤为多见。心气不足，无力推动血液运行；心阴不足，心脉失养，均可致血行瘀阻，以致胸痛隐隐，时作时止，迁延难愈。故养心也为孔老治疗本病的常用治法。养心常用生脉饮（人参常改用太子参）。心气不足，导致血脉瘀阻者，常用丹参、当归、赤芍。孔老很少使用破血逐瘀之品（如水蛭、虻虫之类），认为过用活血易伤正气，反致病情加重。

### 2. 基本方及其加减

孔老常将上述三法溶于一方，制定一个基本方，其组成：

柴胡10克，赤芍10克，白芍10克，丹参30克，郁金10克，半夏10克，青皮6克，陈皮6克，茯苓15克，白术10克，砂仁6克，黄芩10克，太子参10克，麦冬15克，甘草6克。

本方为逍遥散、六君子汤、生脉饮、丹参饮、二陈汤、小柴胡汤六方合用加减化裁而成，具有调肝、理脾、养心之功。孔老常用将此方用于治疗冠心病心绞痛、冠脉搭桥术后胸闷不适者及高血压性心脏病等。方中柴胡、青皮、郁金、白芍疏肝柔肝、解郁止痛；半夏、陈皮、茯苓、白术、砂仁调理脾胃，和中化痰；太子参、麦冬、甘草益气养心；丹参、赤芍养血活血通脉，黄芩与柴胡配合，清透肝经之郁热。诸药合用，可使肝郁得疏，脾虚得复，心虚得养，瘀痰得化，郁热得清，则胸痹心痛可除。其组方至为严谨，立法甚为周全。

加减：心气较虚、神疲乏力者，太子参改党参；肝经郁热重者，加龙胆草、夏枯草；便秘、尿黄者，加炒山栀；苔黄腻、便秘者加瓜蒌、苏子、苏梗；血压高加夏枯草、天麻、怀牛膝；血脂高者加泽泻（合白术即泽术汤）；寐差加莲子心、远志；心悸、汗出加生龙骨、生牡蛎；头痛、肢麻加天麻、僵蚕；舌红嫩裂，阴虚甚者，加玉竹、生地。

### 3. 验案

下面摘录孔老诊治冠心病医案三则。

**病例1. 肝热凌心案**

石某某，女，50岁，2003年5月30日诊。

主诉：胸痛月余。

病史：胸背相引而痛，寐差，口干口苦，尿黄，或有头痛，手足心热，纳差，冠心病史5年。舌苔根腻质红，左脉弦。孔老诊为胸痹（肝热凌心）。

治疗：养心清肝。

处方：柴胡10克，赤白芍各10克，太子参15克，麦冬15克，丹参30克，郁金10克，半夏10克，青陈皮各6克，茯苓15克，白术10克，砂仁6克，黄芩10克，龙胆草10克，夏枯草10克，天麻8克，杜仲10克，牛膝10克，莲子心6克，酸枣仁10克。7剂。

复诊：1周后，诸证减轻，原方加减，再进7剂。

**病例2. 心气不振，肝热内扰案**

王某某，女，75岁，2004年1月19日初诊。

胸中烦热一年余,素寐差,右侧头痛,大便稀干不调,尿黄热或腰酸,目红,高血压服用西药控制,苔薄黄,边尖红而暗,口干,左脉虚弦略大。西医诊为冠心病。孔老诊为心气不振,肝热内扰(胸痹)。

处方:柴胡10克,赤白芍各10克,丹参30克,太子参15克,麦冬20克,半夏10克,茯苓15克,白术10克,砂仁5克,神曲15克,黄芩10克,龙胆草6克,炒山栀10克,菊花10克,僵蚕10克,怀牛膝10克,莲子心6克,竹茹6克。6剂。

复诊(2004年2月6日):药后诸证减,大便偏稀,上方去莲子心,加黄连4克。

**病例3. 心脾不振,痰湿内阻案**

邢某,女,72岁,2002年7月22日初诊。

左胸隐痛日久,食不振,腹胀,便秘,有痰咯不畅,左腿肿,肢麻,口渴,尿黄,血压高,西医诊为冠心病。左脉弦滑乏力,苔黄腻。

辨证:心脾不振,痰湿内阻。

党参10克,麦冬30克,丹参30克,郁金10克,柴胡10克,半夏10克,茯苓15克,白术10克,枳壳10克,砂仁6克,厚朴10克,苏子梗各6克,瓜蒌20克,黄芩10克,天麻6克,怀牛膝10克。7剂。

复诊:胸痛减,痰出畅,便可,仍腹胀,尿热,脉弦滑,舌中腻黄。原方加减再进7剂。

按:上述3病例,孔老均从心、肝、脾三脏论治,采用调肝、理脾、养心之法治之而获效。病例1肝热较重,症见头痛、口苦干、尿黄、寐差等,故在基本方基础上加龙胆草、夏枯草、天麻以清肝平肝;病例2心气不振与肝经郁热并重,故清肝与养心双管齐下;病例3脾虚较重,痰浊中阻,故加重健脾化痰理气之品,如党参、厚朴、苏子梗、瓜蒌、川贝母、枳壳等药[3]。

# (四)疑难杂症治验三则

## 1. 大头瘟(风毒上攻)

张某某,女,59岁,2004年2月6日初诊。头面焮红肿痛4天,左目难睁,耳流黄水,伴两脚肿痒流水奇臭,便欠畅,耳鸣2年,血压高,脉浮弦,舌红。病名:大头瘟。辨证:风毒上攻,湿毒内浸。治疗:先拟解毒疏风。处方:柴胡10克,赤芍15克,银花15克,连翘15克,黄芩10克,板蓝根15克,苍术10克,炒山栀10克,夏枯草10克,僵蚕10克,牛蒡子10克,元参15克,薄荷10克,藿香10克,虎杖20克。4剂。

二诊:4剂后症势大减,头面肿胀焮赤十去其六,耳内流水亦减,大便畅,面脱皮,下肢时痒，脚流水，上方去板蓝根、炒山栀、夏枯草、牛蒡子、薄荷、元参、虎杖，加桔梗 10 克，蝉蜕 6 克，牡丹皮 10 克，青黛 6 克，神曲 15 克，浙贝母 10 克，生薏苡仁 15 克，黄柏 15 克。6 剂。

三诊：头面红肿基本消失，耳内及脚流水亦止，风毒、湿毒余邪未尽，继以上方加减，服药 20 余剂而愈。

按：大头瘟是感受风热时毒而引起的一种以头面焮红肿大为特征的外感热病，目前临床并不多见。孔老诊治疗该病例收效甚捷，出乎意料。方中柴胡、薄荷、牛蒡子、银花、僵蚕透卫泄热；黄芩、夏枯草、青黛苦寒直折气分火热；并以连翘、板蓝根、浙贝母解毒消肿；元参滋肾水而上制邪火；赤芍、牡丹皮活血凉血；柴胡、桔梗、蝉蜕升载诸药，直达病所；佐以苍术、霍香芳香健脾，利其壅滞之气；虎杖通腑泄热，使邪热从大肠而下；黄柏、生薏苡仁清利湿热，使湿毒从小便而出。诸药合用，共收清热解毒、疏风逐邪之功。

### 2. 白癜风（肝经郁热）

于某某，女，21 岁，2003 年 12 月 12 日初诊。右嘴角上有 5 分钱币大小白斑，境界清楚，已 20 多天，无痒痛感觉，某医院诊为白癜风。月经已过 10 日未行，少腹胀痛。月经素来不调，行经痛，有血块。牙齿出血，胃胀，大便干，四肢凉，脉弦，舌边尖红、苔白。辨证：肝经郁热，气血不和，治以疏肝和血，调经泄热。处方：柴胡 10 克，赤白芍各 10 克，当归 10 克，川芎 8 克，姜半夏 10 克，青陈皮各 6 克，白术 10 克，黄芩 10 克，炒山栀 10 克，牡丹皮 6 克，僵蚕 10 克，麦冬 15 克，肉桂 4 克，桃仁 10 克，延胡索 10 克。每日 1 剂，水煎服。

服药 7 剂复诊，月经已行，牙血减，右嘴角白斑中间已有色素岛出现，继以上方加减：便不畅加枳壳、炒山栀；牙血加牡丹皮、炒山栀、茅根；月经过期未行加桃仁、炒灵脂，月经过后去之；胃不适加青皮、陈皮、茯苓、砂仁；四肢凉加川续断、肉桂，服药 42 剂，右嘴角皮肤色素已如正常，月经、大便亦调。

按：白癜风是一种后天局限性色素脱失性皮肤病，至今病因不明。中医称为白癜或白驳风，目前国内外尚缺乏比较满意的方法。本例白癜风患者月经素来不调，近又过期 14 天不至，伴少腹胀痛、大便干、牙齿出血、脉弦、舌边尖红等症，病由肝经郁热、气机逆乱、气血违和、血不荣肤所致，故孔老治以疏肝和血、调经泄热法治之而愈。

### 3. 膝关节滑膜炎（湿热下注）

苏某某，女，28 岁，2004 年 8 月 3 日诊。双膝关节肿胀疼痛一月余，右膝关节重，关节积液，腰酸，曾有关节痛病史，月经将至，平素经量较少，大便欠畅，2~3 日 1 次，胃欠适、反酸，便稀，尿黄热，左脉细弦，舌红、苔淡黄，抗角蛋白抗体＋。证属湿热下注。治以清利湿热，三妙丸加味：苍术 10 克，黄柏 15 克，怀牛膝 10 克，秦艽 10 克，穿山龙 15 克，独活 6 克，茯苓 15 克，白术 10 克，藿香 10 克，半夏 10 克，柴胡 10 克，赤芍 15 克，当归 10 克，黄芩 10 克，川续断 10 克，肉桂 3 克，甘草 6 克。7 剂，水煎服。

二诊：服药后膝肿痛显减，月经已完，经量增，大便可，守上方加减连服 40 余剂，诸证痊愈，活动如常。

按：膝关节滑膜炎多由外伤或慢性劳损所致，膝关节损伤之后，滑膜充血肿胀，而产生大量积液。积液其中含有血浆、白细胞、吞噬细胞等，如果延误治疗或失治，关节滑膜则因长期慢性刺激和炎症反应，而使滑膜纤维机化，引起粘连，影响膝关节的正常活动。本病属于中医"痹证""伤筋"的范围，其发生常常因气血虚弱、外伤劳损后，风寒湿邪侵袭，阻滞经络，气血运行不畅，蕴而化热，湿热下注于膝所致，治宜清利湿热。方用三妙丸加味。三妙丸出自虞抟《医学正传》，是治疗湿热下注的要方。方中苍术、黄柏清利湿热；牛膝补肝肾，强筋骨，且引药下行，直达病所。加秦艽、独活、穿山龙可加强三妙丸清热利湿消肿之功，据研究穿山龙尚有消炎止痛、抑制免疫的作用；茯苓、白术健脾除湿；藿香、半夏、甘草化湿和中。又该患者初诊时月经将至，且以往月经量较少，孔老认为：妇人经带与全身气血流通的情况密切相关，即病可由经带而致，亦可由经带而去，故在方中加柴胡、黄芩、赤芍、当归、川续断、肉桂等养血调经、活血通络之品，使月经量多些，以达到经行邪去之目的，这是孔老治病的一大特色。全方共奏清利湿热、通经活络之功效，由于药中矢的，故取效甚速。

# 参考文献

［1］严季澜. 孔光一治疗发热经验［J］. 世界中医药，2008（5）：278-279.

［2］严季澜. 孔光一教授治疗脾胃病经验撷萃［J］. 湖南中医药大学学报，2006（5）：40.

［3］严季澜. 孔光一教授治疗冠心病的经验［J］. 贵阳中医学院学报，2006（6）：17-18.

# 四、知微见著抓本质，严谨细致治疑难
## ——孔德舜师承论文

第三批全国老中医药专家学术经验继承人　孔德舜

孔德舜，男，生于 1967 年，主治医师，著名中医专家孔光一教授之子，毕业于北京中医药大学中医专业，现工作于北京中医药大学生命科学学院。1997 年赴德国从事中医治疗、讲学工作三年，善于运用气功、点穴、导引、推拿、针灸等方法进行临床治疗。2006 年作为第三批全国老中医药专家学术经验继承人，师承孔光一教授。

孔光一教授多年的临床实践中形成了自己独特的学术见解和风格，他临证时多有效验的原因不在于"奇"，而在于"细"，知微见著，从细微之处察其本质，而许多疑难杂症只有通过细致观察，或通过投药问路，数次诊治才能抓住其实质，形成了他"严谨，细致，认真"的作风。用药很少用生癖之药，处方看似平淡，却能见大效，治难症，可见孔老在识症选药上面有很硬功夫。

## （一）孔光一教授学术思想浅述

### 1. 重视四诊，察微知本

四诊是辨证的前提，证又体现着病变的实质，但证之表里虚实、阴阳气血，有的显露，有的隐匿。显露者易得，隐匿者难识，而隐匿往往是疾病久治不愈的主要原因。而望、闻、问、切四诊就是医生对病人进行全面观察和了解的基本手段，是诊治疾病的第一步。准确的临床资料，是辨证准确的前提，也是立法、用药的依据。病、证、药相符才能真正治愈疾病。孔光一教授非常重视四诊，临床运用四诊时，非常仔细认真而且具有技巧性。察色按脉，先别阴阳，在此被充分验证。接诊患者先按脉，看舌质、舌苔，因为脉象和舌质、舌苔是最客观的体征；观察舌苔、脉象就是对患者有了初步印象，为问诊提供了根据。所以有些患者觉得自己很少注意的一些症状，都能被孔老问出来，这其实是临床经验和技巧的综合体现。

　　孔老对待切脉非常认真，他常说必须熟练掌握寸口脉诊，懂得三部九候法，这是中医基本功。要善于诊脉，识别正常和病态脉象。他切脉，左右三部，轻举重按，有条不紊，专心致志，从不敷衍，无论初诊还是复诊患者，也不论是老弱或妇儿，均是如此。先诊是否反关、斜飞，次别有神、无神，有根、无根，再辨浮沉迟数、弦紧濡滑、细弱结代等。有时为了准确，常切良久；有时处方用药时还要返回来再切脉，以求明断。按诊更是认真，或按肌肤、按手足、按胸腹，据情而定，如肿胀，必按患者肌肤是否凹陷，确定浮肿程度和性质。对患儿起疹，必按之，观其色泽，压之是否退色，是否高出皮肤，以鉴别斑与疹。脘腹疼痛者，按其痛处所在，看有无包块、喜按或拒按判定虚实。对于肝硬化或癌症患者，必按其腹，观察肝脾大小、腹水的程度等。对于望诊，从来都是非常认真的，观察患者的神、色、形态、五官、舌象及排泄分泌物。特别是舌象的变化，能客观地反应正气的盛衰、病邪轻重、病位深浅、邪气性质及病情的进退等，舌质分辨红、淡、暗，观察有无瘀斑，舌下是否青筋。看舌体，即观察胖瘦、有无溃疡和齿痕，是否强硬、震颤、歪斜、吐弄、短缩及驰纵等；看舌苔，即观色泽、厚、薄，有苔、无苔以及其分布等。闻诊是辨患者的语言、呼吸等声音，嗅患者的体气。听声音，主要是听患者说话时的声音大小、是否声嘶，听呼吸是否均匀，有无咳嗽，喘鸣；嗅气味，主要嗅患者口中及身体有无异味，如口臭、尿骚味等。

　　孔老特别重视问诊，问诊是通过对患者或陪诊者进行有目的的询问，以了解病情。孔老问诊很有技巧，不是泛泛而问，而是在脉诊和望诊的前提下，对患者有了初步印象后，有目的、有主题，直向病所的一种提示性询问。首先询问患者最痛苦的是什么，也就是主诉，问病发的时间，现在症，以及经过的治疗、用药、西医检查情况。再问既往史，家族史，工作情况，以及居住地，通过这些可以了解患者既往疾病发展情况，家族遗传史，工作环境，以及居住地气候的潮湿、干湿、血吸虫及其他地方病对患者的影响，从而找出病因。孔老要求我们学生熟记《十问歌》，他认为《十问歌》是纲领性概括，对于指导问诊有执简驭繁之妙。且每个患者都必问到：咽喉顺畅与否，二便情况，饮食睡眠，女子月经、带下。孔老认为：咽喉的利与不利，有痰无痰反应着肺气是否顺达。肺主一身之气，通调水道，主治节，朝百脉，肺气不利或郁结，可影响其他脏腑。二便可以观察到脾、胃、肠、肝、胆的病变。大便主要反应肠胃之情况，大便干秘、软溏，性状皆可体现肠胃的病变。小便可反应肝胆及下焦的情况，小便频或急，夜尿的次数，尿黄，清长，尿道灼热感等皆可体现肝胆、下焦的病变。妇女必问月经、带下、婚史、孕产等，通过询问月经的周期，月经提前或错后，经闭或崩漏，行经期长短，量多少，颜色鲜或暗，血块多少，是否结婚，孕、产刮流情况，带下多少，或黄、白、稀、稠等来了解妇女气血的盛衰，气血循环的畅与滞，内分泌是否失调。肝、脾、肾功能状况均可通过月经、带下、孕产、刮流得到体现。通过问诊，既将一般情况进行了过滤筛选，又突出重点，循病而问，有的放矢。孔老年近八旬，临床工作数十年，经验丰富，然对待四诊，仍一丝不苟，为了充分客观地搜集患者的临床资料，不厌其烦。有的病重患者，孔老甚至会用一小时的时间去看，他对患者高度负责的精神，真是我们后生晚辈的之楷模。

### 2. 注重辨证，讲究整体

辨证论治是中医认识疾病和治疗疾病的基本内容，也是中医学的特点之一，所谓"证"是机体在疾病发展过程中某一阶段的病理概括，它包括了病变的部位、原因以及邪正关系，能反映出疾病发展过程中某一阶段的病理变化的本质。它比单一症状更能全面、深刻、准确地揭示出疾病的发展过程和本质。辨证就是将四诊所搜集的资料、症状、体征，通过分析、综合，辨清疾病的原因、性质、部位以及邪正之间的关系，从而概括、判断为某种证候的过程。辨证为施治确定相应的治疗原则和治疗方法，辨证是决定治疗的前提和依据，论治则是治疗疾病的手段和方法，也是对辨证是否正确的实际检验。辨证论治准确与否，反映医生的医学功力的深浅，表现在实践中就是疗效的好与差。孔老精熟温病伤寒，对各种典籍所下功夫颇深，涉猎广泛，如儒、道、释思想精髓，思维开阔。精通三焦辨证，气血津液辨证，六经辨证，经络辨证，脏腑辨证及八纲辨证，且能融会贯通，随心所欲，得心应手。喻嘉言云："医不难于用药，而难于认证。"孔老在辨证、辨病上具有很深的功力，比如对某些肿瘤、肝硬化等疑难重症。某些人强调西医的诊断，中医的治疗。孔老认为西医检测、诊断固然重要，然治疗时，应坚持中医辨证论治的原则，根据其寒、热、虚、实，进行中医的分析，辨证论治，不要一看到肿瘤就是软坚散结、清热解毒。临证中有数例肿瘤病人通过治疗延长了生命，提高了生活质量，而且几乎至死也没有产生巨大的痛苦。辨证论治是中医的灵魂所在，基本法则，若偏移了这些原则，就会重蹈"废医存药"的覆辙。中医的存在就会面临危机，振兴中医，也就成了一句空话。

孔老注重辨证论治，身体力行，更重视从整体观点出发看问题。整体是指事物的统一性和完整性。人体是有机的整体，以五脏为中心，通过周身经络系统将六腑、五体、五官、九窍、四肢百骸等全身组织器官联结成一个有机整体，并通过精、气、血、津液的作用，来完成人体统一协调的机能活动。整体和局部是紧密相连的，人体某一局部的病理变化，往往与全身脏腑、气血、阴阳之盛衰有关，表现在治疗如肝病可能传脾故当先实脾，肺病可以及肝，肝火可以犯肺、胃。临床用药中，治肺病时，常加一些健脾药如白术、茯苓类，但不可太过，用过则阳升迫肺。肝气又常易犯肺，配以疏肝和胃之柴胡、半夏、青陈皮类泻其肝热。同时注意肠胃传导泻其实火，用枳壳、山栀、龙胆草类，做到治上而不犯下，上治而下畅。

孔老处方用药时，疏肝、健脾、益肾调畅气机之药在同一处方即可见到，这些都是基于整体观点的考虑。孔老常说：人体主要在于阴阳气血之平衡。用药时应照顾整体，局部只是在整体调整的基础上，适当使用引经药，使药直至病所。方药的使用要有趋向性，或宣透于外，或渗利于下，或透达于表，或载药上行，目的在于透邪于外。此类方剂不胜枚举，俯拾皆是。

整体观还包括人与自然之统一，人类赖以生存的自然环境直接或间接影响人类的身体健康。季节对人体影响尤其显著，春属木，为少阳生发之机，其气温；夏属火，暑湿当令，其气热；秋属金，燥气当令，易伤津液；冬属水，寒气当令，阳气收敛。孔老根据四季的特点，在不同季节有一些用药特点，如春天，肝气生发，菊花、柴胡常用；夏季暑湿，易伤脾胃，藿香、砂仁、白术常用；秋季易燥，麦冬、沙参类常用；冬季阳气收敛，肉桂、川续断、干姜类常用。总之，季节不同药物选择亦不同。药应四时，有病无病皆可用之。同时南、北、东、西，区域差异在用药上亦有不同，居于南方之人，多湿热，藿香、佩兰、黄芩、砂仁类药常配伍。若患者只是去南方出差，孔老都嘱其多带藿香正气丸以防暑湿。北方燥寒，多用肉桂、川续断、麦冬类药物。若患者久居湿地，喜食辛辣、生冷、油腻等，孔老在治疗时都十分注意用药针对性，真正体现了因时、因地、因人制宜的用药特点，更有效地治疗疾病。

### 3. 重视毒邪致病，疏利三焦为首要

"毒"通常称作"毒邪"，泛指各种致病因素及其病理损害。在温病中"毒邪"主要指引起机体发生各种急性热病的物质致病因素。这些致病因素与西医学中病原体及其毒素有关。毒邪致病以发热为主症，毒热损害机体，有病急、致危、易变的特点。历代对毒的论述亦有不少如《素问·生气通天论》中"大风苛毒"，唐代孙思邈之"毒物之气"，明代吴又可"感疫气者，乃天地之毒气"，明确地把能引起强烈传染性疾病的邪气称为毒。孔光一教授认为温病中的毒是一个广义的概念，不同的病证，毒的具体所指不同。如身热炽盛，口苦而渴，心烦尿黄，舌红，脉数，属热毒。发为肿热痛，甚则糜烂，咽喉腐烂属温毒。毒邪易发生病理产物，如热、湿、痰、瘀、毒交结不解易引起高热痉厥，闭窍甚至厥脱。毒具有火热秽浊的特性，致病力强，伤阴耗气，动血留瘀，损伤脏腑。孔老更重视那些发热反复不去，病情缠绵难愈，时作时休的病证，包括感染性热证。对这些疾病的治疗，更不能忽视"毒"的存在。其与火毒、热毒、温毒等急性热病中"毒"相比，表现不那么明显，需要靠实践中摸索，找出外在征象。现代医学中各种检测数据可作为重要依据。孔老在临床中通过仔细观察分析，总结认为：面色晦暗无泽，眼周黧黑，两目黯然少神是痰、瘀、湿毒的征象，在一定程度上还表明脏色的外露。心、脑血管病变，肝胆疾病，精神、神经系统疾病，泌尿生殖系统疾病，血液病以及癌症等日久不愈都可出现神色异常的变化。儿科患者中，那些体质差，反复感冒发烧，或经常消化

不良，吐泻形瘦者，往往目下出现圆形、椭圆形或三角形暗斑，此为邪毒久伏所致。小儿经常感冒发烧引起咽腭、颈淋巴结肿大，久治不消更是邪毒流滞的标志。

祛毒之法视病情需要而定，邪入之路即是邪出之路，邪留之地即是药物发挥作用之地，中药祛邪无非通过透达发汗、通便、利尿甚至涌吐之法，当顺应脏腑气机、升降之机，促使邪毒由口鼻、皮毛、二便门户外泄，如果一味沉降重剂攻伐，则欲速而不达。对于上焦、胸膈之热毒、火毒、痰毒、瘀毒、燥毒，孔老则推崇杨栗山清化汤，多以此方为基础。此方能升清降浊，宣通气机，不犯中下。对于中下焦之湿毒、水毒、瘀毒、热毒，孔老则在祛湿清热、活血通络、行气利水的基础上，加入有解毒作用的药物，如白花蛇舌草、败酱草、半枝莲、虎杖、鱼腥草、蒲公英、重楼、马鞭草、薏苡仁等。这些药物中有的经现代药理研究证实有很好的抗癌毒作用，且本身具有疏通三焦的功用。

### 4. 肺卫病证的治疗及传变理论

疏宣通利解毒法是指疏卫宣肺，通利二便与解毒清热相配合的治疗方法，适用于外感温热毒邪，以肺系为主要病位的卫气分证候。肺通于鼻，温热毒邪从口鼻而入，首先犯肺。肺主气，司呼吸；肺属卫，具有宣发津气，外合皮毛之功。卫分证又通称表证，其特点是发热恶寒，无汗或少汗，为卫气失调，卫阳不宣，郁热于表所致。孔老认为：卫分证，实是卫气失调的体表病变。卫主肌表，人体体表功能的强弱，主要决定于卫气的盛衰。卫气化生于气血，通过气血的运行及脏腑经络活动而弥散于体表。因而卫气的病变所产生的卫表证，既直接反映体表功能的失调，又间接反映不同脏腑经络的病变。毒热侵犯卫气分，易以肺系为病变中心，引起毒热壅盛，卫表郁闭，可见发热、微恶风寒、咽喉不利等症。临床可见邪郁肺卫而引起发热，微恶风寒，咽喉肿痛，咳嗽，时发皮肤红疹，舌边尖红、苔薄白、脉浮数等见症，宜宣肺疏卫解毒。药用：银花、连翘、板蓝根、前胡、桔梗、牛蒡子、杏仁、僵蚕、荆芥、薄荷、芦根等。若热毒壅肺胃，可见发热汗出，咽喉肿痛，甚则糜烂，咳嗽，喘促，胸闷且痛，吐痰黄白而黏，尿黄，便干，舌红、苔黄或白厚，脉滑数。法宜：清宣通利解毒。药用：前胡、桔梗、杏仁、僵蚕、半夏、瓜蒌、莱菔子、黄芩、鱼腥草、银花、连翘等疏宣通利解毒，立足点在肺，分别施以宣肺疏卫和清肺通利，配以清热解毒之法。宣肺疏卫可改善肺卫开合功能，调节肺气宣降作用，辛宣开郁，透热达表，用以治疗邪郁肺卫之证。清肺和腑，通利二便，泄热于下，用以治疗毒热壅滞肺胃之证。

关于肺卫病证的传变，孔老认为，肺、少阳、肾之间在热性病的传变发展上有一定关系，称其为肺—少阳—肾相关体系。其理论依据为《灵枢·本输》中有"少阳属肾，肾上连肺，故将两脏"的论述，孔老将其灵活运用于温病辨证之中。肺、少阳、肾分属上、中、下三焦，肺是一个开放性脏器，大凡邪从皮毛、口鼻而入，首先侵犯肺系，形成上焦肺卫病变。少阳为枢，既是邪气深入的必经之路，也是邪气外出的必经之道。因此它与身体第一防线的肺系就有着必然的联系。少阳的重要性还因为其所属的三焦还是全身气道和水道，维系着五脏六腑的关系。因此少阳也是邪气内入和外出的通道，所以孔老认为肺经邪热主要是传入少阳。少阳之胆与中焦脾胃关系密切。而三焦同病时又以中焦为主，故上焦病不解，传入中焦主要指少阳。少阳之热不同肺胃之热，是一种郁热，所以邪在少阳应注意疏通，即"木郁达之"之意。临床上肺经之热不得及时清解，出现颈淋巴结肿大即说明少阳已受累，少阳受累又多牵连肺系，使肺经邪热滞留不去，蕴结成毒。下焦肾是机体的一个重要脏器，所寄真阴真阳是维持生命活动的原动力。在热性病发展过程中，肾受到的影响主要是其主司气化功能发生障碍，后期则损伤真阴。肾的气化功能失常，三焦水道气道就不畅，肺气的宣降亦不能正常进行，从而影响到一身之气机。肾司二便，人之前后二阴是与外界相通的重要出口，不仅排泄废物，也是祛邪外出之门路，所以应保持通畅，而二便的通畅与肾之气化，少阳枢机畅利，肺气之宣肃都有密切的关系。即肾、少阳、肺功能的正常，也需要在二便通畅的情况下才能达到。孔老用肺系、少阳、肾系相关理论说明外感热病病理变化的实质，揭示温病在卫气营血和三焦辨证纲领指导下更为细致，更为具体的病理过程，深一层次的变化，无疑这对确定病位，识别病机，预示传化，选择方药都具有指导意义，也使治疗更具针对性。

孔老在运用此理论治疗小儿呼吸系统及消化系统疾病时，特别重视望小儿咽腭，触颈淋巴结。咽腭红、淋巴结肿大疼痛不但是上呼吸道感染的结果，也是邪滞少阳的标志，所以最易导致反复外感。治疗时，当邪郁肺卫出现发热恶寒、咳嗽、咽红大、舌红、苔薄，脉浮数时，孔老一般用前胡、桔梗、半夏、元参、苏子梗、黄芩、银花、神曲、川贝母、牛蒡子、僵蚕、荆芥穗等类，若热退，咳减，邪郁肺卫之症减时，则加入柴胡、赤芍之类治疗少阳经之药，一则防传，二则即传即疏。其精妙之处，正是肺系、少阳、肾系相关理论的具体应用。

### 5. 孔光一教授用药特点简述

孔光一教授从事临床教学工作数十年，精熟热性病及内、妇、儿科的辨证治疗，疗效普遍反映良好。他所处之方药物绝大多数都是常用的，极少生癖之品，却能见大效，很多疑难病证获得了意想不到的效果。可见他识证选药方面的确有真功夫。针对一个患者，四诊获得客观临床资料的基础上，辨证、立法、具体用药确是需要见真功的，方剂是针对病情需要而产生的，具体方剂的组成一定要体现出寒温补泻、升降浮沉之势。而疾病往往是复杂的，于是一张方剂中的药物就有了寒热并存，补泻兼施，升降互用的特点。尽管如此，临床使用方剂仍需要加减化裁，以使之具有更强的针对性和灵活性。孔老在灵活运用古方时，更主张采用抽取古方中主药的方法，称为取其义而不求药味上的绝对相同。如将清化汤中的银花、连翘、僵蚕、蝉蜕，与黄连解毒汤中黄芩、黄柏同用，以加强清热散结解毒作用；把二陈汤与桂枝汤中桂枝、白芍、甘草同用，以通心阳，安神定志；将生脉散中人参、麦冬，与丹参饮中丹参、砂仁同用，以益气通络；将麦门冬汤中麦冬、半夏，与枳术丸中枳实、白术同用，以益肺脾而疏壅滞；将止嗽散中紫菀、白前，与银翘散中牛蒡、薄荷同用以增强宣肺下气止咳的作用。一张处方中数味乃至数十味药物，孔老对每味药物的使用都是仔细斟酌过的，不该用绝对不用，药物之间有类同而没有完全相同的，如白前和前胡都可用于治疗咳嗽，但白前偏于降肺气，前胡偏于开肺气。其他如，元参和生地黄，黄柏与黄芩，桑叶和菊花，薄荷和荆芥穗，赤芍和牡丹皮等虽类同，但作用有异，使用时必须区别。灵活运用方剂的关键是掌握药物性味，功用和作用规律。如银花甘寒，善散肺经之热，又可解心胃之热毒，但脾胃素虚者，则不宜用，改为忍冬藤更好。妇女经期，或经期将至，则不宜使用攻伐作用强的药，而应平和用药以待时机。大便不通非尽属燥结，大多不是苦寒通下的适应症，气血不和者多见，阴虚血燥者次之，只要舌苔不厚就要缓而调之。使用补药，心气虚又见胸闷者以太子参代党参；肾阴虚又血脂高以何首乌代熟地黄。甘草调和诸药，可补中。妇女经前或经正潮，滋补药应慎用。中医药讲究整体效应，要的是正存邪去，而不是邪正俱去或俱在，对于病情复杂一时难以辨清的，不妨先投石问路，以药测证。诸多矛盾错综复杂时，不妨先解决一个，再解决另一个。所谓祛病如抽丝，用药亦应如此，避免犯"虚虚"之错，以图稳中求胜。需要补的，先处以清平之剂；需要攻的，先少用其量；需要破的，先予以活之；需要平的，先调气血。补气者，先防其壅；滋阴者，佐以泄浊；苦寒者，佐以健胃；辛燥者，佐以甘缓。凡此种种之皆在孔老的处方中得以体现，这是他学术风格中的重要内容之一。

## （二）孔光一教授临床经验浅析

### 1. 精熟内、妇、儿等各科辨证治疗，医德高尚，医术高超

孔光一教授注重实践，执教、从医数十年始终在医疗、教学第一线，即使在1998年退休以后，仍不停医疗与教学活动。每周出诊四个半天，每次出诊都要接待数十位病人，工作时长达5~6小时，几乎是一个整天的工作量。他对病人如春天般温暖，时刻想着他们的疾苦。因为病人太多，只能限号治疗。有些患者为了挂上孔老的号，需提前一天一夜排队等候挂号。为了减少患者的困难，孔老认真初诊，有些疑难重症用40分钟左右时间进行诊断治疗，确定诊疗方案。在获得稳定疗效时，免费给以改方，以稳定延长疗效，这样既节省了病人的费用，又减少了病人挂号等待的麻烦。诊治时，和风细语，遇有情

绪不好的病人循循善诱，耐心开导，增强病人战胜疾病的信心。常有些病人讲："孔老，我看到您老，病就好了一半啦。"这是对病人精神上的巨大的鼓励。常言道：要学医，先学做人。孔老常教导我们，患者是衣食父母，医者父母心。一个好的医生需要有高超的医术，还要有为广大患者服务的思想，二者缺一不可。他的医术获得了广大患者的信任，他的为人赢得大家的交口称赞。他终日辛劳，体瘦如柴，76 岁高龄仍无怨无悔战斗在医疗、教学的第一线。他重视学生的培养，每次出诊都有一大批学生围绕在孔老的周围，有本校的研究生、本科生，甚至毕业工作多年有丰富临床经验的中年医生。为了满足他们渴求知识的愿望，孔老总是有问必答，倾囊相授，有时针对某些特殊病例，还要进行重点的分析，指出病之理论出处、病理如何，以启发后学者之思路。他常说中医的继承和发展就在这些年青人身上。他希冀在所教的学生中能出一个或几个理论上有建树，又有丰富临床经验的人，为中医的振兴和发展做出贡献，这是一个古稀老人多么殷切的希望啊。他崇尚医德，献爱心，给本校师生治病从来都是免费，还拿出自己辛劳所得，给那些有病但经济困难的学生，供他们治病吃药。每年还要资助本校的贫困学生数名，给予数百至数千元，鼓励他们努力学习，以后可以更好地服务大众。他热情扶植各种学生社团，捐资捐物。他自己生活俭朴，衣着朴素。他常讲，人卧则一张床，食不过三餐，衣能保暖即可，钱需要花在有用的地方，需要花得有意义，这是一种多么高尚的思想境界呀。

孔老积数十年的丰富经验，其医术高超，临床治疗效应非凡，活人无数。内科杂病中，有心系疾病，包括冠心病、高原性心脏病、风湿性心脏病、肺原性心脏病、病毒性心肌炎等。脑系疾病中，包括中风脑血栓形成、脑溢血、脑动脉硬化以及由于脑神经损伤引起的精神病等。肺系疾病，包括咳喘病、急慢性支气管炎、支气管扩张、肺脓肿、胸膜炎等。肝胆病，包括急性肝炎、慢性肝炎、肝硬化、肝脓肿、脂肪肝、慢性胆囊炎、胆石症等。肠胃病，包括胃及十二指肠溃疡、急慢性胃炎等。肾病，包括肾炎、肾和膀胱结石、尿毒症等。运动系统疾病，包括关节炎、肩周炎、腰或膝扭伤引起疾病等，还有糖尿病、前列腺疾病等，这些疾病很多是慢性病，兼夹症，合并症。他以脏腑经络理论辨证定位，按卫气营血分层论治，详察虚实寒热，根据病情需要选方用药。在儿科疾病的治疗上，由于儿童在生理、病理上有不同于成人的特点，治疗上亦有其特殊的地方。小儿生理特点概括起来两个方面：一是脏腑娇嫩、形气未充，是说小儿无论在物质基础上还是在生理功能上都是幼稚不完善的。二是生机勃勃、发育迅速，是说小儿脏气虽然不足，但它却能不断地向着完善成熟的方向发展，这种发展的速度很快。其病理特点也有两方面：一是抵抗力弱，邪气易侵袭而且传变快。儿科之病以外感时邪，肺、脾二脏同病为多见，还容易出现高热、惊风，发生壮热、抽搐、昏迷的危重症。二是疾病容易治愈并康复，这与小儿生机勃勃、活力充沛的特点分不开。孔老充分认识小儿易感、易滞的特点，对小儿疾病如咽喉疾病、消化系统疾病、肺和上呼吸道感染等的治疗，多能应手而效。在妇科疾病方面，首先要认识妇女经、带、胎产、乳的生理特点，熟知妇科病与脏腑、气血、经络之间关系。月经是指有规律的、周期性的子宫出血，它是天癸、脏腑、气血、经络协调作用于子宫的生理现象。妊娠和产育，它包括了受孕、妊娠、临产、新产及哺乳等生理活动，这些生理活动同样与脏腑、经络、气血有密切的关系。病理上，妇科疾病总以脏腑功能失调、血气失常，直接或间接地影响胞宫、胞脉、胞络、冲任而出现病变，逐一掌握妇科疾病病机要点，确立治疗原则。月经病以痛经、不调、经闭、崩漏、经行前后诸证常见，这也是妇科主要疾病，还有带下病、不孕、流产、卵巢及盆腔诸疾、更年期疾病。孔老从肝肾、气血、冲任论治，在清泄内热、调畅气血、补泻脏腑、畅通经络等诸方面进行调治收到较好的效果。另外，孔老对外科、皮肤科、耳鼻喉科等疾病的治疗亦积累了宝贵的经验，如肠梗阻、痈肿、痔疮、湿疹皮炎、带状疱疹、妇女颜面之褐斑、青年人之痤疮、五官科之目疾、鼻病、耳道感染等。

## 2. 孔光一教授治疗崩漏的经验

崩漏是指经血非时暴下不止或淋漓不尽，前者称崩中或经崩，后者称漏下或经漏。崩与漏出血情况虽不同，但二者交替出现，故概称崩漏。《诸病源候论》说："非时而下淋漓不断谓之漏下""忽然暴下，谓之崩中"。崩漏是妇科常见病，亦是疑难重症。崩漏最早见于《素问·阴阳别论》"阴虚阳搏谓之崩"的记载，其说法为后世医家研究崩漏奠定了基础。汉朝张仲景《金匮要略》妇人妊娠病脉证并治第二十二中有"漏下""崩中下血"的记载，并指出有漏下，半产后续下血不绝，妊娠下血的不同情况，指出了血证的初步鉴别。至《诸病源候论》专立有"崩中漏下候"指出"冲任脉之虚损，不能制约其经血，故血非时而下"。《圣济总录》亦说："冲任之脉，所至有时，非时而下，犹器之津泄，故谓之漏下。"这些论述明确指出了崩漏属月经病的范畴。笔者跟随孔光一教授从事临床治疗多年，孔光一教授对妇科疾病的治疗尤为擅长，对月经病的治疗更是重视。因为他认为妇女月经的正常与否反映了患者气血流通状况，病既可由经、带而致，亦可借经、带而去。崩漏一证临床所见较多，有初潮后即乱，有绝经前经乱，或其他因素引起等，现摘取数例崩漏典型病例作分析，或可窥见孔老治崩漏之思想。

**崩漏案1（脾肾阳虚，冲任不固）**

要某某，女，39岁，2004年8月2日初诊。患者自7月14日开始见红，27日至今月经量大、血块多，已成崩漏之势。伴腰骶酸痛、尿热、便溏、膝痛凉、神疲、头晕、面色黄白。2个月前取节育环曾漏血50天，上月经行2次。舌淡红、苔薄，左脉细弦。

西医诊断：子宫单纯性细胞内膜性增生，宫血。

辨证：脾肾阳虚，冲任不固。

立法：温补脾肾，固冲止血。

处方：生黄芪 15 克，当归 10 克，赤白芍各 10 克，牡丹皮 10 克，阿胶珠 10 克，柴胡 10 克，青陈皮各 6 克，黄芩 10 克，龙胆草 10 克，白术 15 克，乌贼骨 10 克，黄柏 15 克，淫羊藿 10 克，茯苓 15 克，砂仁 6 克（后下），甘草 6 克，党参 10 克，三七粉 3 克（冲），炒椿根皮 15 克，川续断 10 克，艾炭 8 克。5 剂，水煎服，每日 1 剂。

二诊（2004 年 8 月 5 日）：漏减，右腰酸减，尿热减。大便成形，神疲，头晕，小腹不适，舌淡，左脉细。

辨证、立法，同前。

处方：生黄芪 15 克，当归 10 克，赤白芍各 10 克，牡丹皮 10 克，阿胶珠 10 克，柴胡 10 克，青陈皮各 6 克，黄芩 10 克，淫羊藿 10 克，川续断 10 克，黄柏 15 克，党参 10 克，砂仁 6 克（后下），白术 15 克，龙胆草 6 克，茯苓 15 克，炒椿根皮 15 克，艾炭 8 克，三七粉 3 克（冲）。6 剂，水煎服。

三诊（2004 年 8 月 10 日）：漏止，小腹胀减，腰酸减，便溏，汗出，腿凉，舌淡，脉细弦。查血红蛋白 67g/L。

辨证：气血虚弱，脾肾亏虚。

立法：益气养血，健脾益肾。

处方：生黄芪 15 克，当归 10 克，赤白芍各 10 克，牡丹皮 10 克，阿胶珠 10 克，柴胡 10 克，青陈皮各 6 克，白术 15 克，淫羊藿 10 克，黄芩 10 克，乌贼骨 10 克，党参 10 克，砂仁 6 克（后下），艾炭 10 克，龟板 20 克（先下），黄柏 15 克，三七粉 3 克（冲），甘草 6 克，川芎 6 克。7 剂，水煎服。

四诊（2004 年 8 月 17 日）：月经行 3 天量多，血块，经将完，小腹仍胀，便溏腰酸，头晕神疲，舌淡，脉细。

辨证：脾肾阳虚，气血亏虚。

立法：健脾益肾，益气养血。

处方：生黄芪 15 克，当归 10 克，赤白芍各 10 克，甘草 5 克，青陈皮各 6 克，肉桂 4 克，柴胡 10 克，白术 15 克，淫羊藿 10 克，川续断 10 克，炮姜 4 克，黄连 5 克，牡丹皮 10 克，艾炭 10 克，党参 10 克，砂仁 8 克（后下），天麻 6 克，茯苓 15 克，龙胆草 6 克，阿胶珠 10 克。7 剂，水煎服。

本案例为中年妇女，操作劳碌，本性急燥，素体脾肾不足，加之取环、清宫出血量多，更加重气血亏虚，而成崩漏之证。一诊、二诊以黄芪、当归、芍药、阿胶珠、党参益气养血；白术、茯苓、川续断、淫羊藿、砂仁健脾益肾；用乌贼骨、炒椿根皮、三七粉之类固崩止血，炒椿根皮长于固崩止血，既定气，又入血，既有收涩凉血之功，又有清热燥湿之效，乌贼骨长于收敛止血，三七粉长于散瘀止血，使瘀散，血能归经，三药虽都能止血，但又各有擅长，作为治崩之塞流止血之剂实为巧妙；用柴胡、黄芩、青陈皮、赤芍、牡丹皮、龙胆草、黄柏既能疏肝清热，又清血分之热，且芩、柏、胆草苦能清热又能坚阴，在初诊用药时就体现出塞流与澄源并举的原则。三诊时主要以补脾益肾，益气养血兼顾止血散瘀。方以黄芪、当归、党参、阿胶珠益气养血，用阿胶珠、龟板、血肉有情之品，益其阴血；白术、茯苓、砂仁、川续断、淫羊藿健脾肾阳气；柴胡、青陈皮、黄芩、龙胆草疏肝清热；三七粉、椿根皮止血散瘀；用一味艾炭温经止血，透达血络，为下次经行作准备。四诊时经血既行，气血不足，脾肾亏虚，治以健脾益肾，益气养血。用天麻防血虚动风又可治眩晕头痛。分析本案，可以看出孔老治疗时从始至终一直贯彻塞流、澄源、复旧的治崩三原则，这三原则体现在每个阶段，每个方剂中。

**崩漏案2（阴虚血热，冲任不固）**

郑某某，女，39岁，2004年8月6日初诊。患者经量多如崩3余月，每次行20~30天，服止血药方止。8月1日经行已6天，量多、色鲜、有血块，神疲，尿黄，汗少烦热，牙龈易出血，怕热。右卵巢因宫外孕切除7年。左腿静脉曲张。舌淡、苔薄，左脉细弦。子12岁。

辨证：阴虚血热，冲任不固。

立法：养血清热，止血调经。

处方：柴胡10克，赤白芍各10克，当归10克，丹参20克，黄芩10克，青陈皮各6克，牡丹皮10克，艾炭8克，川续断10克，阿胶珠10克，砂仁6克（后下），龙胆草10克，太子参15克，荆芥炭6克，三七粉3克，甘草6克，白术10克。5剂，水煎服，每日1剂。

二诊（2004年8月10日）：漏止，尿热，便欠畅，腰酸神疲，气短，食差，有汗不多，脉细右甚，苔薄黄。

辨证：气血亏虚，中焦有热。

立法：益气补血，清利中焦。

处方：生黄芪15克，当归10克，赤白芍各10克，牡丹皮10克，青陈皮各6克，炒白术10克，艾炭8克，川续断10克，阿胶珠10克，炒山栀10克，砂仁6克（后下），麦冬15克，太子参15克，生甘草5克，法半夏10克，柴胡10克，三七粉3克（冲），龙胆草6克，黄芩10克。7剂，水煎服，每日1剂。

三诊（2004年9月2日）：经当期未行，肢心热，胸胀，左脉弦，苔薄。

辨证：血虚肝热。

立法：养血清肝。

处方：柴胡10克，赤白芍各10克，当归10克，郁金10克，黄芩10克，青陈皮各6克，白术10克，半夏10克，砂仁6克（后下），炒山栀10克，川续断10克，牡丹皮

8克，茯苓15克。7剂，水煎服。

四诊（2004年9月9日）：经行3日，量多有块色鲜，寐差，舌淡、苔薄，左脉弦。

辨证：血虚肝热。

立法：养血清肝，止血散瘀。

处方：柴胡10克，赤白芍各10克，当归10克，牡丹皮10克，黄芩10克，青陈皮各6克，白术15克，砂仁6克（后下），川续断10克，阿胶珠10克，艾炭8克，甘草6克，三七粉3克（冲），太子参15克，龙胆草6克。7剂，水煎服。

本例患者39岁，人到中年，气血本已不足，原经量大，血更虚。阴血不足，冲任失固，阴虚血热，热迫血行，经血妄行而成崩漏。孔光一教授用白芍、当归、丹参、太子参、阿胶珠益气养血；用赤芍、牡丹皮凉血清热，用艾炭、荆芥炭、三七粉止血温经散瘀；用白术、川续断健脾益肾；用柴胡、黄芩、龙胆草和解少阳，清热；甘草调诸药。5剂服完，漏下顿止。二诊因肠胃有热，去荆芥炭，配以半夏、炒山栀调中清热。三诊，漏止，源澄，经当期不行，用养血清肝法调经。四诊，血脉畅，经行血之时，继以益气养血，疏肝清热，防经血量过大，用三七粉、艾炭止血温经散瘀。总之阴虚血热之崩漏，因虚而致，益气养血为主，止血、散瘀，温经塞其流，使血止，虚补，热清。

**崩漏案3（血瘀气滞）**

刘某某，女，48岁，2005年12月9日初诊。经漏半年，经当期未行，月经先期，经行块暗，小腹不适，白带黄，食后恶心，神疲，舌淡暗、舌下青筋贯尖。

西医诊断：子宫肌瘤2cm。

辨证：血瘀气滞。

立法：活血化瘀，温通血络。

处药：柴胡10克，赤白芍各10克，当归10克，川芎6克，黄芩10克，青陈皮各6克，白术10克，丹参20克，砂仁6克（后下），炒灵脂10克，川续断10克，龙胆草8克，益母草15克，麦冬15克，半夏10克，桃仁10克，肉桂4克，蒲公英10克。5剂，水煎服，每日1剂。

二诊（2005年12月26日）：12月11日经行，有血块多，行一周完，神疲，食可，咽喉不利，脚起疹，左脉细，舌淡。

辨证：气血亏虚，脾肾不足。

立法：养血益气，健脾益肾。

处方：生黄芪15克，当归10克，赤白芍各10克，川芎6克，青陈皮各6克，白术10克，龙胆草6克，黄芩10克，阿胶珠10克，川续断10克，牡丹皮10克，艾炭8克，砂仁6克（后下），麦冬15克，党参6克，甘草5克，肉桂4克，蒲公英15克，柴胡10克，菊花10克。10剂，水煎服。

### 崩漏案4（血瘀气滞，脾肾阳虚）

肖某，女，37岁，2005年12月20日初诊。断续漏血5年，内膜块状脱落，小腹凉，腰酸，腹胀，食差，面浮，咽喉不利，畏冷少汗。曾刮宫流产2次。11月经行1月不止，12月初用止血针方止。左脉较细，舌淡、苔少。

西医检查：嗜中性粒细胞百分比（%）：70.2（参考值：50~70），血红蛋白（g/L）：58（参考值：110~160），血小板（$10^9$/L）：404（参考值：100~300）。

辨证：血瘀气滞，脾肾阳虚。

立法：活血化瘀，健脾益肾。

处方：柴胡10克，赤白芍各10克，当归10克，川芎8克，黄芩10克，青陈皮各6克，白术10克，砂仁6克（后下），川续断10克，荆芥炭8克，炮姜4克，半夏10克，桃仁10克，炒灵脂10克，肉桂4克，牡丹皮10克，鱼腥草20克，益母草15克，黄柏15克，甘草5克。5剂，水煎服，每日1剂。

二诊（2005年12月27日）：漏止，小腹胀凉，经已过未行，大便稀，食差，舌淡，脉弦。

辨证：血瘀气滞，脾肾阳虚。

立法：活血化瘀，温补脾肾。

处方：丹参20克，赤白芍各10克，当归10克，川芎8克，砂仁6克（后下），青陈皮各6克，黄芩10克，川续断10克，柴胡10克，炒灵脂10克，肉桂4克，艾炭6克，白术10克，炮姜4克，益母草15克，半夏10克，蒲公英15克，桃仁10克。7剂，水煎服。

以上2个病例，皆因血瘀引起的崩漏。胞宫瘀滞，新血不安，由此经乱无期。离经之血时瘀时流，则经血时来时止。若冲任阻隔，则经水不至。蓄积而满但瘀血不去，新血难安，故血又暴下。崩漏案3即是由于蓄积而满，故经血或者不行，行则1月不止。崩漏案4却是由于冲任阻隔，则出现经水不行，或漏下淋漓。孔老治疗此类病例皆用活血化瘀、温脾益肾之法，所谓异病同治也。活血之法常用当归、川芎、丹参、桃仁、炒灵脂、益母草之类，温补脾肾则用白术、肉桂、炮姜、川续断之类，以助温通血络。配以疏肝清热之柴胡、黄芩、半夏、青陈皮、黄柏、胆草等。合而共奏祛瘀血、温血络、气滞行、热邪去之功效，使漏血止，新血安，离经之血得以归经，月经得以调畅。

体会：崩漏的机理主要是冲任损伤，不能制约经血，故经血从胞宫非时妄行，其病因有血热、肾虚、脾虚、血瘀等。肾气虚，冲任不固可成崩漏，其中又有肾阴虚生内热；肾阳虚损，命门火衰，封藏不固之分。脾胃为生化之源，又有统血功能，脾虚失去统摄亦可以崩漏。血热无论是虚热还是实热皆可扰动冲任迫血妄行而成崩漏。血瘀可引起胞宫阻滞；亦可使新血不生，而致崩漏。正如《血证论》所说："女子胞中之血，每月一换，除旧生新，旧血即瘀血，此血不去，便阻化机……然既是离经之血，虽清血，鲜血亦是瘀血。"综上所述，崩漏虽有血热、肾虚、脾虚、血瘀等不同病变，但由于损血耗气，日久均可转化为气血俱虚或气阴两虚，或阴阳俱虚。所以临床中很少见到单一征象，或血瘀兼脾肾阳虚者，或血热兼脾肾不足者，常常四种病变交集一起，给我们的辨证提出很多挑战，需要我们认真对待，仔细辨治。

崩漏的治疗需本着"急则治其标，缓则治其本"的原则灵活掌握塞流、澄源、复旧三法。明代方约之在《丹溪心法附余》中提出："初用止血以塞其流，中用清热凉血，以澄其源，末用补血以还其阳。若只塞其流而不澄其源，则滔天之势不能遏，而只澄其源不复其旧，则孤子之阳无以主，故本末勿遗，前后不紊，方可言治也。"孔光一教授治疗崩漏之法，往往塞流、澄源、复旧三法同时运用。塞流用炒椿根皮、乌贼骨、三七粉、艾炭、荆芥炭之类，做到止血防瘀，止血防涩，寓通于止。澄源、复旧并举：常用白术、茯苓、砂仁、肉桂、川续断、淫羊藿健脾肾，用柴胡、黄芩、青陈皮、赤芍、牡丹皮、龙胆草疏达肝郁、清其郁热，用太子参、当归、阿胶珠益气血，同时加少量艾叶温其下阳，为月经的正常来临打下伏笔。总之孔老治崩漏塞流、澄源、复旧三法常同用，只是侧重不同。塞流时不忘澄源、复旧；漏止后澄源；复旧时不忘塞流，防止再现崩漏，常配三七粉、仙鹤草等同用。这些治法充分体现了孔老对崩漏之症的深刻理解，没有深厚的医学功力是难以做到的。

治崩漏三法固然重要，但我们在临床上亦不可忽视妇女年龄差异出现的不同病理。青春期患者肾精未充，肾气不实，封藏不固，故重在补肾气、益冲任；中年期妇女，有易劳、易郁、易滞的特点，易形成血瘀，阻脉道，故治宜疏肝理脾、调冲任；更年期妇女，精、气皆亏，赖脾胃化源资生，若脾气虚则统摄无权而成崩漏，治当滋肾调肝、扶脾固冲。

另外，治崩漏需要整体观辨证求因。要分清先病而经不调，还是先有月经不调而后病的，从而确定是先治病，还是先调经，使治疗落实到根本上。治病求本，着眼整体，重视局部，综合考虑，才能全面正确认识疾病，取得治疗的主动。

### 3. 孔光一教授治疗乳痈的经验

孔光一教授从事中医教学、临床工作五十余年。曾为北京中医学院温病教研室主任，学科带头人。孔光一教授一贯坚持教学与临床结合的原则，对内、儿、妇科及热性病的辨证治疗有很深的造诣，积累了丰富的经验。用药轻灵不克伐过度，效如桴鼓。兹整理治疗乳痈验案两则。

乳痈是发生于乳房部的急性化脓性疾病，多发于哺乳期的妇女。哺乳期的乳痈古称"外吹"。如不及时治疗易成脓，溃破而成乳漏，影响妇女健康。乳痈的成因在《外科冯氏锦书秘录精义》中的论述较详，其说"乳子之母，不知调养，怒忿所逆，郁闷所遏，厚味炙缚所酿，以致厥阴之气不行，故窍不得通，而汁不得出，阳明之热沸腾，故热盛而化脓；亦有所乳之子，膈有滞痰，口气掀热，含乳而睡，热气所吹，遂生结核"。

**乳痈案1（肝胃郁热）**

黄某，女，32岁，2006年1月17日初诊。产后8个月，哺乳期，右乳肿痛，色红，高热2天，体温37.9~39℃，伴恶心，大便欠畅，尿热，双乳疼痛已发3次，月经未行。舌红、苔黄，脉弦数。

证属：肝胃郁热。

治宜：疏肝清热，通乳消肿。

处方：瓜蒌15克，半夏10克，赤芍10克，白芍10克，黄芩10克，柴胡10克，郁金10克，蒲公英10克，漏芦15克，浙贝母10克，银花10克，青皮6克，陈皮6克，荆芥穗8克，生甘草6克。4剂，水煎服，每日1剂。嘱其每天用吸乳器吸净乳汁，暂停哺乳。

二诊（2006年2月9日）：自述服药4剂，乳肿痛消，色红去，又续服4剂，排乳通畅，肿痛皆消，大便畅，尿热去。月经未行，右腿疹痒。左脉弦，舌淡、苔薄。

证属：气血不调，脾湿下注。

治宜：养血调肝，健脾利湿。

处方：丹参20克，赤芍10克，白芍10克，当归10克，川芎6克，黄芩10克，青皮6克，陈皮6克，柴胡10克，白术10克，半夏10克，蒲公英15克，川续断10克，甘草5克，益母草15克，艾叶6克，麦冬15克，茯苓15克。10剂，水煎服，每日1剂。药后病痊，继哺乳。又半月经行。

**乳痈案2（肝经郁热，痰热阻肺）**

陈某，女，38岁，2005年11月17日初诊。患者产后10个月，哺乳期，两乳外侧肿胀疼痛连腋下，块状物、痒，已20余日。初发烧38℃~39℃，大便欠畅，小便黄，因乳痈致乳儿食欲不振。咽喉不利，有痰色黄，月经将至，脉细弦，舌淡红、苔薄黄。

证属：肝经郁热，痰热阻肺。

治宜：疏肝清热，宣肺化痰。

处方：柴胡10克，赤芍10克，白芍10克，当归10克，郁金10克，黄芩10克，青皮8克，陈皮8克，半夏10克，苏子6克，苏梗6克，桔梗10克，蒲公英15克，浙贝母10克，僵蚕10克，瓜蒌15克，甘草5克，白术6克。7剂，水煎服，每日1剂。嘱其停止哺乳，每日挤净乳汁。

二诊（2005年11月24日）：胸胀减，大便畅。月经未行，颈粗有结。左腹剖腹产刀口处疼痛。左脉弦，舌淡、苔薄。

处方：瓜蒌15克，半夏10克，黄芩10克，郁金10克，柴胡10克，白术10克，青皮6克，陈皮6克，桃仁10克，川芎6克，苏子6克，苏梗6克，蒲公英15克，川续断 10 克，甘草 5 克，夏枯草 10 克。7 剂，服法同上。

三诊（2005 年 12 月 1 日）：经仍未行，左胸胀痛去，右胸胀时痛，咽喉较畅，下腹痛减。右脉弦滑，舌淡红、苔薄黄。

处方：柴胡 10 克，赤芍 10 克，白芍 10 克，当归 10 克，郁金 10 克，川芎 8 克，黄芩 10 克，青皮 8 克，陈皮 8 克，漏芦 15 克，半夏 10 克，苏子 6 克，苏梗 6 克，川续断 10 克，桃仁 10 克，白术 10 克，夏枯草 10 克，益母草 15 克，龙胆草 6 克。10 剂，服法同上。

四诊（2005 年 12 月 13 日）：月经方完，经行畅、量可、初暗后鲜。双乳疼痛、肿块皆消，乳汁畅。服上药 5 剂时，由乳头泌出脓状物少许。右腋下时痛，咽喉不利，二便畅，左侧斑秃日久。脉弦细，舌淡、苔薄。

处方：瓜蒌 15 克，半夏 10 克，赤芍 10 克，白芍 10 克，郁金 10 克，黄芩 10 克，柴胡 10 克，苏子 6 克，苏梗 6 克，丹参 30 克，蒲公英 15 克，白术 10 克，龙胆草 8 克。15 剂，服法同上。药后病愈，继回乳。

体会：哺乳期妇女发生乳痈，多因吮吸不畅，乳汁淤结，或肝郁不畅，痰结生毒，气滞血瘀，乳络不通所致。正如丹溪所言"乳房阳明所经，乳头厥阴所属"。孔光一教授治疗乳痈时在疏肝清热、通乳消肿的基础上，根据病机之不同，或采用宣肺化痰、清热解毒之法，或采用调肝和血、通经活血之法，或采用养血柔肝、健脾利湿之法等。其用药特点：如乳痈案 1，以柴胡、黄芩、半夏、青皮、陈皮、郁金，疏肝和肝；重用瓜蒌，既能清肺、胃之热，又能涤痰导滞，润肠通便，且能利气宽胸，消肿散结；用银花、蒲公英、浙贝母清热解毒利咽；漏芦通乳消肿；郁金、青皮、陈皮既能行气又能和胃健脾；甘草益气和药；伴发热者用荆芥穗发汗解热。女子有经、孕、产、乳的生理特点，哺乳期的乳痈涉及的方面较多。如乳痈案 2 较之乳痈案 1 病情更复杂，患者初始病情失治，体胖，痰湿较重。病机属肝胃郁热，痰热阻肺。用柴胡、赤芍、白芍、当归、郁金、黄芩、青皮、陈皮、半夏、蒲公英、瓜蒌、甘草，疏肝和胃清热；用桔梗、苏子、苏梗、浙贝母、僵蚕，化痰宣肺通络；用白术健脾利湿，实为考虑脾为生痰之源，然白术不宜过量，过则脾阳升而迫肺，用白术 6 克实为点睛之笔。二诊、三诊时患者经血不行，热郁营血，不能透达，故又行活血化瘀、清肝利湿之法。用桃仁、当归、赤芍、川芎、益母草，活血行瘀，以畅血络；用川续断，龙胆草温阳气，清湿热。其目的促其经血畅行，热随血行，从而达到气血和，湿热利，肝郁平之作用。

总之，乳痈一证总以肝郁胃热，乳汁淤结为主，又兼有痰热、湿热、气血失和等诸因素。临证时当随症情变化而治之，不可拘泥一法。

### 4. 医术高超，擅治疑难杂症

孔光一教授于热性病和内、妇、儿科都有很好的疗效，是因为他有深厚中医基本功和能不断吸取现代研究的成果。在数十年的教学和临床工作中，对各种疾病的诊断、辨证、治疗、用药更是有真功夫。他治好很多疑难病和急重症，其中宝贵的经验和精辟的分析很值得进一步整理研究。现举一些代表性病例进行分析。

**肿瘤案1　肾癌肝转移（脾肾不振，阴阳失调）**

赵某某，男，55岁，2003年6月24日初诊。患者便软，尿黄，夏热易汗出，天阴则足凉，入暮腹胀，饿则舒。微感2余月，咳减，脉弦缓，尺脉弱，舌淡红、苔薄。

西医检查：原发性肾癌，肝转移，肝肾囊肿。

中医：脾肾不振，阴阳失调。

立法：健脾益肾，平补阴阳。

处方：沙白蒺藜各10克，杜仲10克，白术15克，茯苓15克，半夏10克，白花蛇舌草20克，怀牛膝10克，黄芩10克，黄柏10克，厚朴10克，太子参15克，麦冬15克，赤白芍各10克，枳壳10克，天花粉10克，益智仁6克。7剂，水煎服，每日1剂，餐后1小时服用。

二诊（2003年7月18日）：上药服14剂，大便每日2次，尿黄，腹胀，矢气多。脉弦，舌淡、苔薄。

处方：沙白蒺藜各10克，杜仲10克，怀牛膝10克，白术15克，半夏10克，厚朴15克，砂仁6克（后下），丹参30克，天花粉10克，赤白芍各10克，肉桂4克，枳壳10克，土茯苓30克，白花蛇舌草20克，太子参15克，天麻6克，黄芩10克，大腹皮10克。7剂，水煎服，若效佳无不适，可继服十数剂。

三诊（2004年1月5日）：患者诸证皆平稳，有痰，脉细弦，舌根腻，抗寒能力好。

处方：生黄芪15克，丹参30克，太子参15克，赤白芍各10克，怀牛膝10克，砂仁6克（后下），肉桂4克，炮姜4克，淫羊藿10克，半夏10克，白术10克，紫菀10克，苏子梗各6克，麦冬20克，甘草5克，川贝母（打）6克，黄连6克，白花蛇舌草20克，茯苓15克。15剂，水煎服，效继服。

四诊（2004年3月22日）：脉弦有力，右尺弱，苔白腻，胃时不适，或嗳气，有痰，便成形，尿黄。

处方：生黄芪15克，当归10克，苍白术各10克，半夏10克，怀牛膝10克，砂仁6克（后下），肉桂4克，炮姜4克，白花蛇舌草20克，黄连8克，茯苓15克，赤白芍各10克，太子参15克，苏子梗各6克，川贝母（打）6克，黄芩10克，甘草5克，杜仲10克，柴胡10克。15剂，水煎服，效继服。

患者患肾肝肿瘤，西医检查后已无法手术治疗。体瘦神差，疲乏无力，畏冷肢寒，用中医中药支持疗法，使患者生命延长了3年有余。本病属脾肾阳虚、阴阳皆亏的危重证。孔老用健脾肾、调阴阳之法，以增强其正气，抗病祛邪。3年中服药上千剂，仅举其中几个阶段方剂以分析作用机理。健脾用茯苓、白术、砂仁以固后天之本，护其中阳；益肾用怀牛膝、杜仲或肉桂、川续断、淫羊藿或炮姜，补先天肾阳之亏；用苏子、梗，紫菀，川贝母等固护肺气，化痰止咳畅肺；用黄芪、当归、太子参、麦冬、甘草益气阴养血；枳壳、厚朴行气宽中；土茯苓、白花蛇舌草清热毒，抗癌肿；用丹参、赤白芍养血柔肝；黄芩、黄连、黄柏清上中下三焦之热。总体补脾肾，温元阳，补气阴，固肺益气。而不同气候不同阶段用药又有变化，六七月夏季用沙、白蒺藜，益肝肾之阴，疏风清热；春夏养阴；秋冬季节，增加益肾助阳之力，三月少阳生发之时用柴胡、丹参、赤白芍平生发之肝阳，柔肝、平肝。总之，在健脾益肾的基础上，养阴益气，调畅肺气，柔肝养阴。同时不忘清热毒、抗癌肿。患者生命为此延长了 3 年多时间，至死未有大的痛苦，其间呼朋唤友，回家祭祖，甚是逍遥。疾病本身无法逆转，然通过用药，消除痛苦，延长生命，提高生命质量，这是治疗一大境界。

**肿瘤案2 肾上腺肿瘤，肺、肝转移（毒热壅肺，肝肾失调）**

陈某某，女，43 岁，2003 年 6 月 24 日初诊。咳喘，有痰，腿肿四天，大便欠畅，经 2 月未行，脉弦数，苔薄黄。

西医诊断：肾上腺肿瘤，肺肝转移。

证属：毒热壅肺，肝肾失调。

处方：柴胡 10 克，赤白芍各 10 克，当归 10 克，郁金 10 克，黄芩 10 克，苏子梗各 6 克，瓜蒌 15 克，川贝母 8 克，射干 6 克，白花蛇舌草 20 克，僵蚕 10 克，桃仁 10 克，肉桂 4 克，益母草 15 克，炒山栀 10 克，砂仁 6 克（后下），龙胆草 8 克，旋覆花 10 克（包），太子参 15 克，半夏 10 克，生薏苡仁 20 克，白术 10 克。7 剂，水煎服，效继服。

二诊（2003 年 7 月 7 日）：咳喘减，时咳，或悸，腿肿消，行将化疗，经未行，脉弦，苔薄。

西医检查：B 超提示：①肝内多发性回声，包块。②左肾上腺实性占位。③子宫肌层回声不均。

处方：太子参 20 克，麦冬 20 克，半夏 10 克，黄芩 10 克，赤白芍各 10 克，当归 10 克，郁金 10 克，丹参 30 克，苏子梗各 6 克，白术 10 克，砂仁 6 克（后下），白花蛇舌草 20 克，夏枯草 10 克，柴胡 10 克，益母草 15 克，青陈皮各 6 克，川续断 10 克，生薏苡仁 15 克。7 剂，水煎服，效继服。

三诊（2003 年 10 月 10 日）：发热 3 天，昨晚汗出，热初退。咳嗽喉痒，烧前左胁及腰痛一周，尿热，肩酸痛，上月经行量少，今又当行未至，右脉浮滑数，苔黄。

处方：前胡 10 克，桔梗 10 克，半夏 10 克，黄芩 10 克，赤芍 10 克，牛蒡子 10 克，僵蚕 10 克，连翘 15 克，瓜蒌 15 克，苏子梗各 6 克，川贝母（打）6 克，鱼腥草 30 克，太子参 15 克，车前子 10 克（包），菊花 10 克。4 剂，水煎服。

四诊（2003年10月17日）：热退仍咳，喉痒，痰少，经行4天完，腰酸，肩拘急痛。寐差，脉弦，舌淡、苔薄黄。

处方：太子参15克，半夏10克，黄芩10克，赤白芍各10克，苏子梗各6克，川贝母（打）6克，僵蚕10克，连翘15克，瓜蒌15克，桔梗10克，柴胡10克，青陈皮各6克，枳壳8克，白术8克，白花蛇舌草20克。7剂，水煎服。

此例患者为中年女性，本为体壮之年，然患肾上腺肿瘤，肺、肝转移，无法手术。证属：毒热壅肺，肝肾不调。在利气化痰、宣壅通络的基础上，并未刻意去疏肝、益肾，而是根据妇女之经、带、产、乳之生理特点运用活血化瘀之法，用桃仁、当归、益母草、丹参等活血破瘀，养血和血，促其经行。经血行，气滞消，热毒清。咳嗽、肿胀，应手而效，当放化疗时佐以益气养阴之药，增强正气，应对化疗。此患者病情虽重，但咳喘消失后，肝大盈腹，仍无有痛苦，生命延续一年半之久。终死于肝昏迷，无痛苦而终，实为幸事。

**慢性肝炎，肝硬化案（湿热郁滞，肝脾失调）**

李某某，女，51岁，延边人，2003年12月22日初诊。昨日开始便血，血色暗，日数次，间歇性便血短则两周，已半年，年前牙鼻血。4年前甲亢，原有慢性肝炎，肝硬化，脾大，凝血功能差，尿热，脉细弦，苔黄。

证属：湿热郁滞，肝脾失调。

法宜：清利湿热，和肝止血。

处方：太子参15克，赤白芍各10克，仙鹤草15克，牡丹皮10克，青陈皮各6克，白头翁10克，地榆炭10克，白术10克，三七粉3克（冲），白花蛇舌草20克，柴胡10克，茅根15克，丹参30克，砂仁6克（后下），黄芩10克，龙胆草6克，艾炭6克。4剂，水煎服。

二诊（2004年1月5日）：便血止，便可，尿黄，左胁隐痛，痰减，左脉弦，舌中腻。

处方：柴胡10克，赤白芍各10克，丹参30克，郁金10克，黄芩10克，青陈皮各6克，牡丹皮10克，白术10克，砂仁6克（后下），炒山栀10克，半夏10克，苏子梗各6克，白花蛇舌草20克，瓜蒌15克，太子参15克，川续断10克，枳壳10克，败酱草15克，生薏苡仁15克。7剂，水煎服。

三诊（2004年1月19日）：昨日便血，3天前鼻血1次，胃不适，食核桃、嗜糖，胁痛减，左脉弦，苔薄黄、舌尖红。

处方：柴胡10克，赤白芍各10克，丹参30克，郁金10克，牡丹皮10克，青陈皮各6克，白术10克，枳壳10克，砂仁6克（后下），炒山栀10克，半夏10克，白头翁10克，太子参15克，白花蛇舌草20克，槐米10克，苏子梗各6克，黄芩10克，茅根

15 克，炒鸡内金 10 克，三七粉 3 克（冲）。5 剂，水煎服。

四诊（2004 年 1 月 30 日）：便血 1 天即止，二便可，肤痒难寐，下肢肿，左脉弦大，苔薄黄尖红。

处方：柴胡 10 克，赤白芍各 10 克，丹参 30 克，牡丹皮 10 克，黄芩 10 克，青陈皮各 6 克，郁金 10 克，砂仁 6 克（后下），半夏 10 克，白头翁 10 克，苏子梗各 6 克，茅根 15 克，炒山栀 10 克，莲子心 6 克，地肤子 20 克，苍术 10 克，黄柏 15 克，太子参 15 克，麦冬 15 克。7 剂，水煎服。

服药自述通体舒畅，寐可食可。近日回延边，带药 15 剂，继服。后肝功恢复正常，黄染退去，服药一年后，曾有反复，总体趋向好转。

本例肝炎转化成肝硬化，病情复杂，虚实兼杂，湿热蕴毒，致肝脾两伤，热伤血络，迫血妄行，致便血。鼻血为肺脾蕴热，牙血多为阴虚火旺，为龙雷之火。肝硬化之出血是要高度重视的，吐、便血是由于胃底静脉和下腔静脉曲张引起。故出血时当引起高度重视，首当止血，配以清肝扶脾之药。血既止，自应以清利湿热，平肝健脾为主，佐以益气养阴。治疗时需分清标本，急则标，缓则本，或标本兼治。

### 大头瘟案（风毒上攻）

张某某，女，59 岁，北京人，2004 年 2 月 6 日初诊。面部浮肿如斗，左眼难开 4 天。同时伴汗少，腿痒肿，便欠畅，耳鸣 2 年，血压高，舌红，脉浮弦。

证属：风毒上攻。

立法：疏风透邪，解毒消肿。

处方：柴胡 10 克，赤芍 10 克，银花 15 克，连翘 15 克，黄芩 10 克，板蓝根 15 克，苍术 10 克，炒山栀 10 克，夏枯草 10 克，僵蚕 10 克，牛蒡子 10 克，元参 15 克，薄荷 10 克（后下），藿香 10 克，虎杖 20 克。4 剂，水煎服。嘱：药中加入感冒冲剂一袋，双黄连口服液 2 支同服。

二诊（2004 年 2 月 9 日）：耳朵流黄水，大便每日 2 次，纳可，昨晚小汗，肿减仍红，四肢时痒，左脉弦，苔薄。

立法：疏风解毒。

处方：银花 15 克，连翘 15 克，桔梗 10 克，僵蚕 10 克，蝉蜕 6 克，黄芩 10 克，赤芍 15 克，柴胡 10 克，苍术 10 克，生甘草 15 克，牡丹皮 10 克，青黛 6 克（包），神曲 15 克，藿香 10 克，浙贝母 10 克，生薏苡仁 15 克，黄柏 15 克。6 剂，水煎服，并嘱药渣煎汤泡脚，每天 20 分钟。

三诊（2004 年 2 月 23 日）：肿消微痒，左耳根痛，腮微肿，咽不利，尿黄，两腿内侧疹痒，脉弦苔薄。

证属：湿毒下注，余热未尽。

立法：化湿清热。

处方：柴胡 10 克，赤芍 15 克，桔梗 10 克，半夏 10 克，黄芩 10 克，连翘 15 克，僵蚕 10 克，苏子梗各 6 克，川贝母（打）6 克，苍术 10 克，黄柏 15 克，牡丹皮 10 克，炒山栀 10 克，太子参 10 克，板蓝根 15 克，生薏苡仁 20 克。7 剂，水煎服。

7 剂后病情基本痊愈。

本例患者为风热时毒搏结于卫分，攻窜于头面，致头肿如斗，目肿难开。其治疗，重在清泄热毒，初起离不开疏表透邪，多用辛凉宣泄之品。用银花、连翘、板蓝根清热解毒，黄芩、栀子清火解毒，薄荷、僵蚕、牛蒡子、柴胡透泄风热，夏枯草清肝热，元参养阴以制邪火，苍术、藿香化湿，赤芍清血热，虎杖通肠腑。共奏疏风解毒，消肿透邪之功。热退肿消，湿毒内留，余热不清，继以化湿清热，以收全功。本病治疗及时得当，未引起变证，实是孔老认证准，方药适宜，药到病除。

中医学博大精深，是知识的海洋，穷究一生亦难洞悉其中一隅。孔光一教授学识渊博，积几十年丰富临床经验于一身。他虽为本人父亲，更是本人进入中医殿堂的引路人，学习和探索中医理论和临床研究的导师。本人虽列其门墙，然难望其项背，侥幸有一点体会，也不能详述全面，更不要说融会贯通。这需要我更努力去学习，以期有所提高。在父亲去世后，每思忆音容笑貌仍会感伤倍至。特以出师论文，以示纪念。

# 五、为师读学不辍，为医临证创新
## ——赵岩松教授师承论文

第四批全国老中医药专家学术经验继承人　赵岩松教授

赵岩松，女，1971年出生，北京中医药大学教授，主任医师，临床基础系温病教研室主任。中国中医科学院师承博士后，博士生导师。中华中医药学会感染病分会副主任委员。主要从事中医经典文献研究、疫病证治规律研究。作为主编、副主编、编委参与编写《温病学》《中医疫病学》等国家"十二五""十三五""十四五"高等中医院校规划教材。

21世纪初，本人有幸跟随孔光一教授门诊学习，成为全国名老中医第四批学术继承人。跟师三年，收获颇丰，是福是乐，无以言表，怎感激两字能尽其意！耳提面命，谆谆教诲，是机是缘，铭记于心，无吾师无吾临床今日！

因祖籍江浙地区，受幼学的影响，孔老受温病学派影响颇深，推崇清代温病大家叶天士，又通轩岐、仲景之学，旁及各家，兼收并蓄。临床识病、处方宗叶氏学风，又结合患者实际情况，汲取各家精华。如叶天士的卫气营血辨证理论不但用于辨治外感病，孔老也将其推广应用于内伤杂病，尤其重视辨病位、邪气的在气在血；叶天士、吴鞠通、薛生白等医家均重视三焦辨证，在湿热性温病辨证中广泛应用，而内伤疑难病患者也多可见腻苔，不但表现湿热之性，且多病位涉及广泛，难以确定具体脏腑部位，孔老根据这一特点，借鉴三焦辨证的思想，提出"三焦膜系"的概念，用以认识和指导辨治内伤杂病。《温热论》37条原文中15条专论舌，内容不但涉及舌苔舌质的颜色、形态、质地，更详述了其动态变化的临床意义，这种重视舌象的诊查方法对孔老临床不但细查舌象，更注意口腔及咽喉部位黏膜的诊查不无影响。伏邪说，自《内经》提出后，直到明代以前，一直是温病病因学说的主导理论。古人认为伏邪多伏而不去，藏而不散，损伤正气，伺机外发。受温病伏气学说的影响，孔老多从伏邪认识疑难杂症的反复性和迁延性。

孔老的临证经验体现在注重诊断、全面详细，门诊诊查内容就主诉详加四诊外，还常涉及患者生活地域、工作地，起居饮食习惯，诊病节气，妇女生育史，既往史，现病史，甚至患者父母兄妹的健康状况。除察舌按脉，还注重查咽喉，看黏膜，观察皮肤斑点，肌肉对称充盈与否，颈部是否濡胀等等，诸多细节不胜列举，其中尤重望咽，往往能见微知著而识真机。望咽主要指望口咽部，包括咽后壁、腭扁桃体、咽腭弓、悬雍垂等。如外感病中咽后壁滤泡突起，颜色微红，病在卫分；滤泡鲜红呈簇，则病在气分或卫气同病；滤泡颜色暗红，则病已入营血分。在杂病中，若淋巴滤泡色白，则病在气，多为痰结；若颜色偏暗，为有血结。详细的诊查，是为不失病机之阴阳气血的实质。

在辨证和治疗过程中，孔老注重辨外感内伤、挖掘伏邪致病因素、强调气血辨证、从三焦辨复杂证候、从少阳（胆、三焦）、肝、肾辨妇科疾患、治疗分轻重缓急、用药平稳缓缓图功等方面。如强调气血辨证，是指孔老强调临床当辨明邪气在气分还是血分，若邪气在气分当清泄疏化，断不可盲目动血，导致邪不去反致邪气内陷。对于反复发作，迁延难愈的疾病，孔老多认为有三焦伏邪，当畅行三焦的同时，重点宣开肺气，反复用药，扶正攻邪相并而行，磨合收工，这也体现出孔老缓药图功的治疗特色。由于个人用药的方便，有些患者不表现典型的外感证候，孔老多详加辨析，他认为外邪不辨，治里无功，甚至出现服药后不良反应，因此孔老临床注重咽喉和寸脉的诊查，有外邪者必先解表。孔老对妇科和儿科咳喘的治疗颇具特色。孔老治疗妇科病多从调经入手，而月经失调则往往是妇科诸病的最先反应。他认为肝脾不调是月经病发生的主要原因，要因月经周期进行调治，选药平和且重清热法的使用。咳嗽主要因寒温不慎，外感风热或风寒入里化热而致。在儿科常有反复发病，迁延难愈的病例。孔老用药多遵吴鞠通"治上焦如羽，非清不举"的原则，轻清上扬，并随证肺脾同治，肺胃同治，清热不滞气，解毒不碍胃，始终注意保持处方的宣透之性。

孔光一教授的临床诊治颇具特色，多在临诊细节中体现，不胜枚举。其临床六十余年的学术思想别具特色，独具心意，源自临床，复回馈于临床，主要体现在两大理论创新上：一为三焦膜系学说，一为新感伏气学说。体现在临证实践中又以精详四诊、注重辨证，多种辨证体系相结合，从少阳入手调肺益肾和中，用药平和周全等为特色。善用清法，以清补见长，每于疑难杂症中见奇功。

# （一）孔光一教授学术渊源概述

孔光一教授推崇温病学派代表叶天士之学，又通轩岐、仲景之学，旁及各家，兼收并蓄。临床识病、处方宗叶氏学风，又结合患者实际情况，汲取各家精华，摒弃门户之见。现择其一二论之。

## 1. 叶天士与《温热论》

清代名医叶天士作为温病学派的代表人物，既坚持明清以前的温病学家的伏邪致病说，又接受了新安医家汪机的"新感温病"之说，突破了"温病不越伤寒"的传统观念，创立了卫气营血辨证体系，被公认为造诣最卓著的温病学派创始人之一。孔光一教授的学术思想受其影响颇深，主要体现在以下几方面[1]。

### 1）卫气营血之说与辨气血

《温热论》原文第 8 条："大凡看法，卫之后方言气，营之后方言血。"提出以卫、气、营、血四阶段概括温热病的发展规律。

卫、气、营、血的概念出自《内经》，如《灵枢·营卫生会》说："清者为营，浊者为卫，营在脉中，卫在脉外。"《素问·痹论》云："卫者，水谷之悍气也，其气慓疾滑利，不能入于脉也，故循皮肤之中，分肉之间，熏于肓膜，散于胸腹。"《灵枢·决气》说："上焦开发，宣五谷味，熏肤，充身，泽毛，若雾露之溉，是谓气。"《素问·痹论》说："营者，水谷之精气也，和调于五脏，洒陈于六腑。"《灵枢·邪客》说："营气者，泌其津液，注之于脉，化以为血。"并且《内经》也明示了四种物质的功能，如《灵枢·本脏》说："卫气者，所以温分肉，充皮肤，肥腠理，司开阖者也。"《灵枢·刺节真邪》说："有所结，气归之。"《灵枢·营卫生会》云："中焦并胃中，出上焦之后，此所受气者泌糟粕，蒸津液，化其精微，上注于肺脉，乃化而为血，以奉生身，莫贵于此，故独得行于经脉，命曰营气。"《灵枢·邪客》说："化以为血，以荣四末，内注五脏六腑。"卫行脉外肥腠理，营行脉内营周身。东汉张仲景在《伤寒论》述及营血与卫气在外感病治疗中的意义。《伤寒论》第 95 条："太阳病，发热汗出者，此为荣弱卫强，故致汗出。欲救邪风者，宜桂枝汤。"《伤寒论》第 50 条："脉浮紧者，法当身疼痛，宜以汗解之。假令尺中迟者，不可发汗，何以知然？以荣气不足，血少故也。"明确阐述了"汗"与营卫的关系。《伤寒论·平脉法第二》（晋代王叔和整理）中有："寸口脉微而涩，微者卫气衰，涩者荣气不足，卫气衰，面色黄，荣气不足，面色青。荣为根，卫为叶，荣卫俱微，则根叶枯槁而寒栗咳逆，唾腥吐涎沫也。"《伤寒论·辨脉法第一》："寸口脉浮而紧，浮则为风，紧则为寒，风则伤卫，寒则伤荣，荣卫俱病，骨节烦痛，当发其汗也。"以上内容明确阐述了营卫关系及外感寒邪所致的证候特点。隋代巢元方《诸病源候论》中："风热病者，风热之气，先从皮毛入于肺也。肺为五脏上盖，候身之皮毛，若肤腠虚，则风热之气，先伤皮毛，乃入肺也。"此观点有别于《伤寒论》先犯于皮毛的认识，补充地提出了外邪还可首犯于肺。这对叶氏"温邪上受，首先犯肺"之说不无启发作用。宋代成无己在《伤寒明理论》中提出："经络热盛，阳气壅重，迫血妄行，出于鼻则为衄。"金代刘完素在《伤寒直格》中提出："热邪在里，耗损营血者病重，反之病轻"。从以上病机认识已可见叶天士营血辨证思想的迹象。《证治心传·治病必审四时用药说》中可发现卫气营血辨证的雏形，书中谈到温病初起侵犯肺卫，治宜清轻之品以清解表热，失治则温邪可传入营分，且传里有顺传逆传之分[2]。

卫，阳气行于体表抵御外邪之气；气，为脏腑功能之气，含义广泛；营，合于津液则化生为血，为血分的浅层；血，行于脉内的阴血。因此，卫和气本质为气，属阳；营和血本质为血，属阴。卫气营血辨证的本质可理解为气血阴阳辨证。而气血辨证从《难经》即可到。如《难经》三十二难提出"心者血，肺者气，血为荣，气为卫，相随上下，谓之荣卫"。气血相并而行，也强调了心肺之间的联系。吴又可在《温疫论》中指出："凡疫邪留于气分，解以战汗；留于血分，解以发斑。"他提出了温邪在"气分"和"血分"的概念，也强调了分辨气与血的意义在于明确疾病表现上的差异，并指出"时疫之邪，始则匿于膜原，根深蒂固，发时与营卫交并，客邪经之营卫，未有不被其所伤者""邪之伤人也，始而伤气，继而伤血""气属阳而轻清，血属阴而重浊。是以邪在气分则易疏透，邪在血分恒多胶滞"。可见，气与血的辨析与疾病的病机、传变和治疗都密切相关。

叶氏医案中也体现出叶氏时时注重辨别证候的在气或在血，如《临证指南医案·湿》冯姓案，"舌白，头胀，身痛，胸闷不食，溺阻，当开气分除湿"，药用"飞滑石、杏仁、白蔻仁、大竹叶、炒半夏、白通草"，治疗湿阻上焦，肺失肃降。从症情描述看，并非典型的外感温病，而辨证仍以气血为据。这种辨证思路对孔老影响颇深。根据当前现状，专家门诊患者病情有一定的特殊性和局限性，多为久治不愈或反复发作的患者。外感病患者亦多迁延数日方来就诊，因此症情亦多复杂，除辨卫气营血外，还借鉴《伤寒论》六经辨证，辨邪之半表半里，邪及少阳或阳明之分；而对内伤病的辨治，其病机越加复杂，越需辨寒热虚实、痰瘀兼夹、五脏六腑等，但孔老首先确定调治证候的在气或在血，治气不犯血，治血不碍气。即使有些证候气血层次的病理因素都存在，孔老也要确定治疗的次序。

如系统性红斑狼疮患者周某（女，34 岁，1997 年 7 月 8 日初诊）案，1996 年 2 月发病，面部、耳后及上肢、上半身红斑年余，用大剂量激素（40mg/d）配合中药治疗，病情不仅未缓解，反而进行性加重。诊时见红斑高出皮肤，颜色鲜红，经常性鼻衄，伴见神疲乏力，胸闷，心悸，肝区痛，脱发多，下肢冷，小腹凉痛，便溏。舌红、苔黄，右脉滑。查尿蛋白（++ ～ +++），红细胞沉降率（简称血沉）31mm/h。根据温病学理论，斑疹为邪热入营血分的标志。患者上身及头面见大片红斑，颜色鲜艳，且见鼻衄，显然热毒已入血分，此种情况医者多以大剂量凉血解毒药治之。而孔老认为，患者虽有血分之热，而黄苔和右滑脉提示气分湿热未除；下焦脾肾阳气不足，不耐凉药攻伐；且患者为女性，气血通达与肝胆气机密切相关。因此，在调肝气、清湿热、温脾肾的基础上，凉血解毒，清心安神。处方：柴胡 10 克，黄芩 10 克，青陈皮各 6 克，白蒺藜 15 克，赤白芍各 10 克，紫草 10 克，牡丹皮 10 克，黄柏 10 克，地肤子 10 克，苦参 10 克，生牡蛎 50 克（先下），砂仁 6 克（后下），肉桂 4 克，山药 20 克，白术 10 克，黄连 4 克，木香 4 克，巴戟天 10 克，淫羊藿 10 克，甘草 5 克。7 剂。二诊（1997 年 7 月 16 日）：腿及小腹冷大减，红斑变淡，心悸好转，右侧卧时仍胸闷，大便 1 日 2～3 次，舌红、苔黄，右脉细弦。药后主症有减，说明药中病情，右脉虽由滑转细弦，但红舌、黄苔仍在，便溏不减，考虑胃肠湿热未除，故仍重在祛气分湿热，前方去山药，加量黄连、木香至 5 克，加麦冬 30 克，白头翁 10 克。其后调治 1 个月，斑疹颜色转淡，略有瘙痒白屑；鼻衄止，脱发减，血沉正常。3 个月后病情显著缓解，10 个月时尿蛋白减为（＋）或（±），至 1 年时尿蛋白基本转为阴性，皮损全部消退，留皮肤色素沉着。2 年后复诊尿蛋白持续稳定转阴。2001 年 5 月患者检查血、尿常规、蛋白电泳、抗核抗体、C3、C4、总胆固醇、高密度脂蛋白、低密度脂蛋白等，除抗核抗体仍呈低滴度阳性外，其余基本正常。激素用量也由每日 30mg 减至 2.5mg（半片）。治疗过程中病情无反弹，随访至今，患者工作、生活正常。可见，临证把好气血关在复杂证候的治疗中尤为重要。此案若起手凉血解毒，不但血分热毒不解，反戕伐正气，复伤肝肾，无异于抱薪救火。

### 2）三焦分证之理

三焦之名首见于《黄帝内经》，以三焦分胸腹腔的部位，同时论述三焦的功能。《灵枢·脏腑邪气病形》描述了三焦的病理表现："三焦病者，腹胀气满，少腹尤坚，不得小便，窘急，溢则为水，留则为胀。"此已见以三焦辨病的开端。张仲景在《金匮要略》中以三焦辨治外感热病，如"热在上焦者，因咳为肺痿；热在中焦者，则为坚；热在下焦者，则尿血，亦令淋秘不通"，即明确以三焦划分温热病的三种不同病变部位。金元时期刘河间明确使用"三焦"一词分析消渴病机，如《素问病机气宜保命集·消渴论》："消渴之疾，三焦受病也，有上消、中消、肾消。上消者，上焦受病，又谓之膈消病也，多饮水而少食，大便如常，或小便清利，知其燥在上焦也，治宜流湿润燥。中消者，胃也，渴而饮食多，小便黄，经曰热能消谷，知热在中，法云宜下之，至不欲饮食则愈。肾消者，病在下焦，初发为膏淋，下如膏油之状，至病成而面色黧黑，形瘦而耳焦，小便浊而有脂，治法宜养血以肃清，分其清浊而自愈也。"其"三消当从火断论"的观点为后世借鉴，推广用于辨治热证。如罗天益在《卫生宝鉴·泻热门》中将热证分为"上焦热""中焦热""下焦热"和"血分热"。叶天士继承并发展了三焦辨证，《临证指南医案》中有"仲景伤寒，先分六经，河间温热，须究三焦"之说，并将其与卫气营血辨证结合用于外感热病的辨治，从《温热论》："气病有不传血分，而邪留三焦"的描述可见叶天士临证是将三焦辨证与卫气营血辨证贯穿应用的。在《叶案存真》中有"不但分三焦，更须明在气在血"，《临证指南医案》中有"邪气分布，营卫皆受，上中下三焦交病"等说法更突出了两种辨证方法结合应用的重要性。叶天士对三焦概念的重视，启迪了孔老对这一概念的深入思考。历代文献对三焦在病理意义上的描述相对抽象，特别是对当今疑难病的指导意义不甚明确。孔老在数十年临证经验的基础上，反复琢磨思考，提出三焦膜系的概念，以此认识和解释疑难病的复杂病机，进而指导临床用药。如慢性肝病，临床证候虚实相兼，错综复杂，可见恶心呕吐、腹痛腹泻、腹胀大等脾胃症候；齿龈出血、毛细血管扩张等血分症候；发热、肌肉关节痛、黄疸等湿热症状；疲劳、腰膝酸软等肝肾不足表现，其病机涉及多个脏腑，在气或在血等不同层次，且症候复杂却又相互关联，孔老多用三焦膜系的概念解释其病机及治疗思路，即通过三焦膜系的整体性解释症候之间的相互影响，治疗上借外通性膜系祛除湿热毒邪，调和里气；借内通性膜系理血扶正，补益肝肾。三焦膜系概念的详细内容可见本书"学术思想创新"一节。

### 3）辨舌与辨斑疹

叶天士临证十分重视辨舌，《温热论》37 条原文中 15 条专论舌。以舌色定阶段，如叶氏认为绛舌是热邪传入营血的典型舌象；以舌色的艳暗判虚实，如舌绛而鲜艳的为热毒炽盛，舌绛而暗的肝肾阴伤；以润燥查阴液的耗损程度；以舌苔候邪气，如第 17 条："舌色绛而上有黏腻似苔非苔，中挟秽浊之气……"；第 19 条："若白苔绛底者，湿遏热伏也……"；分部位定脏腑，如第 15 条"色绛而中心干者，乃心胃火燔，劫烁津液，即黄连、石膏亦可加入"；第 18 条"其有舌独中心绛干者，此胃热心营受灼也，当于清胃方中，加入清心之品，否则延及于尖，为津干火盛也。舌尖绛独干，此心火上炎，用导赤散泻其腑"。病变脏腑明确，病机主次分明；动态变化测传变，如第 18 条谈到舌中心绛色会延及舌尖，说明火邪烁津，甚至伤及心阴，医者当提早防变。因叶天士在舌诊上的发展，使辨舌法成为温病诊治中的重要部分。除此之外，叶天士还创造性地提出验齿的诊法："看舌之后，亦需验齿，齿为骨之余，龈为胃之络。热邪不燥胃津，必耗肾液，且二经之血，皆走其地。"叶氏以齿之润燥候阴液，如第 32 条："齿若光燥如石者，胃热甚也……若如枯骨色者，肾液枯也，为难治。"以齿龈候热邪之在胃或在肾，如原文 31 条：齿龈结瓣"阳血者色必紫，紫如干漆；阴血者色必黄，黄如酱瓣。阳血若见，安胃为主；阴血若见，救肾为要"。叶天士对舌齿望诊的发展创新，对孔老的望诊有重要的启发意义，孔老临床不但细查舌体舌苔，还细查舌底脉络、舌系带、上颚黏膜色泽、咽喉状态等，对准确掌握证候病机有重要指导意义。

### 4）"透泄"之法

"透泄"法是温病中的常用治法，也是特色治法。"透"即透达、透出、引邪外出之意；"泄"即使邪气外出之意，且二者均是在通调气机的条件下实现的。温病学认为热邪久羁不去的重要原因之一是"阳热怫郁"。温邪犯人，可导致气机失畅，气郁反更生火热，从而邪热与气郁互为因果。内伤杂病亦如此，正如吴又可所说："阳气通行，温养百骸，阳气壅闭，郁而为热，无论脏腑经络，表里上下，血分气分，一有所阻，即便发热，是知百病发热，皆由于壅郁"。《丹溪心法·六郁》更是从人体基本病理加以概括："气血冲和，万病不生，一有怫郁，诸病生焉，故人身诸病，多生于郁。"因此透泄法成为重要的清热方式。一般，郁热于上焦多用透法，于中下焦多选泄法。叶天士在《温热论》中也反复提到"透"字，如原文第 8 条"入营犹可透热转气"；第 2 条"或透风于热外，或渗湿于热下，不与热相搏，势必孤矣"；第 4 条"急急透斑为要"；第 6 条"若其邪始终在气分流连者，可冀其战汗透邪，法宜益胃，令邪与汗并，热达腠开，邪从汗出"；第 19 条"若白苔绛底者，湿遏热伏也，当先泄湿透热，防其就干也""初病舌就干，神不昏者，急加养正透邪之药"，可见透法存在于温病治疗之全过程。除了治疗中要保持气机调畅的基本病机外，在不同证候中应用透法其具体含义也不同，如在卫分证或外邪初袭，治疗中强调用辛凉质轻之品，如连翘、竹叶、薄荷等宣透表气；在气分证，强调不可一味寒凉清热，保持腠理气机通畅利于邪热外解；兼湿邪者，尤其要注意行气，不但利于去湿，亦有助于清热；邪在营分，仍要保持处方的活泼之性，使邪热转出气分而解。而"透"字的含义又有行气而不燥津；行气而不动血；用药轻灵，作用缓和之意。

在内伤杂病中，阳气怫郁为更常见的病机。一则，气机淤滞可化热生火，伤津耗液；二则，气机失畅，津液失于输布运化，则变生痰饮湿浊，即"流则为津，止则为痰"[3]；三则，气滞则血瘀，而郁热又易与痰瘀胶结，互为因果，缠绵难解，如柳宝诒所说"热附血而愈觉缠绵，血得热而愈形胶固"，陈平伯亦说"热毒内壅，络气阻遏"。

因此，孔老在认识病机和治法确立上非常重视辨识气机状态、热象的有无、痰瘀兼夹，治疗上注重宣透气机，并擅长清热法的使用。《素问·六微旨大论》有："非出入，则无以生长壮老已；非升降，则无以生长化收藏。"指出气机升降出入是生命的基本规律。相应的《金匮要略·水气病脉证治》篇中"阴阳相得，其气乃行，大气一转，其气乃散"，虽论述气机在水气病中的重要性，亦被孔老看作是内伤杂病的基本原则。除了使用行气药外，不过用寒凉遏阻气机，不过用温补壅滞气机，不过用沉降或升提，首选药性温和活泼之品，剂量轻，如连翘清热而兼宣透之性、西洋参补气而不滞气、肉桂温阳活血而不燥阴、丹参活血养血而不动血等，皆是孔老的治疗特色。

## 2. 伏邪学说

### 1）伏邪的内涵

伏邪说，自《黄帝内经》提出后，直到明代以前，一直是温病病因学说的主导理论[4]。伏邪的概念是温病学中的一个特色，随着对伏邪深入研用以解释外感热病初起即见里热证的病因，即是指时病中外邪犯人后内伏于里，经过一段时间，由于某种条件，病邪与人体相互作用就开始发病，出现了症状。由于体质强弱不同，季节变化各异，感受外邪有别，所以邪伏的时间和发病的表现也多种多样。这一概念是古人思维认识演绎的结果，并不能被现代科学手段所验证，正因如此，也成为这一概念被深入发展和发挥的条件。同时也有莫衷一是的弊端，如赵梦龄在王士雄的《温热经纬》序中写到的那样

"顾明于此者，昧于彼，聚讼纷纭，各鸣己得，徒使好学之士无所适从，而或过信一家之言，未免偏之为害矣"。

（1）伏气（邪）说源流。

关于伏邪的认识从《黄帝内经》至王叔和、巢元方、王焘、庞安常、王安道、周禹载、张路玉、俞根初、章虚谷、何秀山、王孟英、蒋问斋、柳宝诒、何廉臣等医家均有深刻的论述和发挥。关于所伏为何种邪气、邪气伏于何部位、伏后致病特点及如何治疗等问题，都是医者讨论的问题。许多医家从时病发病时的不同表现出发，提出邪伏部位有"寒毒藏于肌肤""寒气藏于骨髓之中""邪伏少阴""邪伏膜原"等的不同，并以此为证，指导施治。

"伏气"二字，最早见于《伤寒论·平脉法》："伏气之病，以意候之"。吴又可《温疫论》："瘟疫之邪，伏于膜原，如鸟栖巢，如兽藏穴……其发也，邪毒既张，内侵于府，外淫于经，营卫受伤，诸症渐显，然后可得而治之。"这正是对邪气所伏态势的生动描述。历代对所伏邪气的认识不尽一致：

①伏寒。《素问·生气通天论》及《素问·阴阳应象大论》云："冬伤于寒，春必病温。"《金匮真言论》云"夫精者，身之本也，故藏于精者，春不病温"，为温病病因学的嚆矢，也是伏气学说的理论根据。《伤寒论·辨太阳病脉证并治》第6条云"太阳病，发热而渴，不恶寒者，为温病"，则是对症状的描述。宋代庞安常认为"伏气之病，谓非时有暴寒而中人，伏毒气于少阴经，始虽不病，旬月乃发"。将伏藏部位定为少阴，与《内经》之旨吻合；此后，吴鞠通认为"不藏精，非专主房劳说，一切人事之能动摇其精者皆是，即冬时天气应寒，而阳不潜藏，如春日之发泄，甚至桃李反花之类亦是"。王孟英把温病分为新感与伏气两大类型，并提出伏气温病的机制是"自里出表"，证候如抽蕉剥茧，层出不穷。柳宝诒专究伏气，指出伏温"其发也本无定处，大略乘经气之虚或夹别邪而发。如太阳虚则发于太阳，阴气虚则恋于阴气"。

②伏热。最早主张伏热的是晋代陈延之，《外台秘要》转引《小品方》葛根橘皮汤［葛根6克，橘皮6克，杏仁（去尖、皮）6克，麻黄（去节）6克，知母6克，黄芩6克，甘草（炙）6克］条下，疗"冬温未即病，至春被积寒所折，不得发，至夏得热，其春寒解，冬温毒始发出"。《医方考》："冬月腠理闭密，故用麻黄以发表；肌属阳明，故用葛根以解肌；咳为肺气不利，故用橘皮、杏仁以利气；闷为心膈有热，故用黄芩、知母以清热；辛甘发散为阳，故佐以甘草，且调诸药而和中也。"冬温为感非时之暖，所伏当然是热。明代王安道谓"春为病温者，盖因寒毒中于肌肤，阳受所郁，至春天地之阳气外发，其人身受郁之阳，亦不能出，故病作也"，并明确指出伏气温病的病机是"热之自内达外"，所谓郁阳，即是伏热。

③伏暑。《素问·阴阳应象大论》："夏伤于暑，秋必痎疟"。明代王肯堂明确指出

"暑邪久伏而发者，名曰伏暑"，但未被当时医家所重视。明清俞根初、吴鞠通、吴坤安等都有专篇论述伏暑。吴鞠通解释说："长夏盛暑，气壮者不受也；稍弱者，但头晕片刻，或本日即已，次则即病；其不即病而内舍于骨髓，外舍于分肉之间者，气虚者也。盖气虚不能传送暑邪外出，必待秋凉金气相搏而后出也。金气本所以退烦暑，金欲退之而暑无所藏，故伏暑病发也。"根据临床表现，"伏之暑邪"又分温热、湿热两类，温热类病证多为素体正虚，感邪伏藏，或阳气升发，或邪郁化热，或五志化火或食积化热，而致里热外发或新感引动而发。湿热类病证多缘脾胃平素失调，脾湿蕴热，复外感湿热，伺机发病。

（2）柳宝怡的伏邪说。

柳宝诒（1842—1901），字谷孙，号冠群，江苏江阴周庄人，为晚清著名医家、杰出的温病学家，其对伏温学说有突出贡献[5-6]：

①起病。柳氏认为外感病初起除了要辨析伤于寒邪与伤于温热邪气以外，更要详辨温热外感初起的新感、伏气之分，不可一概以伤寒或温热表证论治，不可恃简避繁，仅以银翘散、桑菊饮治之。他在《温热逢源》中说："近人专宗叶氏，将伏气发温之病，置而不讲。每遇温邪，无论暴感、伏气，概用叶氏辛凉轻浅之法，银翘、桑菊，随手立方；医家病家，取其简便，无不乐从。设有以伏气之说进者，彼且视为异说，茫然不知伏气为何病。嗟乎！伏温是外感中常有之病，南方尤多，非怪证也。其病载在《内经》《难经》《伤寒论》诸书，非异说也。临证者，竟至茫然莫辨，门径全无，医事尚堪问哉！"

②内因。《素问·金匮真言论》："夫精者，身之本也，故藏于精者，春不病温。"沿承《内经》思想，结合个人临证经验，柳氏强调肾精不足是伏气温病发生的渊薮："伏气发温之病，惟冬伤于寒故病温，惟冬不藏精故受寒。其所受之寒，无不伏于少阴，断无伏于肌肤之理。其肾气未至大虚者，倘能鼓邪外达，则由少阴而达太阳，病势浅而轻。若肾虚不能托邪，则伏于脏而不得外出，病即深而重。""如果冬不藏精，别无受寒之事，则其病为纯虚，与温病何涉。"

③辨病。柳氏推崇："《难经》云：温邪行在诸经，不知何经之动。此语空灵活泼，最合病情。"他强调伏气温病初起具有一定的复杂性，有脏腑经络之别，柳氏认为："凡外感病，无论暴感伏气，或由外而入内，则由三阳而传入三阴；或由内而达外，则由三阴而外出三阳。六经各有见证，即各有界限可凭。治病者指其见证，即可知其病之浅深。问其前见何证，今见何证，即可知病之传变。"具体说来："邪伏少阴，随气而动，流行于诸经，或乘经气之虚而发，或挟新感之邪气而发。其发也，或由三阳而出，或由肺胃；最重者热不外出，而内陷于手足厥阴；或肾气虚不能托邪，而燔结于少阴。是温邪之动，路径多歧，随处可发，初不能指定发于何经。"并指出："诸家所论，虽亦各有所见，但只举温病之一端，而不可以概温病之全体。至吴鞠通温病条辨，横分三焦。谓凡病者，

必始于上焦手太阴。是以时感温风之证，指为伏气发温之病。彼此混而不分，其背谬为尤甚。"

④治疗。柳氏指出伏气温病的治疗原则当以清泄里热为主，兼辨六经分证，柳氏指出："伏气由内而发，治之者以清泄里热为主，其见证至繁且杂，须兼视六经形证，乃可随机立法。"邪气有发于三阳经与三阴经的不同，发于三阴经者多肾阴亏损较重。"近日医家，不囿于吴又可募原之说，即泥于吴鞠通三焦之论，而绝不知有少阴伏邪随经发病之理。故遇此等证，便觉毫无把握，轻者迁延致重，重者无法挽救，近年所见不少矣，哀哉"。柳氏认为：伏气温病"虽外有表证，而里热先盛"，故"初起治法，即以清泄里热，导邪外达为主"。其中泄热透邪、养阴托邪是柳氏治疗伏气温病的两大特色。代表方如黄芩加豆豉、玄参方。"用黄芩汤加豆豉、玄参，为至当不易之法。盖黄芩汤为清泄里热之专剂。加以豆豉为黑豆所造，本入肾经；又蒸罨而成，与伏邪之蒸郁而发相同；且性味和平，无逼汗耗阴之弊；故豆豉为宣发少阴伏邪的对之药。再加元参以补肾阴，一面泄热，一面透邪，凡温邪初起，邪热未离少阴者，其治法不外是矣"。

导邪外出的途径，又随发病分经不同而各异。若"其邪初出三阳，或兼新感，外有恶寒无汗等证，则桂、葛、柴胡，自当参用"。若新感引动伏气，新感"重者即当在初起时，着意先撤新邪；俟新邪既解，再治伏邪，方不碍手。此须权其轻重缓急，以定其治法，不可预设成见"。如伏邪化热内壅，结于胃腑，则可因势利导，攻下泄热，导邪从大便出，"慎勿震于攻下之虚声，遂谓已下不可再下"。若邪热熏灼肺胃，可清泄胃热，开透肺气。若伏邪内燔营血，或外窜血络，见斑疹者，则可凉血泄热，化斑透疹。若伏邪内陷手足厥阴见痉厥昏蒙等危重症，急治同时，当顺势清透泄热。

在祛邪的同时要顾及阴液的存亡，阴液的亏损程度对病情的轻重，治疗的难易，预后的好坏均有决定性的影响，"阴液一伤，变蜂起，故治伏温病，当步步顾其阴液"。柳氏认为："经言藏于精者，春不病温。则凡病温者，其阴气先虚可知。使或虚而未至于甚，则养阴透邪，治之如法，犹可挽回。若病温者而至虚甚，则邪热内讧，阴精先涸，一发燎原，不可治矣。"若肾虚较甚，伏温化热郁于少阴，不达于阳，就必须重视扶正养阴，以使正气有托邪外出之力，"至扶正之法，在温病以养阴为主，以温热必伤阴液也"，如黄芩汤中玄参的使用。因"伤寒伤人之阳，温病烁人之阴，而其为正虚邪陷则一也。治伤寒，仲景既立助阳托邪之法；治温病，若惟取其阴而不鼓动其阴中之阳，恐邪机仍冰伏不出。拟于大剂养阴托邪之中，佐以鼓荡阳气之意，俾邪机得以外达三阳为吉"，临床有重险之症，因肾阳虚馁，而邪难外达者。"此病之机关，不系于汗便之通窒，而系乎少阴经之盛衰"（见柳宝诒．惜余医案［M］．未刻本：文济邦录藏，卷之二伏温门赵案）。温托鼓荡之法，柳氏主张借鉴喻（嘉言）之法，少阴温病用麻附细辛汤加生地，并变通其意，"如用麻黄汁制豆豉，附子汁制生地"，桂枝制白芍等；养肾阴"西洋参甘凉养津，施于温热伤阴者，最合用。余如生地滋肾阴，白芍养肝阴，石斛养胃阴，沙参养肺阴，麦冬养心阴。无论发表攻里剂中，均加入"。养阴、清热为治疗伏气温热的两大法门，而孰先孰后，当视患者情况而定夺。柳氏认为："蒋（问斋）氏此论，以攻邪为主，盖以邪而正自复，去邪所以救阴也。吴鞠通温病条辨则养阴为主。阴气既充，则在表者，液足自能致汗，里者，增水乃可行舟。阴旺则热自解，养阴即以泄也。愚谓此二法，亦当随人而施。如偏于阴虚者，养阴以泄热，吴氏之论为宜。偏于邪重者，则泄热存阴，蒋氏之法为合。二者虽似相反，而实则相也。"

伏气发病与内因关系密切，若患者有内伤者，证情尤为复杂。柳宝怡说："若伏温而兼内伤者，则因内伤而留滞伏温，不得爽达。治之不得其法，每有因此淹缠，致成坏证者。"《温热逢源·伏温兼挟气郁痰饮食积瘀血以及胎产经带诸宿病》中详述之。此说更是启迪后人思路，将邪伏伤正这一认识推广于内伤杂病的发病病机认识，对临床有特别指导意义。

**2）邪之伏与发**

"正虚之处便是害邪之处"。"虚处"是指正气不足或失调之处，其内在潜伏的病理状态可虚亦可实，即指机体功能失调的状态。邪伏发病具有诱因引发、缠绵反复等特点。影响邪气伏而晚发的因素主要有体质状况，邪气属性、强弱、所伏部位及治疗情况等。人体感邪，因邪势微弱等原因而蛰伏不发，如素体气弱阳虚之人，易感受风寒邪气，虚寒同气相求之故，继而郁久化热，或本有血分郁热、脏腑蕴热之人，或饮食辛辣、误用温燥药等助邪化热，受外感邪热引动、内外合邪而发为热病[7]；即邪气伏蓄久稽，或损耗气阴，或灼烁营血，或酿痰聚湿积热成毒，必待外邪诱发，或蓄积旺盛而发，或耗损正气乘虚而发，或因情志过极、饮食劳倦内伤、恰逢工作劳累或休作不节，失治误治等导致正气一时失调而诱发。

小儿体质相对薄弱，精神未充，肺为娇脏，易感外邪，治疗时或祛邪未彻，或寒凝留邪，余邪寄伏肺经，易引外邪而反复发病；更有脾胃素弱者，饮食稍不适则成积滞，湿热蕴结胃肠，若外感邪热，余邪积热伏毒每易与湿热相合，蓄积胃肠，每待外邪引动而发。女子以阴血为本，多有因经带胎产而致夺血耗气、伤阴血瘀、凝寒蕴热。适逢经前血海满盛、经行沸溢、经净虚空之时感受邪热，或致瘀热互结留滞，或致邪热乘虚潜伏，待再次经行之际，或借血脉奔腾之势，或趁血脉之虚而发，而成经期发热之证。或平素痰饮、瘀血体质，多恋邪胶结；或平素体弱夹虚，祛邪不可尽力，而又摄生不慎，致余邪留伏，易被诱发而呈现宿疾反复发作之象。

**3）伏邪的现实意义**

早在《黄帝内经》时代就开始用伏邪的思想认识病机，如《素问·热论》云："帝曰：热病已愈，时有所遗者，何也？岐伯曰：诸遗者，热甚而强食之，故有所遗也。若此者，皆病已衰，而热有所藏，因其谷气相薄，两热相合，故有所遗也。"指出病后摄生不当导致的伏邪。又如《素问·奇病论》所云："此得之在母腹中时，其母有所大惊，气上而不下，精气并居，故令子发为巅疾也。"用伏邪解释先天因素导致易患疾病。如《灵枢·贼风》曰："此皆尝有所伤于湿气，藏于血脉之中，分肉之间，久留而不去；若有所堕坠，恶血在内而不去。"解释疑难病症。可见，除外邪所感，起居不慎或外伤导致的隐患，疾病治疗后症状消除而余邪隐伏，均是形成伏邪的原因。伏邪在外感病和内伤病中均有重要影响，如吴金寿在《温热赘言》"风温症条例"中提道："风温本留肺胃，若太阳旧有伏湿者，风热之邪，与湿热相合，留连不解，日数虽多，仍留气分，由肌肉而外达皮毛，发为白疹。"这可以被看作导致疾病难治，难愈的主要因素。

《瘟疫论·行邪伏邪之别》篇中描述瘟疫邪气："瘟疫之邪，伏于膜原，如鸟栖巢，如兽藏穴，营卫所不关，药石所不及。至其发也，邪毒渐张，内侵于腑，外淫于经，营卫所伤，诸证渐显，然后可得而治之。方其侵淫之际，邪毒尚在膜原，必待其或出表或入里，然后可导引而去，邪尽方愈。"伏邪也只有在外发之际才被认识和处置。正如刘吉人在《伏邪新书》中所说："感六淫而不即发病，过后方发者，总谓之曰伏邪。已发者而治不得法，病情隐伏，亦谓之曰伏邪。"如或寒凉过度，热象隐伏，或正气伐伤，邪气内陷，这些"治疗因素"导致病情看似"缓减"，但仍可发作。所谓遗邪内伏，寻机复发，亦谓之伏邪。这不但可以解释一些感染性疾病虽用药及时，但疗效不确定，病情反复的疑惑，也启发提示后人推广演绎伏邪感念于内伤杂病中。因伏邪的致病特点与内伤杂病因果渐成的特点相似，如《医门棒喝》形容伏邪"如烟之渐熏，水之渐积"。临床表现方面王孟英的论述最为详明，在《温热经纬》中云："伏气温病，自里出表，乃先从血分而后达于气分，故起病之初，往往舌润而无垢，但察其脉，软而或弦，或微数，口未渴而心烦恶热，即宜投以清解营阴之药，迨邪从气分而化，苔始渐布，然后再清气分可也。伏邪重者，初期即舌绛咽干甚有肢冷脉伏之象，亟宜大清阴分伏邪，继必厚腻黄浊之苔渐生。此伏邪与新邪先后不同处。更有邪伏深沉，不能一齐外出者，虽治之得法，而苔退舌淡之后，逾一二日舌复干绛者，苔复黄燥，正如抽蕉剥茧，层出不穷，不比外感温邪，由卫及气，自营而血也。"

临床常见邪气留伏肺、肾、肝胆、三焦、脾胃、膜原等病位。邪客虚处，表现各异，若肺系为病，主以高热或低热、咳喘、胸闷，甚则胸痛、呼吸困难，舌红，脉应数反沉细。胸透、胸片、血象均可提示肺部及胸膜感染。若风寒袭肺，宣散不及，余邪伏肺，或外感风热、暑热，清疏散泄不尽，停伏于肺，复因外感邪热引动而致发热。治宜解表清里，辨表里证之缓急而定清解之先后，方选桑菊饮、银翘散加减。

若肾阴亏虚或肾阳不振，客邪侵袭，伏邪内陷，故而发病。阴虚者，主见灼热、昏谵、痉厥、腰痛如被杖、斑疹、舌红赤少苔、脉弦数；阳虚者，主见发热、昏谵、四肢逆冷、下利、水肿、舌淡胖苔润、脉沉细。若经行之际感邪，热伏血室，经行发热者，治宜和血泄热，方选丹栀逍遥散加减。属素有血热内蕴者，宜酌加凉血清热之品；属血虚邪伏者，宜酌加养血活血之品。

发于少阳者，主见寒热往来、恶心呕吐、口苦、胸胁满闷甚痛，或尿黄欠利，或黄疸，舌红苔或燥或腻，脉弦。

发于脾胃者，常因肥甘、煎炸之品食之过多，少食蔬菜，内热偏盛，除发热、烦渴、舌红苔燥外，并见便秘、唇燥口干，小儿头汗出，眠中磨牙，梦语多；或酒烟无度，暴饮暴食，脾胃失职，停食阻湿，主见发热汗出黏滞，脘腹胀满，便溏不爽或里急后重，苔腻。发于厥阴者，见灼热、昏谵、痰盛、痉厥、舌绛。若邪伏胃肠，内有积热伏毒，遇新感引动而致发热者，治宜疏散外邪，内清热毒。外邪属风热者，以银翘散合连苏饮加减；外邪属暑湿者，方用新加香薷饮合黄芩汤加减，或选甘露消毒丹加减。

发于膜原者，必见胸腹痞胀、胁满、苔腻浊，湿重者寒甚热微或寒热往来，湿热交结则憎寒壮热。若外感邪热，或因清疏未透，邪由肺胃潜入募原，或因直入募原而邪气轻微，复感外邪引发而致发热者，治宜清解透达，方选柴胡达原饮加减。伏邪郁久，邪热大有耗阴之弊，阴液愈亏，正气愈虚，邪热愈炽，病深难治，临证调治尤应详察阴液虚损程度，适时酌用养阴清热之品。伏邪发热，多有邪热积伏于里，临证用药，必以大便通畅为度，以为热邪之出路。现代医学中某些慢性疾病，如慢性肝炎、类风湿关节炎、隐匿性肾炎及肿瘤等疾病，在其发展过程中或因内生邪毒积蓄日久，或邪气消耗正气日久，气血阴阳失调，伏邪自发或经诱发而致发热者，应辨明病证虚实及病变脏腑，在治疗原发病的基础上，辨虚实治之。属实证者，宜以解郁、活血、除湿为主，辅以清热；属虚证者，宜以益气、养血、滋阴、温阳为主，适当配伍清热之品；虚实夹杂者，宜补泻兼顾。

现代医学中免疫系统疾病如系统性红斑狼疮、急性白血病都常有伏邪温病的特点。如白血病发于阳明者与发于少阴者的预后的差异也与伏邪发于三阳与发于三阴之说相似。

孔光一认为，六淫皆可伏藏。人体感受六淫邪气，或因邪伏隐匿之处而祛之不易，或因正气素虚而祛邪无力，或因治不彻底祛邪未尽，致使邪气潜伏不发。后常因外邪引触，或因情志、饮食、劳倦内伤因素诱发。伏邪既发，并非皆为温病，邪有风寒暑湿燥火之别，伏处脏腑阴阳气血各异，所发之病亦有内外妇儿之分。外感之邪虽可入伏，伏邪亦可内生，情志、劳倦、饮食、伤堕、虫疾等因素导致机体气血阴阳失调，痰湿瘀热等内生，常因邪势轻浅、正气尚旺而不得为患，致使其虽伏而不发亦属广义伏邪范畴。现代临床中某些慢性疾病如糖尿病、心脑血管疾病、肿瘤等具有病原体不明等病理特征，这与伏邪学说所论述的伏于体内，不即发作，待时而发等病机特点相符，故运用中医伏邪学说结合体质学说进行辨证施治取得了较好的临床疗效。

# （二）孔光一教授学术思想与临床经验总结

## 1. 孔光一学术思想的创新

孔光一教授的学术特色是漫长岁月凝练的结果，是数十年教学、临床、思考、摸索和再实践形成的，这个过程就像数个同心圆逐步从外周向圆心靠近，形成了以"三焦膜系"学说为核心的理论框架，即从重视肝—脾胃—肾的关系，到"少阳属肾，肾上连肺"的启发，以柴胡剂为基础方开肺益肾，再逐步浓缩、提炼出"三焦膜系"这一理论圆心。并以此圆心辐射指导各种内伤、外感杂病的辨治。这也可以看作是我本人对孔老一生临证体会的高度概括和总结。

孔老的学术思想特色主要凝练为两方面，一方面是提升三焦的认识，使之形象化，易于理解，从而更深入地应用于临床，称之为"少阳膜系学说"，其含义为人体的五脏六腑，四肢百骸，血脉筋骨皆包含于三焦膜系之中，且其功能间的相互联系，邪气的感受、伏藏与排泄也是通过膜系来完成的，膜系分布于三焦之中。三焦膜系可分为外通性膜系（即直接与外界相通的膜层，主要为呼吸道与消化道）和内通性膜系（主要为血运通道内外的膜层。通道膜层血运情况虽有不同，但总属于心、肝为主体）。另一方面是拓展了伏邪学说的认识，使之应用于内伤病的辨治中。孔老认为：人们的生活方式越来越不健康，在内科杂证中，因湿、痰、火等内生邪毒，或其他代谢产物留滞，导致气血失调，表现为心脑血管疾病、高血压、糖尿病、胃病、肝硬化等多种疾病，如此复杂病机，亦可视为伏邪内生，邪毒阻滞，正气受损，易于遭感。

### 1）少阳三焦膜系说

少阳含胆系与三焦，在病理上属半表半里。胆的生理病理形质可查，三焦形态不少学者做过探讨，但尚难概定，然而三焦的病机变化却运用很广。

《伤寒论》少阳证治中有"上焦得通，津液得下，胃气因和，身濈然汗出而解"。临床效用是肯定的。孔光一教授颇为推崇《灵枢·决气》所说："上焦开发，宣五谷味，熏肤，充身，泽毛，若雾露之溉，是谓气。"因此他在临床中尤其重视上焦肺气得宣开。温病学中卫气营血、三焦辨证，几乎囊括了三焦的生理功能及病机运用，学术成就是可贵的。为了加强这些方面的病理性研究，拟作三焦膜系探讨，分以下三部分。

（1）少阳三焦膜系的形态、分布。

少阳三焦，焦即膜，古写"膲"。《康熙字典》释"膲"为肉不满之意。三焦又指人体的上中下三个部位，包含所在脏腑。三焦膜系分布很广，形态各异，人体上下内外的各类膜层，均属此。三焦膜系，具有协调脏腑、运行津血、充养全身的作用，又是代谢的通道，故有决渎的功能。《灵枢·营气生会》云："营出于中焦，卫出于下焦""营在脉中，卫在脉外""上焦如雾，中焦如沤，下焦如渎"。《素问·痹论》云："卫者，水谷之悍气也，其气慓疾滑利，不能入于脉也，故循皮肤之中，分肉之间，熏于肓膜，散于胸腹。"王冰注曰："肓膜，谓五脏之间，鬲中膜也。"薛生白说："膜原者，外通肌肉，内近胃腑，即三焦之门户，实一身之半表半里也。"据此，三焦膜系涵盖所在脏腑，管腔内外及肌肉、筋骨间的各种膜层及所属功能，具有联系上下、互通内外的作用。根据三焦膜系所属脏腑部位临床症状，可以推断三焦膜系与脏腑的病变状态。

（2）三焦膜系的形成与病机。

三焦膜系的形（构）成与脏腑形态功能紧密相连，膜层的形态结构亦随脏腑功能的不同而有区别。三焦膜系可分为两类。

一类是外通性膜系，即直接与外界相通的膜层，主要为呼吸道与消化道。呼吸道以肺为主体，肺主气体交换，吐故纳新，以供养全身，其膜层薄而致密；消化道以胃肠为主体，胃肠主受纳水谷，吸取营养，排泄废物，以供养全身，其膜层厚而粗疏。这两道膜系均与肺密切相关，但彼此是不相通连的。营养物质通过外通性膜系吸纳转运后，进入内通性膜系、脏腑，便可形成气血精微供养全身。《灵枢·营卫生会》曰："中焦亦并胃中，出上焦之后，此所受气者，泌糟粕，蒸津液，化其精微，上注于肺脉，乃化而为血，以奉生身，莫贵于此，故独得行于经隧，命曰营气。"虽然这些过程描述的有些含糊，但在原理和功能上却很明确。外通性膜系的特点，具有通透性强、敏感度高、载运量大的作用。

另一类是内通性膜系，主要为血运通道内外的膜层。通道膜层血运情况虽有不同，但总属于心、肝为主体。心脏活动推动气血运行，肝脏提供血运来源。而血运参与人体各种所需成分的生成，以充养脏腑及机体各部。故内通性膜系在血运通道内外满布膜层，深入机体各部，膜层错综复杂，但又分别组合，根据脏腑功能不同，既能区分管膜不同物质运行，又可融合管膜中的各种营养以供机体运用，在供养过程中形成的各种代谢废物，再从膜系在人体各部的窍道排出体外。这种庞大而复杂的膜系，对人体生理、病理起着很重要的作用。

三焦膜系，外通性膜系吸纳营养排出废物而内输；内通性膜系供运营养遍及全身及排废而外输。内外相合，以维持正常的生理状态。

在病机方面，温邪热毒侵袭外通膜系，膜之通透受伤，则肺热咳嗽、胃滞脘闷等症出现，治以宣清疏化。邪热侵入内通膜系，血运失调，若病轻在营，透热转气，若转神昏，则当清开；病重耗血伤阴，膜系萎弱，治以凉血散血、滋清并用，以复心肝之运。风寒侵袭外通膜系，风疏寒束，肺胃膜层受伤，咳嗽、胃疼等症出现，治以温宣和中，以展膜层。风寒侵入内通膜层，膜系拘急或舒缓，血运受碍，心肝失调，胸闷、胁疼等症出现，甚则神机闭郁，治以温通疏利或开窍，以和膜层。此外，气郁湿滞，体质强弱，受邪轻重等因素，也是膜系病机的注意点，膜系脏腑损甚难治。总之，膜系损伤，常为脏腑疾病发生的开端，随着疾病的严重发展，膜系损伤更深，又为脏腑疾病发展的终点。

（3）三焦膜系起源及对病机分析的指导意义。

三焦膜系起源于肾，肾为先天之本，膜系相连，肾膜丰富，除血运膜连外，两肾被膜之集合处与腹腔焦膜相通，即是焦膜之起源。《素问·阴阳离合论》曰："太阳根起于至阴，结于命门，名曰阴中之阳。"推测焦膜之起源与"命门"有关。以俾探求。

肾膜仍以肾脏为本体，肾主藏精化气，为原气之根，敷布全身，促进人体生长、发育，为生命活动的主要基础。肾膜是焦膜的起源，焦膜属少阳，少阳又含胆，胆与肝直接相连，肝为藏血之脏，又为血运之源，肝血肾精，本有互化作用，通过少阳胆焦膜系与肾相通，肾精之气入肝，肝血与心脉并行，这便构成了精血互化转运作用，是膜系脏腑供养的要素。肾主水，为人体水津布化及代谢之根，水津布化须赖肺气通调，气化则水行。肾精、水津总为肾的重要功能。《灵枢·本输》云："少阳属肾，肾上连肺，故将两脏。"这种原理勾画出先天之本的起源，及少阳、肺的归属又受肾统领的关系。起源、归根是事物发展的重要条件。

膜系相连，肾膜起动，三焦膜系的延伸与作用更扩大了，举凡人体上下内外，无不有三焦膜系与肾气共存的作用。《难经·六十六难》："三焦者，原气之别使也，主通行三气，经历五脏六腑。"《金匮要略》云："腠者，是三焦通会元真之处，为血气所注；理者，是皮肤脏腑之文理也。"以上便是论据。膜系相连，形同则互通，肾膜丰富而薄，肺膜薄而致密，在诊治中有些肺肾病证（咽疼、淋症、咳喘、腰痛）确有互通效应，但两脏膜系形态结构能否可比观察，仍待研。肾为先天之本，先天生后天，后天充养先天，肾受脏腑之精而藏之，这在肾的论述中进一步展开。《灵枢·本输》接上说："三焦者，中渎之腑也，水道出焉，属膀胱，是孤之腑也。是六腑之所合者。"膀胱为肾之腑，三焦岂只属膀胱分管水道？"六腑之合"是胆、胃、大肠、小肠、膀胱、三焦。此确是外通性膜系的主要一支，供养脏腑，充补先天，为三焦所属，形成一个独特的本体性系统，并非"孤腑"。此非断章取义评述《内经》，联想及此而已。

综述三焦膜系，是一个复杂而庞大的层面，涵盖脏腑内外的机体各部，有沟通内外各处的中介性作用，无此则不通。缘于庞大，某些膜层局部受损也无大碍，但又非可有可无、无关紧要。

三焦膜系在起源方面的相关病理机制，不少医家多有关注。热病伤阴过程中，叶天士说："或其人肾水素亏，虽未及下焦，先自彷徨矣……务在先安其未受邪之地，恐其陷入易易耳。"这是诊治中的预防。热病深入肝肾，膜系失养，疏利无力，病情严重复杂，温病学中详述。内伤杂病因机复杂，不少病证，久治难愈，如咳喘、腹胀等频发，膜系随伤，调补后天，往往缓解或治愈。至于一些重证，如水肿、节痛、阴斑等，均与肾相关。张景岳说："久病不已，穷必及肾。"这些重证常发展至终末期，先天既损，膜系何言！

以上说了不少问题，三焦膜系探讨意在证类病机上有形可察，有象可测，共同提高中医学病机认识及诊疗理念，仅供同道参考。

**2）新感伏邪说**

新感伏邪均属外感疾病。由于各种邪气性质和致病特点不同，受病体质差异等因素的影响，发病之初有表里之分。随病情发展，又有邪正消长、病位浅深、病情轻重，或治疗难易之别。新感伏邪温病在中医学术发展当中，有多种不同论述。近代以来，随着疾病谱发展扩大，新伏之说，又有不同的含义和认识。

（1）源流。

伏邪发病之说，始于《内经》，晋代时称"伏气"。明清以后，新感伏气之说论述兴起，促进了温病学的发展，归纳起来可分以下几点：

①调摄失宜，正虚邪伏，过时而发。

《内经》中有"夏伤于暑，秋必咳疟""藏于精者，春不病温"，今有"春温""伏暑"之篇即论述伏邪温病。

②温疫流行，邪毒剧烈，外邪直伏。

吴又可又将温疫病因称"异（杂）气"，认为"温疫之邪，伏于膜原"。

③感受时令之邪，经过潜伏期而发，治法不当，正虚邪留，久经不愈，均称伏邪。

刘吉人说："感六淫而不即病，过后发者，总谓之曰伏邪，已发者而治不得法……后仍复发者，亦谓之曰伏邪……"

对于传染性疾病，感染性疾病及免疫类病证均有较好的诊治效果。尽管生物医药、理化医药发展较快，但在疾病防治过程的大领域中，中西互通，取长补短，是有实践科学意义的。新感伏邪之说，基于感邪。感邪种类甚多，邪性各异，对机体损害各有不同。中医诊治，因时、因地、因人制宜，从发病、病情出发，综合辨治，因而对流脑、乙脑、肠伤寒、痢疾、肺炎、非典等急性感传性热病均有较好的疗效。此外，对于病毒性肝炎、风湿热、狼疮、艾滋病等，亦有较好的疗效及研究价值，这些都与新感伏邪说运用分不开的。

④伏邪内生或外（孔老个人体会）。

新伏之说的病因基于感邪、病情发展与预后，往往取决于正气强弱。近代以来，随着人们的生活方式、饮食结构的变化，在内科杂证中，因湿、痰、火等内生邪毒，或其他代谢产物留滞，导致气血失调，表现为心脑血管疾病、高血压、糖尿病、胃病、肝硬化等多种疾病，如此复杂病机，亦可视为伏邪内生，邪毒阻滞，正气受损，易于遭感。

这可算是伏气学说的另一面。

感邪致伏，伏邪内生，不应偏废。如此在临床中处理各种病证，将会实事求是，有的放矢。

（2）新伏学说的运用。

肺系病证：

①新感风热：发热微恶寒少汗，咽痛，鼻塞，咳嗽，或有发疹，脉浮数，舌红、苔黄或白。银翘散加减（如急性上呼吸道感染）。

②伏热郁发：高热持续少汗，头晕痛，呕吐，咽干，或抽风，脉弦数，口渴，舌红、苔白或黄。银翘散、黄芩汤等加减（如急性呼吸道感染、或脑炎等，临床需参考血常规检验报告）

③痰湿郁伏：咳嗽痰多，胸闷脘痞，或发热恶寒，脉弦滑，苔白腻。杏苏散、二陈等加减（如气管炎、支气管炎）。

肝系病证：

①伏热兼感：胁痛，发热，口干苦，或鼻牙出血，恶心，尿黄，脉弦，舌红，苔黄。柴胡剂类加减（肝炎，参考临床检验报告）。

②伏湿蕴热：胁胀或痛，胸闷脘痞，或呕吐，脉弦，苔腻。柴胡剂、平胃类加减（肝病、脂肪肝等）

③湿热留连：高热阵发，日久不解，口渴，食可，脘痞，或胁不适，脉弦或数，苔厚腻黄。达原饮加柴、蒿等（伏暑证、不明原因发热）。

脾胃病证：

①积湿蕴热：胃疼胀，嗳气或吐，便不畅，尿黄，脉弦滑，口苦、黏。半夏泻心、香砂平胃加减（胃炎、溃疡等）。

②伏湿伤阳：腹胀，胃痛，便溏，或浮肿，食差神疲，脉沉细，舌淡。理中汤平胃等（慢性肠胃炎）。

心肾病证：

①感热伤阴：心悸，气短，神疲，自汗，或低热，口干食差，脉细弦无力，舌红少津。生脉饮、益胃等（心肌炎，参心电图等检查）。

②伏热感发：腰酸神疲，咽痛红肿，鼻塞，或发热，皮疹，脉弦数，舌红、苔薄腻黄。尿检可见红、白细胞，尿蛋白。六味、八正、银翘等（急性肾炎）。

③浊湿久伏：头晕心悸气短，腹胀腰酸，便溏，渴饮能食，形体肥胖，脉细弦沉，舌淡胖、苔腻。天钩饮、知地黄、肾着汤综用加减（高血压、糖尿病）。

（3）诊治原则。

①感邪致伏：多由发热类型辨别邪气性质，掌握病变部位。祛邪为主，兼以护正；

病势转缓，护正为主。勿忘祛邪。

②伏邪内生：辨别虚实，驱邪防伤正，调整脏腑，促进代谢，一般治气为先，病缓调血脉，以期巩固。注意饮食起居等嘱告。

③新伏兼见：分清表里，里虚表实，治里兼表，表里俱实，同治勿过。感伏缠绵，仔细辨证，精选药效，耐心诊治。

④中西药互用，中西药疗效，各有所长，各有不良反应，这些问题是值得研讨的。只有临床较多，信息互通，才能扬长避短，各取所长。

## 2. 孔光一教授诊疗经验总结

### 1）注重诊断

（1）全面详细。

孔老临证诊查之耐心精细是尽人皆知的，通常一位患者的四诊时间约二十分钟，若遇到棘手患者，诊查近一个小时的也不在少数。除张景岳《十问歌》中内容，孔老诊查内容涉及方方面面：不但了解患者工作地，还要了解出生地，这有助于评价患者体质和病因，如生长在东北地区女性的痛经，多与年轻时穿衣不当受寒有关；追问职业背景及饮食习惯，如因工作关系经常饭店吃饭饮酒者，多脾胃内蕴湿热，且疏于体质锻炼，又如某高血脂患者一再强调平素很少吃荤，但却每日一根海参，饮酒半斤；头身痛必问具体痛处、疼痛时间规律、有无诱发因素、疼痛性质、缓解因素等，以便确立病机；必查肌肤有无斑、疹、疣、痣、赘生物、结节等，提示营血分热邪及肌肤痰湿阻滞等，如儿童颈侧的淋巴结、妇人颈前的甲状腺都是孔老必查之处，以判断郁热、气滞的有无；问口渴要详及冷热、饮水量、日饮还是夜饮，以便确认阴伤与气郁之别；二便是诊断中的重点，小便颜色与尿时是否有不适感，对判断里热有重要意义；察舌还要观察上颚黏膜，舌下脉络及舌下系带滤泡等，以判断里热、血瘀和局部气血阻滞等因素；查脉必对比左右脉强弱变化；妇人必问经带胎产情况。

（2）要素创新——善辨咽喉。

孔光一诊病时尤重望咽，往往能见微知著而愈大病，望咽主要指望口咽部，包括咽后壁、腭扁桃体、舌腭弓、咽腭弓、软腭、悬雍垂。温病分温热和湿热两大类，咽部望诊对于两类疾病诊断与鉴别诊断有很大意义，尤其对于温热类疾病诊断意义更大。

①望颜色及润燥。

对于温热类疾病，望咽部之颜色，可以查温邪之浅深；望津液之盈亏，可知伤阴之轻重。

温病初起，邪尚留于卫分，整个咽部的颜色常常突然漫红充血。通常单侧咽红为久病，双侧咽红为初感，此时治疗当以疏风清热解表为法。温热之邪久居，内传气分，咽部颜色通常为鲜红。此时应注意咽部的津液情况，若咽不干燥，单以清气即可；若干燥，则清热养阴并举。若为烂喉痧，热入气分后往往很快气血两燔，咽部红而糜烂。此时说明气分毒热较甚，内迫入血，治疗时除了注意气血两清以外，因邪毒郁结咽部，还要注意解毒，用药当取清瘟败毒饮之义。气分之邪不解则入于营血，咽部颜色由鲜红渐变为紫红，此时治疗应清营泄热，透营转气。温病中有一特殊情况即春温病，往往不经传变，直中营血。咽部颜色一般初起即为紫红且疼痛较重，治疗当以清透为法，用药取清营汤之义合之以牡丹皮、赤芍、板蓝根、薄荷。温病后期，咽部颜色多嫩红少津，治疗以养阴为主，伤气者则益气养阴。湿热类疾病，咽部表现往往不如病人自觉症状显著，颜色在病程中变化很慢，正如叶天士所言"温热虽久，在一经不移"，就是讲湿热类温病变化慢的特点。湿热类疾病患者多见咽部漫红，罩薄黏痰液，疼痛往往不重。咽部望诊要结合全身症状综合判断。如咽部未有改变，而有恶寒发热、舌边尖红、脉浮数等全身表现，此时也应按风热表证治疗。还有某些气分证已入于营血分，出现身灼热无汗且夜重，而舌象与咽部反映仍是气分证的表现，辨证时当舍弃舌象与咽部症状而遵从全身表现。

②望咽部的分泌物辨治。

若分泌物色白，在温病初期多见，夹湿者多。或为痰湿偏重，肺脾同病；或为风寒袭肺，水饮不化；或为气虚，水液气化不利。具体辨证应参照全身表现，随证治之。若分泌物色黄稠，在温病中期多见，一般说明痰热偏重，治疗当清肺化痰。若痰黏量少则说明热邪已有伤阴之势，治疗时应适当养阴。

③望咽部附属器辨治。

咽部附属器包括腭扁桃体、咽后壁及淋巴组织、悬雍垂。

腭扁桃体：在脏腑分属上责之肺胃，急则属肺，缓则属胃。若患者平素扁桃体肿大且色红而痛，多为胃中积热上搏于咽部，此类患者易于感邪。感邪后扁桃体颜色变红，体积增大，这时病位在肺之卫分或气分，治疗时可疏风解表或清气泄热。病邪久居，扁桃体易于成脓，若已成脓，则为气血壅滞、血败肉腐、气血同病。未成脓者，仍可消之散之；已成脓者就需凉血活血排脓，用药如桔梗、甘草、鱼腥草、赤芍、生薏苡仁之类。成脓后期，久不收口者，为气阴不足、化生乏源，治疗时当益气养阴生新。扁桃体肿大并非皆为热症，若扁桃体仅肿，但不红不痛、不成脓，多为痰湿内停或夹湿外感，治疗时不可一味清泄。

咽后壁：可以分部位进行。咽后壁两侧责之于肝胆，中央责之于肾。《素问·奇病论》言："夫肝者中之将也，取决于胆，咽为之使。"咽后壁色红或暗红偏于两侧，此时全身症状变化多端，但治疗皆从肝胆入手，色红者病浅，色暗红者病深，且多见于中年女性，其病源于血分。咽后壁中央色嫩红有微痛，责之于肾。

咽后壁淋巴组织：通常不明显，一旦可见，则为病理状态。此处病变多与肝经有关。

在温病发展过程中，滤泡突起，颜色微红，病在卫分；滤泡鲜红呈簇，则病在气分或卫气同病；滤泡颜色暗红，则病已入营血分。在杂病中，若淋巴滤泡色白，则病在气，多为痰结；若颜色偏暗，则病在血，为有血结。临床治疗之时当分清在卫或在气或在血，用药注意开结散结，在气可加牛蒡子、川贝母，在血可加赤芍、郁金。

悬雍垂：与扁桃体相似，多归脾胃，辨证亦相似，但在中风病诊断时悬雍垂的偏移则有一定意义。

④验案举例。

葛某[8]，女，7岁，2002年12月15日初诊。发热4天，刻下高热39.4℃，恶寒抖栗，头痛肢麻少汗，鼻塞咳嗽咽痛，胸闷时腹疼恶心，尿黄热。尿检：红、白细胞满视野。脉浮弦数，舌边尖红、苔薄腻边白中黄，扁桃体Ⅱ度红大，咽后壁颗粒滤泡鲜红。服感冒药未效，继输液及服消炎药2天，热略减后又升高。此风热郁阻肺卫，胃肠失调，热毒下流。证属卫气同病，治以宣疏泄热。处方：金银花15克，连翘15克，黄芩10克，桔梗10克，半夏10克，牛蒡子10克，前胡6克，苏子梗各6克，荆芥穗8克，赤芍10克，石韦10克，黄柏10克，薄荷8克。4剂。嘱每剂分2次服，3小时1次，汗出减量。患者服药3次热退，余咳嗽、咽红明显减退。时年冬季露寒偏重，暖室厚味，温差较大，人体失调，以致热感寒束，加之胃肠失调，少儿尤多此症，咽部观察对此类病症有鉴别意义。

**2）辨治特点**

孔老临床辨证特点体现在注重辨外感内伤、挖掘伏邪致病因素、强调气血辨证、从三焦辨复杂证候、从少阳肝肾辨妇科疾患、治疗分轻重缓急、用药平稳缓缓图功等方面。

孔老临诊首辨外感内伤，由于现代人生活安逸疏于锻炼，常常不禁风寒，易于为外邪所中，而个人用药又较随意，故临诊时往往不表现典型的外感证候，混乱医生的辨证。孔老认为外邪不辨，治里无功，甚至出现服药后不良反应，因此临床注重咽喉和寸脉的诊查，有外邪者必先解表。

所谓强调气血辨证，是指孔老强调临床当辨明邪气在气分还是在血分，在气分当清泄疏化者，断不可盲目动血，导致邪不去反致邪气内陷；反之，邪已入血分者，当通络和血，否则邪气胶结血分留置不去。如某些患者肌肤见斑疹而舌苔厚腻，大便难下，湿热胶结气分，里气不和而热逼血分，此时若妄用凉血解毒，必导致热毒与湿浊胶结，血分之热愈加难撤。

对于某些反复发作的外感病和内伤病患者，孔老认为可从伏邪角度考虑其病机。邪气所伏部位可概括为三焦膜系（已详述于前），治疗方案在通常三焦的基础上着重于病变部位的治疗。如某些反复发热咳嗽患儿，颈部或肠系膜淋巴结长期肿大，孔老认为此为三焦伏邪，当畅行三焦的同时，重点宣开肺气，反复用药，扶正攻邪相并而行，磨合收工，同时也体现出缓药图功的治疗特色。

（1）妇科病治疗特色。

孔老治疗妇科病多从调经入手，而月经失调往往是妇科诸病的最先反映。中医素有"凡医妇人，先须调经"（《妇人大全良方·调经门》）之说。《景岳全书·妇人规》说："夫经者，常也，一有不调，则失其常度，而诸病见矣。"言调经当是治疗妇科疾病的重要环节。孔光一教授是我国名老中医，其临证六十载，在治疗月经失调积累了丰富的经验，在内伤杂病的治疗中也重视配合月经周期调治，临床疗效确切。

①肝脾不调是月经病发生的主要原因。

《临证指南医案》曰："女子以肝为先天，阴性凝结，易于怫郁，郁则气血亦滞。木病必妨土，故次重脾胃。"明确指出女子调经应重视肝和脾胃。肝之经脉起于足大趾爪甲后丛毛处，经太冲穴沿腿内侧中线进入阴毛中，绕阴器，至小腹，挟贯两旁，向上穿过膈肌，分布于胁肋。可见，肝的经脉循行于人体的阴器、胞宫及乳房，且"肝为冲脉之本""太冲脉盛，月事以时下"，因此，无论妇女生理机能，还是经带胎产诸病，均与肝密切相关。《女科经纶》言："妇人经血生于水谷精气。"胃与脾同为气血生化之源，胃足阳明之脉下行，与冲脉会于气街，所以胃中水谷之气盛，冲脉也盛，血海常满，月经也就正常。

饮食失节、劳累过度、生活起居失当均会损伤脾胃，而为"胜我"之肝木乘之，即"土虚木郁"；现代人生活节奏加快、社会竞争压力增大，易致肝气怫郁，克伐脾土，即"木旺乘土"。月经不调患者中多见肝脾不调，冲任失司证型，常伴有经行泄泻、经行头痛、经间期出血、不孕等。孔老多从调肝理脾入手，法用疏肝解郁，养血柔肝，健脾理气，肝脾同调治疗月经不调。常用柴胡、赤芍、白芍、当归、黄芩、青皮、陈皮、白术、茯苓、甘草等为基本方进行化裁，方取逍遥散之意，方中柴胡疏肝解郁，以使肝气调达；白芍滋阴柔肝，敛肝阴以养血；柴胡与白芍相配，柴胡苦辛，白芍酸收，两药同入肝经，一散一收，一升一降，一入气分，一入血分，配伍运用辛散不伤阴，酸收不壅滞，共起养肝疏肝之效。赤芍、当归养血活血；肝体阴而用阳，当归、白芍相须为用，养肝体以助肝用，兼制柴胡疏泄太过。孔老调经，尤喜赤白芍同用，谓白敛赤散，养阴活血，相辅相成。茯苓、白术、陈皮、甘草运脾健脾，补脾胃而不壅滞，俾营血生化有源，不使肝木克伐脾土；黄芩助柴胡疏肝解郁；青皮之用，正所谓"肝欲散，急食辛以散之，以酸泄之，以苦降之"（《本草纲目》）。

②因时制宜是月经病治疗的重要因素。

月有缺满盈亏，女子之血海满溢亦应周期而变化。孔老调经时，注重顺应其生理过程中阴阳消长、气血变化的节律，即月经周期而因时施治。如周期第一天到第七天为行经期，子宫排血泻而不藏，治疗偏重养血通经、健脾疏肝为主，多加入川芎、鸡血藤、生艾叶以助行经；经净至周期第 13 天，冲任、子宫气血逐渐恢复正常，气血阴阳虚损之人此刻应根据不同亏损相应进补，如气虚者加入太子参、黄芪；阳虚者加入肉桂、菟丝子；血虚者加入阿胶、丹参、制首乌；阴虚者加入二至丸之类；肾精不足者，加入桑椹子，沙苑子。周期第十四五天为经间期，即氤氲之时（西医学称为"排卵期"），若有经间期出血的患者，孔老于此时多加入太子参、阿胶珠、白茅根、牡丹皮、艾炭等寒热平调，益气清虚热，标本兼顾。月经前期，即周期第十六天至第二十八天，阳转入阴，子宫气血充盛，治宜因势利导，以理气疏肝、活血通经、温阳散寒为主，温经散寒多用生艾叶、炮姜、肉桂，兼减原方凉血寒凉之药；活血通经用当归、川芎、桃仁、益母草、丹参等，使经行通畅、下血顺利；理气疏肝用柴胡、香附、枳壳等，疏肝理气，调经止痛。

③选药平和是月经病用药的主要特点。

女子经水乃先天元气之所生、后天元气之所奉、赖阴气精血之滋养。孔老治疗月经不调必时时顾其阴血元气，选药力求平和，不过用药量，药有偏性时多配合他药以监制。

若月经不调，因于血虚而冲任血海溢满不足，经少色淡或逾期不至者，多加当归、白芍、阿胶补血，而"气为血之母""有形之血生于无形之气"，又常配益气之品以助血之生化，但其很少用人参、党参，嫌其补力过猛或易滞气的弊端，常以太子参、白术同用以补气助生化，且用量多在 15 克以下，并佐以砂仁、陈皮以助运化，使补而不滞；若情志怫郁气机不畅，久及血分，血瘀胞宫，经行有块、行而不畅，多用柴胡、青皮、陈皮、当归、赤芍、川芎、丹参等药行气活血，使气机顺畅，瘀血得化，经血自下。孔老理气不用沉香、檀香等过于温燥之物，活血不用三棱、莪术、水蛭、虻虫等破血消癥之品，恐其药性峻猛，耗气动血伤阴；若肝火炽盛，迫血妄行，月经先期或经量过多者，则多用黄芩、蒲公英、黄柏、龙胆草、炒山栀等清肝泻热之药，又恐寒凉伤脾，常酌加一些白术、茯苓、陈皮、甘草等顾护脾胃之药，且凉药用量皆不超过 15 克。

孔老调用药皆临床常见之药物，不用怪药奇药，增加患者购药的困难，药性亦十分平和，临床上不用附子、水蛭、虻虫等有毒之药，以免耗伤正气，损其阴血。其斐然疗效来自翔实的问诊、审慎的思考、合理的处方，而不在珍稀药物上做文章。正如费伯雄所言："义理之得当，而不在于药味之新奇。"

④灵活加减是月经病论治的重要方面。

孔老每于临证之时，无不仔细询问、详观舌脉，常告诫学生要因人而治，灵活变换方药以主症兼症共治。临床上若见月经量多、经色鲜红，经前颜面起疹、色红个小，为经前肝经风热，上熏头面，多加夏枯草、菊花、蒲公英等质轻上扬之品，清宣郁热，使清热不碍行经。若月经期间感冒，热壅三焦，咳嗽痰多，脘腹胀满，溲赤便秘者，多在二陈汤基础上加连翘、银花、炒山栀、车前子，清热利湿；若木旺乘土，见纳谷不馨、反胃恶心，大便溏薄，苔白厚腻者，多用苍术、厚朴、白蔻仁，燥湿运脾；若经行小腹冷痛，四肢冰凉者，多加肉桂、炮姜、艾叶，温煦下焦；若经行腹痛剧烈，则用元胡、炒灵脂、乌药温经止痛；若月经黏腻多块，阴痒、带黄稠，为肝胆湿热下注，则用龙胆草、炒山栀、黄柏清肝泻火或合入四妙散，清利湿热；若经行量多不止，加用阿胶珠、艾炭、三七粉，养血活血止血；若经期血虚肠燥，大便不通者，多加火麻仁、当归养血通便；若见腰膝酸软，夜尿频多，尺脉尤弱，为元阳不足，喜加鹿角霜、杜仲、肉桂、益智仁益火之源。若脾虚湿盛，脾精不守，不能化营血为经血，反成白滑之物，白带量多，清稀如水，则加白术、茯苓、陈皮、车前子等，补益脾土，淡渗利湿。

临床上兼证繁多，孔老主张主症与兼症并治，灵活选药，尤其对于寒热错杂之证，更是分经论治，寒热并进，互不相绊，往往一两味药的加减，即效若桴鼓。

⑤验案举例。

马某[9]，女，29 岁。2009 年 4 月 7 日初诊。月经稀发 3 年。现病史：3 年来月经稀发，或三五个月一行，行则量少、色暗、有血块，伴少腹冷痛。服西药黄体酮月经则行。现月经 5 月未行。刻下症：左下腹及两腰酸痛，带黄，时有偏头痛，经前便稀，脉弦尺弱，舌尖红、苔薄黄。根据脉证乃肝郁气滞，脾肾两虚。治以疏肝理气，健脾补肾，活血温经。处方：柴胡 10 克，赤白芍各 10 克，当归 10 克，川芎 6 克，黄芩 10 克，青陈皮各 6 克，白术 10 克，川续断 10 克，甘草 5 克，龙胆草 6 克，肉桂 3 克，干姜 3 克，半夏 10 克，益母草 15 克，麦冬 20 克，菊花 10 克。7 剂。

二诊（2009 年 4 月 24 日）：服药后，4 月 13 日月经即行，行 7 天，量比以前增加，血块较少、色暗，左下腹及两腰酸痛减轻。月经已行，说明血海气血暂通，当务之急不再通经，而当为养血、补益冲任。孔老减川芎、益母草，加入茯苓 15 克，丹参 20 克。15 剂。意在健脾益气，补益后天气血生化之源，养血和血。

三诊（2009 年 5 月 4 日）：经将期，双乳胀痛，腹痛，便欠畅，舌红、苔薄黄根腻。月经前期血海充盛，治宜因势利导，活血通经，使经血得下。4 月 24 日方，减丹参、龙胆草，加入川芎 6 克，炒山栀 5 克，炒山楂 15 克，郁金 10 克。7 剂。月经前期减清热凉血之药，防寒凉遏闭经血，加用川芎、炒山楂、郁金，加强疏肝解郁、活血通经之力。嘱患者下次月经前 1 周复诊。

四诊（2009 年 6 月 9 日）：5 月 16 日经行，量可、块少，左下腹及两腰酸痛已除，经将期，带黄，便较畅，舌淡红、苔薄黄根腻。上月如期经行，经行情况较顺利，在 5 月 4 日方的基础上减炒山栀，加入藿香 10 克，龙胆草 5 克。7 剂。时值 6 月，暑湿当令，故加入时令药物藿香芳香化湿。见患者带黄，苔黄腻，考虑下焦有湿热，故少用龙胆草，清利湿热，用量不多，可免寒凉遏闭。

五诊（2009 年 7 月 7 日）：6 月 18 日经行，期准，色较红、量可、块少，无明显不适，便畅。患者服药已经 3 个月，月经连续 3 个月如期而至，行经顺利，病情稳定，因素有头疼问题，遂后诊以治疗头痛为主，调经为辅，随访 1 年，月经均正常。

女子以肝为先天，肝体阴而用阳，阴性凝结，易于怫郁，气郁则血滞，故月经稀发，时有偏头痛；气机久郁，郁而化热，故带黄；木病妨土，脾失健运故见经前便稀；脾病则气血生化无源，气血亏虚，冲任血海满溢不足，加重月经稀发；然阳气怫郁于上，下元阳虚，"阳气不足，寒从中生"，故行经时少腹冷痛；"经水出诸肾"，腰为肾之府，肾虚易致月经稀发，腰酸，迟脉弱。本病虚实夹杂，故治法上既要疏肝，又要健脾补肾；既要清上焦之热，又要温下焦之寒。治疗上要上下兼顾，寒热并调。孔老辨证准确，用药恰当，则最终取效。

（2）儿科外感咳嗽治疗特色。

咳嗽多见于急慢性气管、急慢性咽炎、支气管扩张等疾病[10]。肺为娇脏、朝百脉主治节，若咳嗽迁延日久，可引起多系统并发症，甚至呼吸、循环系统衰竭，危及生命。如徐灵胎云："诸病之中，惟咳嗽之病因各殊而最难愈，治或稍误，即遗害无穷。"儿科咳嗽多见风热袭肺和痰热蕴肺两型。

咳嗽主要因寒温不慎，外感风热或风寒入里化热而致，临床见咳痰色白较稀量不多，咽痒咽红肿痛，或伴恶寒发热，或反热不寒，脉浮数，舌边尖红、舌苔薄白或薄黄。本证多见于体内素有积热之人，尤以小儿多见。相当于急性上呼吸道感染、急慢性气管—支气管炎、普通感冒及流行性感冒初期、急慢性咽炎证等属上焦风热者。

孔老常用前胡、桔梗、浙贝母、甘草、连翘、陈皮、麦冬、僵蚕、黄芩、赤芍、玄参、牛蒡子等为基础方临证加减。前胡、桔梗宣肃止咳；配陈皮理气燥湿，入肺脾而宣壅；加贝母、麦冬，清肺中火痰；加连翘，清上焦风热；甘草生用，配桔梗、牛蒡子治咽喉不利；此八味清宣上焦，化痰理气，各擅其功。因患者常见咽喉红肿疼痛，孔老师加入"僵蚕、黄芩、赤芍、玄参"，清热散结、凉血止痛。全方轻清上扬，遵吴鞠通"治上焦如羽，非清不举"。

若久咳或反复咳嗽者，以川贝母易浙贝母，用量可减半，亦喜加入百部，因其"润而不燥，且能开泄降气……尤为久咳、虚咳必需良药"（《本草正义》）[11]，或加入北沙参，清养肺气，托邪外出；伴恶寒发热，加入金银花、荆芥穗、板蓝根，疏风解表；鼻塞流涕，可加入白芷、薄荷，祛风胜湿；鼻衄者，加入白茅根，清热凉血；咽后壁淋巴滤泡增生或颌下淋巴结肿大，加牛蒡子、板蓝根，清咽、解毒、散结；肺经起于中焦，环行胃口，邪犯肺脏，累及脾胃，见纳谷不馨、大便不调，陈皮易为苏梗，再加茯苓、白术，肺脾同治，此时若咳甚则呕吐，苏子梗同用，再加莱菔子，下气之功尤效。对于痰热蕴肺型咳嗽则配以运脾化痰法，经云：脾为生痰之源，肺为贮痰之器。脾失健运，津液停聚生痰，若复感外邪；或因治疗咳嗽过用抗生素，寒凉伤脾而成。见咳嗽声重，咯痰量多质黏，胸闷，纳差腹胀，便溏且臭或便秘，舌红、苔黄腻，脉滑数或弦数。多见于急慢性气管—支气管炎后期、支气管扩张急性发作、胃—食道反流性疾病、病毒性肺炎等证属痰热蕴肺者。孔老常用前胡、桔梗、连翘、菊花、半夏、茯苓、陈皮、甘草、僵蚕、黄芩、赤芍、玄参、鱼腥草、麦冬临证加减。取连翘、菊花、桔梗、前胡等清宣上焦；二陈汤之用，如丹溪言"治痰法，实脾土、燥脾湿，是其治也"[12]、故"二陈治痰要药"[4]，从肺脾论治。方中半夏、麦冬同用，此孔老常用药对，一则麦冬配半夏，如《本草蒙筌》所言"麦冬兼行手少阴，每每清心降火，使肺不犯于贼邪，故止咳立效""半夏唯能治痰之标"，二者均为治痰之剂；二则取法麦门冬汤之意，即降气清火、止逆下气之用。整个基础方寒热并用，润燥互调，真中正之道也。

若伴发热，多加银花、荆芥穗、板蓝根，清热解毒；痰壅气促、喘息难卧，加入莱菔子，重用厚朴降气化痰；痰黄黏稠或成块难咯，加瓜蒌、贝母化痰生津；若消化道症状明显，恶心呕吐、胸骨后灼热不适、便溏黏腻、便下不爽，加入枇杷叶、黄连、砂仁或合入平胃散，清化肠胃湿热；热结肠腑，便秘难下，则加炒山栀通利三焦，配以厚朴通腑下气，总使腑气通顺、邪有出路。

验案举例：

李某[13]，男，12岁，2009年1月13日初诊。一周前着凉后咳嗽，2天前开始发热。刻下症见：咳嗽频作，痰色黄白相间易咳出，体温37.2℃，咽红，食欲下降，大便干，脉浮滑，舌尖红、苔薄白，家长诉患儿平素嗜肉。孔老治以清宣肺热，化痰止咳。处方：前胡10克，桔梗10克，僵蚕10克，黄芩10克，半夏10克，川贝母（打）5克，苏子梗各5克，银花10克，连翘15克，赤芍10克，玄参15克，甘草5克，牛蒡子6克，陈皮6克，麦冬15克。5剂。

二诊：服上药，咳嗽次数减少，体温恢复正常，食欲渐佳，食后见嗳气，大便仍干，故加莱菔子6克，和中下气，用药5剂上述症状皆愈。

患儿素有食积，郁而化热，感寒后寒易化热，孔老祛风清热化痰治疗咳嗽的同时调畅肠胃气机，俾积有所化、热无所依。

# 参考文献

［1］黄志英. 叶天士医学全书［M］. 北京：中国中医药出版社，1999：150，1034.

［2］田景平，张煜. 卫气营血辨证源流之探究［J］. 甘肃中医学院学报，2009，26（1）：40-41.

［3］刘林. 温病通法探讨［J］. 光明中医，2004（3）：4-6.

［4］张鑫，张俊龙. 伏邪概念实质研究［J］. 北京中医，2006（3）：155-157.

［5］陈正平. 柳宝诒《温热逢源》伏气温病学说述要［J］. 中国中医基础医学杂志，2006（10）：766-767.

［6］［清］柳宝诒. 温热逢源［M］. 北京：人民卫生出版社，1959：1，13，16-17，47，59.

［7］宋乃光. 孔光一教授用肺—少阳—肾相关体系辨治热病的经验［J］. 北京中医药大学学报，2009，32（5）：314-316.

［8］司庆阳，谷晓红，赵岩松. 孔光一教授咽部辨治经验初探［J］. 北京中医药大学学报，2003（2）：71-72.

［9］谷晓红，陈洁琼，刘蕊洁，等. 孔光一教授治疗月经病特点探讨［J］，2011，26（9）：2009-2011.

［10］田德禄. 中医内科学［M］. 北京：中国中医药出版社，2007：68-75.

［11］潘远根，王平南. 名医药论［M］. 北京：人民军医出版社，2008：59-60.

［12］姚乃礼. 古今名医临证精华［M］. 北京：人民军医出版社，2007：45-46.

［13］刘蕊洁，陈洁琼，赵岩松，等. 孔光一教授治疗肺热咳嗽验案举隅［J］. 北京中医药大学学报（中医临床版），2010，17（4）：19-20.

# 六、弟子持敬续学拾粹

孔老临床六十余年，经验丰富且独具特色，但其毕生忙于诊务很少著述。其弟子们亦深知孔师医道医学精深博奥，非三年跟师侍诊所能得，更明白"百尺竿头须进步"之理，弟子跟师学习三年后，对孔老各科临床经验总结在出师后仍笔耕不辍，本书撷取了部分内容进行整理。

## （一）外感疾病

### 1. 清宣理肺、清化积毒、清解透达、和血泄热法治疗伏邪发热

对于发热性疾病，孔老强调伏邪致病的重要性，并根据患者体质、病邪属性、邪伏部位、邪正盛衰、治疗情况等影响伏邪发病的因素及伏而后发、诱因引动、反复发作等伏邪发病的特点，确立了清宣理肺、清化积毒、清解透达、和血泄热等治疗法则。笔者有幸跟随侍诊学习，受益良多，现将其辨治伏邪发热的经验整理如下。

#### 1）伏邪的内涵

"伏邪"学说是根据《素问·阴阳应象大论》中"冬伤于寒，春必病温"关于伏气发病的论述而总结提炼出的温病发病学理论，与其相对应的是"新感"学说。《素问》原意本为阐发六淫邪伏致病之理，并非专论温病伏发之论，然后世医家多据伏寒化温一条阐论温病发病机制，直至明清"新感"之说倡立，新伏之争风起。

孔光一教授认为，六淫皆可致伏，或因邪伏隐匿之处，或邪微正虚，或祛邪未尽，致使潜伏不发，或因外邪引触，或其他因素诱发；邪伏既发，并非皆为温病，邪有风寒暑湿燥火之别，伏处脏腑阴阳气血各异，所发之病亦有内外妇儿之分。感邪虽可致伏，伏邪亦可内生，情志、劳倦、饮食、伤堕、虫疾等因素导致机体气血阴阳失调，痰湿瘀热内生，或调治不当，或邪势轻浅，致使邪毒内伏，迁延日久而发，亦属广义伏邪范畴。将具有伏于体内而不立即发作的病邪作为伏邪的内涵，并引入到现代临床中具有病原体不明、临床症状非病原微生物直接引起的慢性疾病如慢性肝炎、糖尿病、心脑血管疾病、

肿瘤等的诊疗过程，运用中医伏邪学说结合体质学说进行辨证论治具有较好的临床疗效及重要的诊疗价值。

### 2）伏邪致病的发病特点及影响因素

影响邪气伏而晚发的因素主要有体质状况、邪气属性及强弱、邪伏部位、病势进退与正气盛衰情况、治疗情况等。邪气蛰伏，虽因邪势微弱、伏处隐匿、治不得法等致使过时而发，但邪气停蓄久稽，或损耗气阴，或灼烁营血，或酿痰聚湿积热成毒，必待条件成熟伺机而发，或待蓄积旺盛而发，或耗损正气乘虚而发，或遇外邪引动而发，或逢季节交替待时而发，或因情志过极、饮食劳倦内伤、失治误治等诱发。邪伏发病具有诱因引发、蓄作有时、缠绵反复等特点。把握伏邪致病的特点及发展、传变、转归规律，见微知著、见病识源，抓住病机的实质，方能有效清除伏邪。

### 3）伏邪发热的病因病机

六淫皆可致热，且多能感而即发；六淫亦皆可致伏，然既伏而可致发热者，以风寒、风热、暑热、湿热为多。而以内伤为病因，致使机体气血阴阳亏虚、脏腑功能失调而导致的内伤发热中具有伏而后发特点的发热性疾病亦可归于广义伏邪发热范畴。

素体气弱阳虚之人，感受风寒邪气，或邪势轻微，或邪盛祛邪未尽，余邪留恋，虚寒同气相求，或郁久化热，或遇风热、暑热引动而致发热；本有血分郁热、脏腑蕴热之人，因邪轻势浅、正气尚旺，伏而不病，或因外感邪热引动、内外合邪而发，或因饮食辛辣、用药温燥等助添热势而发。小儿年幼质薄神怯，肺脏娇嫩，易感外邪，祛邪未彻，余邪寄伏肺经清虚之所，复感邪热而发；脾胃柔弱，易伤饮食，湿热停滞，交结胃肠而成外感余邪积热伏毒停蓄之处。

### 4）伏邪发热的治则治法

鉴于伏邪发热发病的特点及其影响因素，宗"治病必求其本"之旨，主张察体质、审邪正、因人制宜；辨伏处、分内外、因地制宜；明病性、参病机、因时制宜。伏邪内生者，以祛除毒根为先，根据病邪属性选用清泄里热、解毒消积、化湿泄热、祛瘀退热等法；因时邪引动而发者，以疏解新邪为要，针对其所挟邪气属性选用祛风散寒、疏风清热、清暑解热等法，待新邪既解，再治伏邪。

清宣理肺法：风寒袭肺，宣散不及，余邪伏肺，郁久化热；或外感风热、暑热，清疏散泄不尽，停伏于肺；两者皆可复因外感邪热引动而致发热。治宜解表清里为法，辨表里证之缓急而定清解之先后，方选桑菊饮、银翘散加减。

清化积毒法：邪伏胃肠，内有积热伏毒，遇新感引动而致发热者，治宜疏散外邪，内清热毒。外邪属风热者，以银翘散合连苏饮加减；外邪属暑湿者，方用新加香薷饮合黄芩汤加减，或选甘露消毒丹加减。

和血泄热法：经行之际感邪，热伏血室，经行发热者，治宜和血泄热，方选丹栀逍遥散加减。属素有血热内蕴者，酌加凉血清热之品；属血虚邪伏者，酌加养血活血之品。

清解透达法：外感邪热，或因清疏未透，邪由肺胃潜入募原，或因直入募原而邪气轻微，复感外邪引发而致发热者，治宜清解透达为法，方选柴胡达原饮加减。

伏邪郁久，邪热大有耗阴之弊，阴液愈亏，正气愈虚，邪热愈炽，病深难治，临证调治尤应详察阴液虚损程度，适时酌用养阴清热之品。伏邪发热，多有邪热积伏于里，临证用药，必以大便通达为度，以为热邪之出路。

现代医学中某些慢性疾病，如慢性肝炎、类风湿性关节炎、隐匿性肾炎、肿瘤等疾病在其发展过程中，或因内生邪毒积蓄日久，或邪气消耗正气日久、气血阴阳失调，伏邪由自发或经诱发而致发热者，应辨明病证虚实及病变脏腑，在治疗原发病的基础上，属实证者，宜以解郁、活血、除湿为主，辅以清热。属虚证者，宜以益气、养血、滋阴、温阳，适当配伍清热之品。虚实夹杂者，宜补泻兼顾[1]。

### 2. 清解为先，多脏并调辨治小儿外感高热

孔老认为，小儿外感高热具有季节性强、易感多发、证候复杂、病情急剧多变等特点，且邪热壅盛，多耗气阴、损脏腑、停痰食、致厥、动血。辨治常以清法为主，随证结合疏透宣化、和解通降、养阴和正、保心平肝、肺胃两调诸法灵活施用。强调诊辨务求精细，论治尤须审慎。笔者有幸跟随侍诊学习，受益良多，现将其辨治小儿外感高热病的经验整理如下。

#### 1）首重邪毒，辨析病性新伏

孔老认为，小儿体质薄弱，脏腑柔嫩，不知自调，每易感受六淫邪毒而致病。六淫侵袭皆可致热，而又以风寒、风热、暑热所致者多见。小儿属阳盛之体，所感外邪属阳者，两阳相合易发高热。若感受风寒，又可因其禀赋偏于阳盛，或内有郁热，或治疗不当等致表寒化热而致高热。小儿外感高热可因邪势轻重、病位深浅、禀质厚薄、调治当否等因素而表现出感而即发与伏而后发之不同。因此临证应根据发病季节、起病诱因、热势热型、兼见症候等，明确辨别其所感邪毒属性以求立法精准。

外感风寒郁遏卫阳化热，虽四时可见，而以冬春多发。病在卫表，多伴夹痰、伤食等症。风热邪毒为患，袭伤卫气营血，或先后受病，或越次而发，病势急迫，多伴惊厥、出血等症。暑热为病，或火热炎炽，或湿热弥漫，多伴痉挛、吐泻等症。新感之邪，或侵袭肺卫，或犯及气分营血，或浸淫三焦，邪正交争，起病多急骤，传变迅速，证候简明，高热多突发。伏邪发病，邪气或伏于肺胃肠间，或伏于募原，遇外邪引动或郁伏日久自内而发，起因多隐匿，反复多发，证候混杂，常热势高低起伏。

#### 2）详审邪正，明察病势机转

小儿形气未充，藩篱疏落，抗邪力弱，易感六淫邪气，邪正交争而致高热。小儿高

热病势危急，邪热炽盛，易伤胃气、损阴液、耗气动血而削折正气。临证需详审邪正盛衰情势，以准确把握病势发展，截断扭转危重病情。

脾胃为后天之本，脾胃健运，正气旺盛，方能抗邪有力。小儿脾胃本弱，又易为饮食所伤，因此辨证尤须辨明胃气有无损伤，临证用药亦需时时顾护胃气，以扶正祛邪。

小儿体属稚阴稚阳，形质薄脆，阴液未实，"阳化气，阴成形"，阴阳协调，正气日渐充实，生长发育方可正常。邪热作祟，最易耗伤阳气阴液，气阴虚亏，热毒愈炽，病情愈危。临证应详察形神举止、汗出、渴饮、二便等情况，以确定气阴受损程度；用药亦应以存阴保气为旨，斟酌养阴益气药物的使用。

### 3）清解为先，多脏并调，巧施宣透化利诸法

小儿发育未备，形体未壮，易感邪毒而发高热，且传变迅速，时常表热未解，里热又炽，出现表里俱热之证。邪热炽盛，宜清解退热为先务，或解表清里，或清热解毒，或苦寒清气，或辛凉清暑，直折热势，严防传变。同时针对病邪属性，配合选用轻清宣透、辛香芳化、消导散积、和降通腑、渗利湿邪等法。

小儿肌肤娇嫩，卫表不固，易于感触外邪；脏腑稚柔，神气怯弱，感邪易于传变。因小儿具有"心肝有余、肺脾不足"的脏腑特质，邪热充斥，常常导致热扰心神、引动肝风、肺胃蕴热、肝肺郁热、痰食停胃而出现神昏、心悸、惊厥、咳喘、痞满、泄泻等急症。临证宜根据病位病势，多脏并调，或清心凉肝，或两清肝肺，或清降肺胃。

风寒郁热，或风热外袭，表里皆热，宜轻清宣透、解表清热，方选银翘散加减。咳嗽有痰者加前胡、川贝母、紫菀；咽喉肿痛者加僵蚕、玄参，属新感者加赤芍，伏邪反复者加赤芍、白芍；颌下淋巴结节者，加浙贝母、板蓝根；咽干口渴者，加天花粉、麦冬；食差纳运失职者加莱菔子、陈皮、神曲；胃肠积热，脘腹痛胀者加黄连、厚朴，便干或秘者加炒栀子；便稀或泄者加茯苓、白术；大便欠畅属体虚气滞者加枳壳、白术；鼻衄者，加白茅根；尿黄热者，加龙胆草、车前子；高热起疹者，加牡丹皮、生地黄。

小儿脾胃本弱，易为饮食所伤而致脾虚生湿，复因外感暑热挟风袭肺，成暑温初起之证，湿象不著，宜取新加香薷饮合银翘散之意，以藿香易香薷，芳香化湿兼可疏风解表。湿热弥漫三焦，宜选甘露消毒丹加减，清热解毒、利湿化浊。邪热疫毒，燔灼气血，治宜解毒凉血，方选清瘟败毒饮加减。目赤或肿痛者，加菊花；惊啼不寐者加生龙骨、生牡蛎、莲子心；心悸者，加太子参、麦冬；胸闷者，加郁金、瓜蒌；热泄不止者，合葛根芩连汤加减。湿热邪毒交争，病情多缠绵反复，尤须根据湿热所偏、病邪进退、病情轻重缓急等合理施用清化二法，热胜于湿，以清为主，亦需少佐温化以制其过寒伤正；湿热俱盛，芳化之品不宜多用，以防助其热势。

小儿处于成长初期，脏腑器官功能尚未完备，且外感高热病急害广，临证施治需抓准时机，果断用药，早治防变。然而小儿体质未强，用药亦应时时审慎以免徒伤正气。清热勿过用寒凉，宣发勿过用辛散，扶正勿过用温补滋腻，通腑勿过用峻下[2]。

### 3. 表里兼顾，清里和中、宣上透表、疏调三焦并行辨治小儿外感咳嗽

小儿脏腑发育未全，形气未充，抵御外邪的能力较低，如喂养不当易造成肠胃积滞，生湿蕴热，又易致外邪入侵，发热、咳嗽等即为常有之患。加之病变迅速，诊治不当常致病情迁延。北京中医药大学孔光一教授在诊治小儿外感咳嗽方面具有丰富的临床经验，今择出一隅，试行阐释。

#### 1）注重内外参求，完善温病诊治，并运用于实践

孔老在总结前人的基础上，结合临床实际，提出了肺、少阳、肾三者在温病传变与诊治上密切相关的理论。《灵枢·本输》有云："少阳属肾，肾上连肺，故将两脏。"这句话是孔老学术理论的一个支持点。对于卫气的理解，孔老提出了"卫气实根于下焦，资发于中焦，而宣发于上焦"之说，并认为："卫气是以阴为基，以阳为用。"通过卫气沟通人体的表里上下阴阳，与肺、少阳、肾三者联系起来，以此联系观看，便会在实际中对于疾病的发病与传变有整体的认识。

对于小儿外感咳嗽的诊治，以上所论具有现实指导作用。就笔者跟师门诊所见，此类患儿临证可见寒热往来，咳嗽，咽红，口苦，食欲不振，颌下及颈两侧可及肿大淋巴结，小便不利，尿黄赤，甚则尿血。尿检可见红细胞、白细胞、蛋白。此因肺表失宣，肺气闭郁，邪气内伏少阳；热郁内陷，影响肾的气化功能所致，发病急，传变快，多见卫营同病，甚则伤阴动血。孔老讲求治病的层次与整体相结合，多以宣开肺气为切入点，兼以和解少阳、滋肾清热为法。因肺主气司呼吸，为水上之源，治节出焉，在气机运行与津液敷布方面起主导作用；且肺为清肃之脏，不喜闭郁，吴鞠通以"上焦如羽"来比喻温病初起，故只要用辛散轻清的方药以宣开肺气，驱邪外出，就可以达到祛邪而不伤正的目的。病入少阳，则病邪已离太阳之表，而又未入阳明之里，少阳经以相火主令，足少阳以甲木而化气于相火，顺则下蛰而温肾水，逆则上炎而刑肺金，故少阳经最易病火，病则相火上炎，枢机不利，相火内郁，则刑肺金，当以清凉和解之法，调少阳枢机以利热外解。温病经热不解，外泄无路，必烁脏阴，其肺脾肝肾精液，久为相火煎熬，益以燥热燔蒸，脏阴必至枯竭，是当滋其脏阴，泄其腑热，勿令阳亢而阴亡也，故以滋肾清热法，如此表里兼顾，清里和中、宣上透表、疏调三焦并行不悖。

#### 2）诊治与方药的选取

针对小儿特点，为弥补问诊的不足，孔老采取查色脉、观指纹、望咽喉、听声音，并与触诊相结合的诊断方法，以对病情有全面了解。如小儿感冒咳嗽，其脉浮象，虽无发热等表证之象，但仍需于宣肺方中参以透表。对于幼儿多以指纹诊断为依据，分三关而定表里、虚实、气血之辨。关于咽部望诊和颈部淋巴结触诊，是孔师很有特色的诊断方法。在小儿感冒咳嗽中如有扁桃体红大，为邪势较盛，当于宣肺利咽方中加大解毒清

热之力，兼舌质红干者，增甘寒益阴之品。如触及颈部淋巴结节，则于宣透清热之余，必兼分利散结之品。

治疗本着先表后里、先上后下的原则，发热等外证显著时，先以宣肺解表。孔老强调解表药多是辛窜之品，不可多服，根据小儿脏腑娇嫩、脾胃不足的特点，表证既解，必以资培脾土而达培土生金之效。临床小儿往往肺胃同病，表现为咳嗽、乏力、不思饮食、大便不调，当于宣肺止咳之际，着重和胃。孔老在选药方面不尚炫奇，唯求平和稳妥，实际运用中善于对仗取用，以协调气机通达为顺。在宣调肺气方面择取前胡与桔梗，宣降相因；在清透方面选用菊花、连翘、黄芩、赤芍、玄参而表里两清。孔老认为赤芍、玄参为通利散结、清热解毒之品，虽在表证气分，如咽喉红肿，伏热已显，则与前胡、桔梗、僵蚕、牛蒡、菊花、连翘等宣透之药相配，既可趋上利咽、表里两清，又能避用苦寒化燥伤阴。从选药中也可看出孔师善用轻灵之品，不碍人体活泼之气机，尤其针对小儿则更为适合。此外选取神曲、陈皮、甘草等和中之味，意在治上不犯中，亦可制约寒凉之药，于小儿脾胃尚弱之特点尤为贴切。针对小儿感咳多为发热之遗，如热邪羁留当选板蓝根等清热解毒之品以应之，并酌情选用浙贝母、川贝母等化痰散结之品，使组方臻于全面。若久咳缠绵者，沙参、百部当斟酌选用[3]。

### 4. 宣上调中法在温病临床中的应用

宣上调中法根据病邪侵犯路径及疾病传变规律，在调节机体脏腑功能的基础上，达到祛邪外出、邪退正安的目的。此法对于指导发热性疾病、肺系疾病、儿科疾病的临床治疗具有重要意义和价值，笔者根据跟诊学习经历结合相关文献及医案，对该治法内涵、作用机理以及具体临床应用进行梳理和总结。

#### 1）宣上调中法的内涵

宣上调中法包含宣上和调中两个方面。宣上是指宣畅上焦气机，包括宣发肺气与调降肺胸气机。肺主气、主治节，与胸膈气机运行关系密切，对全身气机具有调节作用，故宣上具有宣外透达之意，通过宣发气机、透邪外出，使邪气有外达之机。

调中具有调畅、调养、调护之义。调畅中焦气机，脾胃为升降之枢，使脾气升、胃气降，而阳明胃肠以通为顺，还要使胃肠气机通畅。中焦枢纽通畅才能保障上焦气机宣发肃降，以达到气机宣散透达、祛邪外出之目的。调养中焦脾胃，脾胃乃后天之本、营卫生化之源，脾胃不足则气血生化乏源，脾健胃和才能营卫调和、抗邪外出。调护中焦脾胃，使卫气"卫外而固"，防护在外邪气侵犯，同时防护中焦，防止已感邪气传变入里。

宣上常用辛苦芳香之味，温凉之气。辛味药具有宣散作用，苦味药具有清热作用，温者清之，温邪初袭，辛苦凉气味相合，发散兼以清热。宣上还多用芳香药物，轻清流动，具有宣化透达的作用。常用药物如荆芥穗、淡豆豉、藿香、前胡、桔梗、杏仁、枳壳、薄荷、金银花、连翘、竹叶、桑叶、白僵蚕等。调畅中焦用药多辛苦、寒温，合化为用。辛味能开、能行，苦味能降、能泄，两味合用取辛开苦降之效。温性升散，与辛味相合，则辛苦温合化升降气机，常用药物如陈皮、紫苏梗、半夏、生姜、砂仁等。寒性沉降，与苦味相合则苦寒降逆，常用药物如黄连、黄芩等。辛苦温与苦寒合化而用，升清降浊，调畅中焦。临床应用中，孔老师认为用药要避免过于苦寒，否则容易攻伐胃气，故常用消导之药通畅阳明胃肠，如莱菔子、山楂、鸡内金等。调养、调护常用甘温之药，甘味具有补益和中的作用，温性具有温煦中焦的作用，甘温相合，取其温补之效，健脾和胃，补中益气，常用药物如人参、党参、白术、茯苓、甘草、山药、白扁豆等。

### 2）宣上调中法的作用机理

宣上调中法的实质来源于温病的三焦辨证。上焦包括肺及心包的病变，其中肺的病变多见于新感温病的初期，心包的病变则多见于温病的极盛期，宣上主要调节的是肺。中焦包括脾、胃、大肠，温邪传入中焦一般属温病的中期或极盛期，邪正斗争剧烈。温邪始犯上焦手太阴肺，继则传至中焦阳明胃。宣上调中法应用于卫气营血辨证的卫气分阶段。叶天士提出："在卫汗之可也，到气才可清气。"卫分要"汗之"，"汗"是要解表透邪，即宣上的宣外透达之意。气分病变比卫分重，要调养、调护中焦，防止病邪传入气分。气分以清里热为主，热邪郁阻，犹有外透之机，仍需清热透邪，在清热的基础上，宣发调畅气机，使气分邪热向外透达。

从温邪传变规律分析，宣上调中法有利于祛邪外出，防止病邪逆传深入。病邪在上焦，用芳香轻清宣透之品疏泄卫表，透邪外出，取轻清宣透之品清宣上焦之邪。调养脾胃有利于护养正气，抗邪外出。调畅阳明胃肠，可使邪有出路，防止逆传心包。

根据脏腑相关理论而言，宣上调中法包含肺与胃肠同治。肺与胃肠经络循行相连，《灵枢·经脉》载："肺手太阴之脉，起于中焦，下络大肠，还循胃口，上膈属肺。"肺与胃形态结构相关，咽喉是二者共同的通道，是肺胃的门户。肺胃在生理功能上的联系密切，二者共同化生和运行气血津液，共有喜润恶燥、主降之特性，在五行中金土相生。肺与大肠生理功能相合，肺为清虚之脏，大肠为通降之腑，二者气机相连、升降互用。

从肺系热病常见的发病原因而言，宣上调中法是标本兼治。随着人民生活水平的提高及食品工业的发展，人们容易摄入高热量食物，导致胃肠积热。小儿对食物的需求旺盛，但脏腑娇嫩，胃肠薄弱，与其迅速的生长发育所需不相适应，易形成积热壅于胃肠。胃肠积热是肺系热病发生的重要因素之一，素有胃肠积热，上熏于肺，外感风热，口鼻上受，易于发病，在儿科疾病中尤为常见。如食积外感、食积咳嗽、小儿肺炎、小儿反复呼吸道感染等。研究发现，胃肠积热与小儿肺炎喘嗽、小儿反复呼吸道感染的发生存在正相关性，胃肠积热作为内因，其伴随症状及相关危险因素均可增加呼吸道感染的发病机率。宣上调中法既清宣肺经热邪，又清泄阳明积热，还调护小儿脾胃，顾护正气。

### 3）结语

宣上调中法在上宣降肺气与调畅胸膈气机，在中调养脾胃与调畅胃肠气机。该治法立足于脏腑相关理论，寓肺脾同治、肺胃同治于其中；顺应温病的传变规律，有利于祛邪外出；符合三焦辨证论治规律，体现了"在卫汗之可也，到气才可清气""治上焦如羽，非轻不举""治中焦如衡，非平不安"的辨治原则。该治法在发热性疾病、肺系疾病、儿科疾病中应用广泛，如外感发热、咳嗽、哮喘、小儿食积外感、小儿肺炎、小儿反复呼吸道感染等[4]。

# （二）内科疾病

## 1. 辛开苦降法治疗脾胃病

孔老认为三焦和脾胃在人体消化过程中有着密不可分的生理关系，因此临床治脾胃病应尤重调三焦。

### 1）治脾胃以辛开苦降为要

孔光一教授认为辛开苦降是治疗脾胃病的第一方法。因脾胃一脏一腑，一阴一阳，互为表里，以膜相连，发病时常相互影响，脾湿易浸于胃，胃热易淫于脾，造成脾胃湿热胶结难解的病理状态。辛开苦降法是将辛热和苦寒两类药性截然相反的药物配伍使用，起平调寒热、燮理阴阳、调畅气机的作用，用以治疗寒热错杂、气机逆乱、升降失常的病证，最适用于治疗脾胃病，该法首见于《伤寒杂病论》，以半夏泻心汤为代表方，后世多有发挥。

除此之外，孔光一教授还认为辛开苦降法能通过畅达三焦，使脾升胃降有门，从而恢复人体的消化功能。《素问·经脉别论》阐述了机体的整个消化过程，其中脾胃起主导作用，肺与膀胱也有重要作用，而三焦是联络三者的重要通道，起传送元气与津液的作用，所以三焦通调畅顺，是机体能有效地输布元气与津液至全身的重要前提。上焦、中焦或下焦壅塞不通均可导致脾胃病。《灵枢·营卫生会》谓"上焦如雾，中焦如沤，下焦如渎"，对三焦不同的生理特性做了恰当的比喻。肺为水之上源，上焦通调与否，与肺的宣肃功能有直接关系，"宣肺""辛开"之品实为异名而同类，药性同属升散，能宣发肺气，通调上焦，有效治疗因肺失输布而引致的脾胃病。临床上，孔光一教授按照致病因素的不同，在半夏泻心汤的基础上去人参、大枣、炙甘草，防其滋腻碍胃不利祛邪，再选用应证又药性辛开之品，如属风邪犯肺，肺失宣降者，以前胡、桔梗宣利肺气；痰湿咳逆者，以苏子、苏梗降逆化痰，宣肺宽中；痰热中阻者，以瓜蒌清热化痰畅肺；暑湿外感者，以藿香芳香化湿；清窍不利者，以菖蒲、白芷化痰开窍等。又膀胱为"州都之官"，若膀胱气化和疏利功能失职，水液则潴留下焦，久郁化热，影响脾胃升降功能，而苦降法能苦泄下焦湿热，孔教授常用的苦泄药有黄柏、龙胆草、车前子、白花蛇舌草、马鞭草等。

### 2）脾胃—三焦辨证常用诊法

孔教授认为辛开苦降法易学难精，在临床上应多观察、多实践才能有所体会。该法之难在于辛开药与苦降药的剂量问题，病重药轻疗效不显，但辛开太过会化燥生风，损伤阴津；苦降太过又会败坏脾胃，使谷气下流。唯有随证加减，药量恰到好处，疗效才有保证。临床上，孔教授按三焦水道的通调状况，巧用辛开苦降法治疗脾胃病。辛开、苦降用量之多寡，完全依据上焦、下焦的通调情况来决定，并以望咽喉、触结节、问小便、察脚汗等方法了解三焦的通调情况。

（1）望咽喉，触结节。

孔教授善用察咽喉、触结节判断病位在上焦的脾胃病。《素问·太阴阳明论》曰："喉主天气，咽主地气。"咽喉上连口腔，下连肺胃，为邪气伤人必经之所，同时亦能反映肺胃的病变。反复上呼吸道感染，未能及时祛邪外出，复因平素饮食失节，嗜食发物，可致邪伏肺胃，咽喉红肿，甚则扁桃体肿大或化脓。邪毒蕴肺日久，必内伏肺络，临床证见颌下结节累累，肺病则宣降输布失职，上焦水道不通，脾气升清受阻，中焦气机堵塞。

（2）问小便。

孔教授通过问小便以了解膀胱的气化状况，以判断病位在下焦的脾胃病。其通过多年临床观察，认为三焦湿热伏毒自上而下为顺，小便为祛邪外出之要塞。若湿热留滞膀胱，膀胱气化失司，下焦闭塞不通，邪无出路，则上逆干扰脾胃，影响脾胃的升清降浊功能，临床除见脾胃病诸症外，还出现下阴湿潮、臭痒，小便频数、短赤、黄热等。

（3）察脚汗。

除此之外，孔教授认为观察脚汗也是了解三焦通调程度的一个重要方法。《素问·阴阳别论》曰："阳加于阴谓之汗。"阳气对阴津的鼓动、温煦和蒸化是汗液产生和排泄的动力。若湿邪留滞三焦，水道不通，津液不能有效输布，阳气郁遏于里，而不能外达四肢，临床表现为脚凉而无汗，孔教授归纳此证为"阳不振"，祛除湿浊、疏利三焦为其治则。其还指出，单纯脾肾阳虚的病患也有下肢冰凉的表现，但必兼有汗出，治法则用温补，临床应注意鉴别[5]。

## 2. 气血并调治疗胃脘痛

胃脘痛系以胃脘部近心窝处发生疼痛为主症的病证，常见于现代医学的急慢性胃炎、胃十二指肠溃疡、胃神经官能症等，临床颇为多见，其为病常常牵连诸脏，影响人体营养吸收，降低生活质量。

### 1）病因病机

孔光一教授认为，胃失通降系胃脘痛的重要病机，初起多在气分。现代人生活欠缺规律，食无定时，或过饥，或过饱，使胃肠消化功能失序，消谷不及，食反成积，壅滞胃肠，气机痞塞。胃属阳为腑，主受纳，为水谷之海，腑以通为用。胃肠以通降为顺，胃肠功能低下或饮食积滞，皆使胃气停滞，表现为脘腹胀痛。

胃脘痛初起虽在气分，若病情迁延日久，反复不愈，则渐入血分。《临证指南医案》曾多次提及久病入络的观点，如"初病在经，久病入络，以经主气，络主血""初为气结在经，久则血伤入络""病久、痛久则入血络"等。结合数十年临证经验，孔光一教授认为叶氏理论确切，常以之阐释胃脘痛的发生机理。他认为，气郁日久，波及血分与热积胃肠，灼伤阴络系临床常见的胃脘痛两大证型，二者能促使瘀血形成，堵塞胃络，令气血运行不畅，脉络痉急，发为胃脘痛，所谓"通则不痛，痛则不通"是也。又瘀血日久不去，则新血不生，故胃脘痛日久又可引致血虚，使病情虚实错杂，缠绵难愈。

### 2）胃脘痛的治疗原则

孔光一教授认为，治疗胃脘痛宜气血并调。调气者，重在调复胃降之性；调血者，则重在活血养血，推陈致新。

（1）调气者，重在辛开苦降。

苦味药降泄之功效颇合胃生理之特性，但孔光一教授认为，苦味药性多寒凉，过用能败坏脾胃。脾胃为人体气机升降之枢纽，二者虽同属中土，却阴阳有别：脾主升，喜燥恶湿；胃主降，喜润恶燥。若单行苦降之法，虽能治胃，却不利于脾气之升发，故在通降胃气的同时亦应多考虑升脾之道，在苦寒降胃的同时参用辛温之品开脾，辛开苦降，寒热并用，使脾升胃降，人体气机才能升降有序，治疗方为圆满。

（2）调血者，宜活血养血。

由于瘀阻胃络系胃脘痛日久不愈的常见病因，故活血祛瘀当属正治之法。孔光一教授对选药甚为谨慎，他认为瘀血的形成不是一朝一夕之事，而是一个长年累月的过程，故病多夹虚，因此在选择活血药时，宜平不宜猛，以防猛药辛燥太过，耗气伤血，不利于正复。又胃属阳土，喜润恶燥，一般活血祛瘀药多温燥辛烈，不合胃性。临床上，孔光一教授喜用丹参治疗胃脘痛属瘀血阻络者，因丹参性微寒，颇合胃腑喜凉之性，他认为，丹参功效和而不烈，既能活血又能养血，特别适合胃病日久，血瘀为患，新血不生，病情虚实夹杂的患者，临床用量常为 20～40 克。

孔光一教授临床习用半夏泻心汤合丹参饮加减治疗胃脘痛，该方由半夏、陈皮、白术、干姜、黄芩、黄连、太子参、丹参、赤芍、砂仁、厚朴、甘草等药物组成，全方辛开苦降，活血养血，气血并调。若胸胁苦满，善太息者加柴胡、青皮、郁金等；大便稀溏，里急后重者加木香；泄泻无度者以炮姜易干姜；小便短赤者加车前子、黄柏；胃痛甚者合失笑散；嗳气吞酸者合左金丸。随证加减，多有成效。

临床上痞满胃痛之病因尽管错综复杂，但总不离气机之升降失调，所以调理气机，使其有序是成功之关键。脾主升多寒，故用药宜辛开，半夏、干姜之属；又胃主降多热，故用药宜苦降，黄芩、黄连之属，顺其性则气机不乱，脾胃得和，升降有序。又瘀血系导致气血不通、脉络痉急的病理产物，血瘀日久又能影响新血之生成，使病情虚实夹杂，故在调理气机之基础上加入丹参活血养血，使全方寒热、升降、虚实并调，颇为稳妥、周全[6]。

### 3. 升阳除湿、益气调脾法治疗慢性泄泻

#### 1）慢性泄泻病因病机

慢性泄泻指以大便次数增多，粪质清稀或如水样，长久不愈为临床特征的病症。孔老认为，临床上导致慢性泄泻的主要病因为脾虚失运和湿邪偏盛，其病机有二：一是脾主升清，脾虚则中气下陷，升清失常，清气在下则发为泄泻；二是脾性喜燥恶湿，湿邪太过，壅滞脾土，亦能致泻。二者互为因果，虚实错杂。脾气虚弱，运化失职，则湿邪愈盛；湿邪阴凝，郁遏中阳，脾气不升，则清气下流。故临床上孔老常权衡两者关系，巧妙配合运用升阳除湿与益气调脾二法，疗效颇佳。

#### 2）升阳除湿法

（1）理论阐述。

孔老认为，湿邪腻浊交结，最易郁遏机体的阳气，太阴湿土得阳始运，喜燥恶湿，若湿遏脾阳，脾不升清，清气在下，则发为泄泻，临床表现除泄泻无度外，还可见四肢沉困，神疲乏力，或四肢冰冷，舌苔滑腻，脉濡缓等，治以升阳除湿法。孔老指出升阳不等于补阳，系升发少阳春升之气。胆为阳中之少阳，禀东方木德，属甲木，主少阳春升之气，春气升则万物皆安，这是自然界的规律。人与天地相参，胆气升发条达之性正如春气之升，胆气升发疏泄正常，则脏腑气机升降出入正常。升阳之品多升散行透，故又名"风药"，所谓风能胜湿，即升阳之品具有发散祛邪、开郁畅气、燥湿化痰等作用。临床上孔老常用的升阳药有柴胡、葛根、茵陈、白芷、羌活等。

（2）临床经验。

孔老临床上一直强调审因论治，病为湿遏脾阳，故脾阳不振为其果，湿邪郁遏才是其因。湿邪可自外感或内生，侵袭机体后又可寒化或热化，所以孔老按照病变的部位、发病的阶段、病证的反应灵活选用渗湿、燥湿、利湿、化湿诸法。渗湿药习用茯苓、薏苡仁，燥湿药习用黄连、黄柏、秦皮，利湿药习用车前子、瞿麦，化湿药习用藿香、佩

兰等。

凡属外感误治，湿热内陷，郁遏脾阳，协热下利者，孔老喜用葛根芩连汤加减，该方葛根既能发散外邪，又能升阳举陷，配以黄芩、黄连能清热燥湿；饮食不节、湿郁胃肠者，常以茵陈白芷汤加减，该方以茵陈、白芷升阳解郁，茯苓健脾渗湿，藿香芳香化湿，秦皮、黄柏苦寒燥湿；脾胃虚弱，中气下陷，湿热内扰，虚实错杂者，多采用东垣补脾胃泻阴火之升阳汤加减，以太子参、黄芪健脾，在此基础上酌用柴胡、葛根升阳，另以黄芩、黄连、黄柏等泻阴火，车前子、炒栀子泻湿热。

（3）湿遏脾阳与脾肾阳虚之鉴别。

孔老指出，湿邪易遏脾阳，使阳气内郁于里，而不能外达四肢，故易出现四肢厥冷，症候与脾肾阳虚甚为相似，若临床不加鉴别，一遇泄泻、肢冷并见，即投以温补，此属误治。脾肾阳虚者，临床证见四肢冰冷而有汗，脉细微弱，舌淡胖、苔薄，治疗重在温阳健脾；湿遏脾阳者，虽见四肢冰冷，但由于三焦不通，所以多脚凉而无汗，脉轻取细微，重取滑利，舌苔滑、厚腻，治宜升阳除湿，待湿邪渐去之后，即是脾阳得复之时。此外孔老一直强调，若患者湿遏脾阳和脾肾阳虚同时出现，治疗应分清主次，立法应按部就班，首先祛邪除湿，待三焦通利后，方能温补，否则不但起不到治疗作用，还会生助热留邪之弊。

### 3）益气调脾法

（1）理论阐述。

孔老认为，甘温益气法能温补脾胃，系治疗脾气虚弱的正法，但临床应用时必辅以调脾行气，因为脾以运为健。李东垣一直强调脾胃损伤、元气不足是导致一切疾病的原因，但临床上，疾病多见虚实错杂，极少有单纯的脾虚患者，如果只因一时的邪盛而出现暂时的脾虚现象，孔老认为益气法是禁用的，因为益气之品多甘温，甘者有恋邪之弊，容易闭门留寇；又邪多性热，用温者等于火上浇油，实属大忌。其实治疗此类疾病只要通过调运脾胃，祛邪外出，待邪渐去，脾气就会慢慢恢复，即"邪去正自安"。而且益气法只能在三焦通调的情况下才能使用，否则药力必不能到达病所，故临诊时孔老必补调并用。

（2）临床经验。

孔老治疗脾气虚弱的患者喜用六君子汤，该方以四君、二陈相合而成，调补兼备，疗效平中见奇。益气调脾法，理应以甘温益气为主，行气调脾为辅，但孔老认为甘温过用能助热，即"壮火食气"，唯有少少与之方能达到"少火生气"的效果。诸参中，孔老临床尤喜用太子参，因其生于江南，性味和平，益气而不温燥，健脾而不助邪，故适用于正虚而邪未尽的患者。若邪尽正虚，则党参易太子参，增强益气健脾之效；肺脾两虚，则选用沙参，肺脾同补；气阴两伤，选用西洋参益气生津；气虚及阳、四肢逆冷、腹痛绵绵，加干姜温中助阳；泄泻无度，加用炮姜，温阳止泻，即仲景理中法。理脾方面，孔老常结合宽中理气、燥湿化痰、行气消胀三法，药用苏梗、半夏、陈皮、砂仁、厚朴、枳壳等，意在通调三焦气机，务使脾胃恢复升降之职。

### 4）小结

夏至时，素体湿盛之人多因暑热引动内湿，而成泄泻。脾为阴土，喜燥恶湿，脾虚则运化失常，水液输布失职，下注大肠，引起泄泻。《温病条辨》记载"酒客久痢，饮食不减，茵陈白芷汤主之"，指出湿热在大肠也可致痢，饮食不减是辨证之关键。孔老根据多年临床观察，发现停饮也能致泻，并指出《伤寒杂病论》早有提示渴者采用五苓散，不渴者采用茯苓甘草汤治疗停饮。方中茵陈、白芷、葛根升阳化湿止泻，藿香芳香辛散、芳化暑湿，秦皮、黄芩、黄连能厚肠而燥湿止泻，茯苓、车前子能泄体内之停饮，白术、陈皮、炒山楂健脾消食、燥湿化痰，木香理气止痛，炒白芍、甘草合用能缓急止痛。脾为阴土，喜燥恶湿，《素问·脏气法时论》曰："脾恶湿，急食苦以燥之。"苦味药有苦温、苦寒之分，苦温药长于燥湿，但多用则助内热；苦寒药泻火清热之力强，化湿之效则次之，且过用易败胃；二者合用，则能取长补短[7]。

## 4. 基于疏肝解郁多法共治慢性肝炎胁痛

### 1）孔老对慢性肝炎胁痛的认识

孔老认为，肝炎病毒是一种深入营血，潜伏肝络留滞气血而损伤肝体的伏邪之毒，即伏毒。关于"毒"，《黄帝内经》已有认识，明末吴又可更明确地将能引起强烈传染性的病邪称为"毒"，补充了外感六淫病邪之不足。临床上，多数患者因胁痛或其他身体不适做体检时发现肝炎，或有家族史。在长期治疗过程中其症状和西医检查指标往往起伏缠绵，难以控制，这符合伏邪的特点。伏邪不仅由外感所致，也可由内伤杂病所致。慢性肝炎之伏毒常表现为热毒、湿毒与瘀毒交结。肝炎发病之后，毒邪入肝，肝失条达，肝气横逆犯脾，脾胃升降失调；肝与胆相表里，肝失疏泄湿热内蕴，且少阳主枢，致三焦气机不畅；肝郁化火，木火刑金，肺失宣降；肝藏血，肝血亏虚，血不养心；肝肾同源，肝阴耗损，必然导致肾阴亏乏。人体五脏六腑是一个有机的整体，且慢性肝炎为伤正损肝的漫长病理过程，故伏毒可引起多脏腑的病变。

慢性肝炎胁痛患者常伴有胁肋满闷，或见痞块、口苦纳呆、呕恶腹胀、大便不畅、小便短赤、阴囊湿疹或带下黄臭、外阴瘙痒等湿热内蕴之象。毒邪深伏日久，"久病入络"，脉络瘀滞，湿热与瘀毒交结，出现胁肋刺痛、掌红、舌质暗紫、舌边瘀斑、舌下静脉曲张、月经有块等，且查B超常显示弥漫性肝损害，肝硬化脉络瘀滞则易化火，会引起各种出血，加重血瘀，故孔老经常询问患者是否有刷牙出血、痔疮出血、鼻血、崩漏以及经间期出血等情况。另外，他也十分重视脚有汗、手脚凉、耳鸣、四肢麻等反映肾之阴阳盛衰以及全身气血条畅情况的症状，以综合判断疾病后期邪正虚实之状况。

肝为藏血之脏而主疏泄，疏泄失常是胁痛的主要原因。疾病后期导致气阴两伤，胁痛转向正虚邪伏的局面。疏泄功能失常，"初病在气，久病在血"，在气为肝气郁滞，可致木郁土虚、木郁土壅进而导致脾胃湿热内蕴；胆附于肝，"胆者，中精之府"，肝失疏泄，胆汁排泄不畅，影响脾胃运化，肝胆湿热壅滞。气病及血，脉络瘀滞，或瘀而化火加重出血，又使肝的疏泄功能更加失常；同时病邪久羁耗伤气阴，且肝藏血，阴血虚损常并见，故见神疲乏力、易感咳嗽、口渴多饮、夜寐欠实、舌红少苔等症状。

### 2）治疗方法

孔老认为，调治肝的疏泄功能是治疗慢性肝炎胁痛的关键。其证候多为虚实夹杂，毒邪深伏，影响正气的恢复，故需要扶正祛邪并重，尤其是表现为胁痛甚、肝功能各项指标高、病毒指数高等发作期症状时以祛邪为主，而胁痛不显、偶作右胁不适、肝功能正常等慢性期表现则以扶正为主。慢性肝胁痛表现为多脏腑的病变，故孔老常在疏肝解郁的基础上，以调和肝脾、养血活血、清热利湿解毒、补气养阴为治法。

（1）调和肝脾。

肝木为脾土"克我"之脏，肝病最易犯脾胃，脾失健运，清气不升，浊气不降，中焦湿热内蕴。孔老调肝理脾常用小柴胡汤配合健脾和中、理气化湿之品，药用柴胡、黄芩、半夏、太子参、白术、茯苓、青皮、陈皮、厚朴、砂仁、紫苏子、紫苏梗等。大便不畅用枳术丸健脾化积，兼食积腹胀加用神曲、炒山楂、莱菔子等消食和胃除胀。若地处南方，或长夏时节，症见苔厚腻、脉濡等脾胃湿重者，加藿香等芳香醒脾化湿。调理肝脾药物多辛温而燥，根据病情选用4~6味为宜，且半夏常佐麦冬制其燥性。

（2）养血活血。

肝气郁结，血脉不畅，不通则痛，导致胁痛，故活血与止痛有直接关系。肝为藏血之脏，肝郁化火，肝脉瘀滞均耗损肝阴，故需要养血活血同用，药如丹参、郁金、赤芍、白芍、当归等。丹参初诊一般用20克，逐渐加量，赤芍与白芍常同用各10克，以养血凉血散瘀。

（3）清热利湿解毒。

毒邪深伏于肝，脾失健运，湿热内蕴；肝胆表里，肝失疏泄，胆汁排泄不畅，湿热壅滞，故治宜清热解毒利湿以使毒邪从小便而出。常用药有黄芩、白花蛇舌草、半枝莲、马鞭草、重楼、板蓝根、龙胆草、炒栀子等，常配苍术、黄柏、牛膝、生薏苡仁等加强燥湿利湿之功。另外，孔老认为妇女月经是排毒的一个重要途径，故经前常用龙胆草配生艾叶、当归、续断等行经泻热、养血活血，以助祛除湿热瘀毒。

（4）补气养阴。

慢性肝后期常见气阴两伤，其证候多为虚实夹杂，故在给邪以出路的基础上，适当缓补为宜。孔老常用药有太子参、党参、沙参、麦冬、五味子等，根据需要可配合枸杞子、女贞子、杜仲、牛膝、续断等补肝肾之品。

另外，若咽红、扁桃体肿大加菊花、连翘清热散结，鼻出血加白茅根清热凉血，两目干涩加枸杞子、桑椹子补益肝肾，胁痛甚者加延胡索活血止痛，下腹胀痛加乌药行气止痛，腰痛加续断、杜仲、怀牛膝补肝肾、强筋骨，大便不畅加大腹皮、玄参行气增液以通便，肛痒、痔血加槐米清热凉血止血，尿黄加茵陈蒿、生薏苡仁、炒栀子清热利湿退黄，寐差加莲子心、远志清心安神、交通心肾。

孔老每次开方后均细心嘱咐患者如下事项：①保持情志舒畅。因"肝为风木之脏，其性喜条达，恶抑郁"，临床上患者往往随情绪恶化而病情加重。②遵守饮食禁忌，禁生冷、辛辣、海鲜、油炸火烤之品，晚上少吃，空腹睡眠，利于恢复脾胃之气，且防反复。③禁过劳、房事过度。因"肝者，罢极之本"，疲劳直接导致肝体受损，房事过度则耗损肝肾之阴[8]。

## 5. 三焦膜系理论指导治疗2型糖尿病

糖尿病属中医"消渴"范畴，慢性病程，病因病机复杂，涉及脏腑广泛，孔光一教授多用三焦膜系理论认识其病机特点，并指导临床用药。孔老将三焦膜系分为外通性和内通性两部分。外通性膜系，即直接与外界相通的膜层，主要为呼吸道膜层与消化道膜层。呼吸道以肺为主体，肺主气，司呼吸；消化道以胃肠为主体，主受纳水谷，吸取营养，排泄废物。通过外通性膜系吸纳转运营养后，进入内通性膜系，形成气血精微供养全身。内通性膜系，主要为血运通道内外的膜层，以心、肝为主体。心脏推动气血运行，肝脏提供血运来源，血运充养脏腑及机体各部。三焦膜系中，外通性膜系吸纳营养排出废物，内通性膜系供运营养遍及全身及排废，内外相合，维持正常的生理状态。三焦膜系起源于肾，与"命门"有关。肾藏精化气，肾精之气通过三焦膜系入心肝化生血，构成了精血互化转运作用，成为膜系脏腑供养的要素。

孔老认为糖尿病由伏邪致病，人体脏腑气血阴阳失调日久，邪气内生，伏藏于三焦膜系之中，耗伤阴血，导致内通性膜系萎弱，外通性膜系阻塞，治疗以内外膜系同调，气血并治，攻补兼施，体现整体论治特色，此为孔老治疗糖尿病的独特创新之处。常用麦冬、赤芍、丹参、黄芩、黄柏、炒白术为基础方进行加减治疗。其中麦冬益阴以治糖尿病阴亏之本；炒白术强中焦以助化生阴液，还可适当配伍人参、生甘草等益气以养阴；黄芩、黄柏苦寒坚阴泻热，以治糖尿病燥热之标；丹参、赤芍凉血散瘀，泻血分郁热，通畅内通性膜系。临床还常配伍牛膝等养肝血而通络；柴胡、郁金等疏利少阳；配伍麦冬、知母、法半夏、天花粉等润降阳明而制热，疏理外通性膜系；配伍肉桂温煦命门以启动下元。

### 6. 从少阳湿热痹论治强直性脊柱炎

强直性脊柱炎（AS）是临床疑难病，孔光一教授辨治强直性脊柱炎重视湿热邪气的郁伏，以"少阳为枢，祛邪通痹"为治疗原则，同时强调祛湿清热、调和气血，并结合患者体质状况加以全面调治，扶正以驱邪；对于妇人强直性脊柱炎患者，则主张根据妇人经行周期的气血变化规律，分别于月经前后使用养血通络与温经通络方法，治疗循序渐进，临床取得了较好疗效。

#### 1）重视湿热邪气的郁伏

孔老认为，强直性脊柱炎中多兼有湿热邪气内伏，有些患者虽主诉肢体疼痛畏寒，但往往兼有舌尖红、苔黄腻，或咽壁黏膜发红，或兼小便黄热、身烦热、口渴等湿热内蕴的表现。刘河间有"六气皆从火化"之说，风寒湿邪郁久即可化热，导致寒湿邪气中又有湿热邪气的郁伏；或所感即为风湿热邪，流注骨节经络而致局部酸重，甚则伴灼热感。有些 AS 患者可出现虹膜炎、结膜炎反复发作，目睛红赤，或伴发慢性中耳炎，耳部痒痛，皆为肝经湿热上扰的表现。因此孔老往往在温阳通络止痛的基础上合用燥湿利湿、清热养阴之品，如狗脊、干姜、肉桂、桂枝等温阳药与黄柏、车前子、生薏苡仁、麦冬、黄芩等清热燥湿药配合使用，一则除湿中蕴热，二则佐制他药温燥之性，以防阴血耗伤。

#### 2）以少阳为祛邪通痹之路

孔老认为外邪迁延日久，化生湿热，与少阳密切相关，故除"痹"中湿热多以少阳为邪气之出路。少阳为阳气通行之枢，亦为邪气出入之枢。足少阳胆主升发，能条达气机；手少阳三焦外达肌腠，内囊脏腑，主通行元气，为水湿运行之通道。因此，少阳为邪气出入之道路，亦易成为邪气寄留之地。孔老认为如胆失疏泄，相火内郁而成肝胆郁热；而风寒、湿、热等邪气或脾虚内生之水湿易稽留少阳三焦，可从肝胆郁热而化为湿热邪气，溢于骨节筋脉则出现骨节疼痛、屈伸不利等症。即风寒之"变"与湿热之为"驻"均与少阳关系密切，故治痹从少阳调治当为挈领之法。孔老常用小柴胡汤、柴胡桂枝干姜汤、二妙散、三妙散等化裁，从少阳胆和三焦祛除湿热邪气。

#### 3）强调调和气血、补益肝肾以助祛邪

《临证指南医案》云："痹者，闭而不通之谓也，正气为邪所阻，脏腑经络不能畅达，皆由气血亏损，腠理疏豁，风寒湿三气得以乘虚外袭，留滞于内以致湿痰、浊血流注凝涩而得之。"可见痹病内因往往为气血亏耗，病机关键为邪气壅塞、气血凝滞、脉络不通。湿热或寒湿邪气稽留，三焦气机受阻，阳气阴血循行障碍，肢体骨节失于元气的通利及血液的濡养而湿浊独行，更加重肢体活动不利。这种阳气、阴血与肢节痹痛的关系正如《金匮要略·中风历节病脉证并治》所说："营气不通，卫不独行，营卫俱微，三焦

无所御，四属断绝，身体羸瘦，独足肿大。"因此，孔老在 AS 的治疗中重视通活气血、扶正祛邪并行，无论是益气养血或祛除邪气均注意保持处方的活泼之性，补而不腻，清而不滞，温而不燥。

其中，补益肝肾在扶正治疗中占重要地位。AS 虽属中医"痹证"范畴，又有自身特点，它是一种由于免疫异常导致的慢性炎性疾病，主要为腰椎和骶髂关节受累，以脊柱强直畸形为特征，主要表现为腰背僵硬疼痛，活动受限。病变部位与中医学之肾、肝密切相关。因此，孔光一教授治疗在清疏少阳的基础上，兼顾养血通阳，补益肝肾，常用当归、赤芍、白芍、丹参、怀牛膝等物，川续断、桑寄生、金毛狗脊、肉桂、巴戟天、淫羊藿等补益肝肾之品亦常在配伍之列，同时结合患者体质状况加以全面调治，意在扶正以驱邪，勿犯"虚虚实实"之弊，不急功近利，在潜移默化中缓解病情。

**4）循月经周期治妇人痹**

孔光一教授指出，很多 AS 女性患者在经行初期往往腰骶疼痛加重，经行情况与女性 AS 患者的病情及演变有密切关系，治疗一定要考虑经带胎产对气血的影响。妇女以血为本，每月经水的通行与人体气血运行关系密切，正常月经有赖于冲任气血之充盈和任脉通畅，且冲任二脉隶属于肝，故肝之藏血和疏泄功能正常是月经正常的基础，同时肝的疏泄功能和肝主筋脉的功能，也是三焦气血通利，进而濡养筋骨肌腠功能的保障。

孔老在临床上除清利胆与三焦湿热外，对于女性 AS 患者分别于月经前后使用养血通络与温经通络之法。其中月经前使用疏肝养血通络之法，以保障经血通利，既不会经行过多耗伤阴血，又不会经行不畅留瘀而阻碍三焦气血的循行，常用逍遥散加减。于月经后着重温经通络，加强清热利湿，因经后气血较条畅是祛邪的大好时机，故用二妙散加味，如《丹溪心法》中所云："治筋骨疼痛因湿热者取二妙之用意。苍术得黄柏，二苦相合，燥湿之力大增，黄柏得苍术，清热而不伤阳，二药相配伍，相使相制，清热燥湿。"同时常加入肉桂、干姜、牛膝、杜仲、川续断、穿山龙等既可温肾助阳、壮骨强筋止痹痛，又可温经活血。

# （三）妇科疾病

## 1. 从三焦膜系理论辨治妇科病

孔光一教授创造性提出少阳三焦膜系理论，他所建立的三焦膜系理论把少阳三焦膜系的形态、分布、病机特点、起源等进行了详细的阐释。孔老应用少阳三焦膜系理论灵活运用于临床各科疾病的治疗，包括发热性疾病、呼吸系统疾病、妇科疾病、老年病、儿科病、心脑血管系统疾病等。

　　孔老提出三焦膜系涵盖所在脏腑、官腔内外及肌肉、筋骨间的各种膜层及所属功能，具有联系上下、互通内外的作用。他辨识妇科病在历代先贤认识的基础上，通过少阳三焦膜系贯通肺、心、肝、脾、肾等相关脏腑，认为：肝气郁滞，心血瘀阻，脾不统血，内通膜系血运瘀滞；胃肠膜滞，肺胃热盛，膀胱热盛，外通膜系焦膜失疏；肾阳虚损，肾膜失启，起源受累，三焦膜系焦膜萎弱；肺胃为始，少阳为枢，以肾为本，元真腠理由膜病进；病理产物，痰瘀湿积，流连脏腑，三焦膜层转输受阻，以上五个方面为妇科病基本病机。

　　三焦膜系之病理有浅有深，有轻有重，有始有终，有虚有实，在气在血。总不离心、肝、脾、肺、肾、胃、肠、膀胱诸脏腑，看似复杂，理则清晰。各脏腑各司其职，气血津液运行有常，妇人之疾，病安从来？在妇科病中如上述之病理环节，环环相扣，膜系相连，脏腑相通，膜层之疏密萎弱，脏腑之气血阴阳，病理产物，直接影响妇人经带胎产。归结起来，辨妇科病证，关键在于辨病位在何脏腑、何处膜系、膜层状态；辨病势是虚还是实；辨病性分寒、热、湿；辨病期是气还是血；辨病理产物郁、痰、瘀、湿、积等。

　　基于以上病机，医理明则法理清，治疗原则包括以下几方面：①疏肝解郁，养心活血，健运中州，恢复内通性膜系血运通道。②清泄胃肠，清宣肺热，疏利膀胱，重建外通膜系疏利透达。③温补下元，益肾填精，鼓舞元阳，振奋三焦膜系焦膜功能。④协调五脏，疏通六腑，畅通道路，维护元真腠理一气贯通。⑤化痰消积，活血祛湿，铲除障碍，开达三焦膜层转输道路。

　　体现于方药，平调气血方为孔老调治妇科病针对平调膜层气血及相关脏腑的基本方，临床实际中观病人脉证，即以此灵活加减，复诊亦在确定的基本方案上微调。此为孔老治妇科病的特点，很少套用古人验方、成方，此反映出其组方是按照自己的理论认识而进行的，可谓自成一家，所本即其三焦膜系理论。

　　平调气血方组成：柴胡、赤芍、白芍、青皮、陈皮、黄芩、当归、川续断、丹参、炒白术、茯苓、砂仁、苏子、苏梗、半夏、麦冬、肉桂、龙胆草、艾草、香附、甘草等。全方相合调肝脾，顾肺肾，和气血，既含逍遥散之和肝脾，又有四君子、六君子之义以养脾和胃，参之四物之养血补助肝体，合半夏、麦冬之燥湿相济以降逆有麦门冬汤之义，辅以温经汤之温散调经，佐龙胆以泄郁热使补泻相合。本方组方精妙，方名"平调气血方"非孔老所起，乃纵观全方气血平调，性味不偏颇，其义自见。实为平调气血、平调脏腑、平调阴阳之方，用药之目的乃为"调平"人体气血、脏腑、阴阳，恢复膜层疏利透达，保护脏腑阴阳气血。孔老临床应用此平调气血方治疗妇科病，多获良效[9]。

## 2. 从肝经郁热、心脾肾不振辨治更年期综合征

　　女性更年期综合征指妇女在绝经前后由于卵巢功能逐渐衰退、雌激素水平下降，引

起下丘脑—垂体—卵巢轴的功能失调，出现以自主神经功能紊乱为主，伴有精神心理症状的一组临床症候群，又称为围绝经期综合征，主要表现为月经紊乱、眩晕耳鸣、烘热汗出、情志异常、腰膝酸软等。随着社会老龄化程度的加深，此病的发病率有上升的趋势，对妇女的身心健康、工作和生活危害极大。

### 1）肝经郁热是更年期综合征的重要病机

妇女更年期综合征以月经不调和情绪不稳为典型表现。肝为阴血之体，冲任二脉汇于肝，精血亏损，冲任不固，出现崩中漏下、经间期出血、经期不准等月经失调；肝郁则精神忧郁，日久肝经郁热，出现烦躁、易怒，甚则如狂难以自制。孔老治疗更年期肝经郁热证以疏肝清热为治法，肝郁的根本原因在于血虚，故疏肝不忘养血柔肝，且重视三焦气机之畅通，给热邪出路，并在顾护中焦脾胃之气的基础上清热，始终考虑脾为后天之本，气血生化之源。孔老常用小柴胡汤或逍遥散加减。若血病日久入络，致血瘀，常加丹参、郁金、川芎等，且常赤芍、白芍同用以养血和血；清肝热，常加菊花、龙胆草、夏枯草、山栀等清热利湿，重视三焦气机通畅；并配二陈汤、四君子汤、理中汤等健脾调中化湿。本证有时伴有咽不利、咳嗽、鼻欠畅、肤痒等肺经郁热证候，常加菊花、连翘、板蓝根、玄参等宣肺清热解毒；前胡、苏子梗、紫菀等宣肺化痰止咳。

### 2）多兼心脾肾不振之证

妇女更年期综合征除了月经不调和情绪不稳以外，常伴有眩晕耳鸣、烘热汗出、心悸怔忡、失眠多梦、面目肢体浮肿、腰膝酸软等心、脾、肾气不振的症状。更年期是在正常人生老病死过程中出现的衰老阶段，正处于脏腑之气的绝对不足之下逐渐建立起相对阴阳平衡的重要时机，因此脏腑之气的不振，不仅是不足，更意味着阴阳失调导致的脏腑功能失调。肝是调气血、调情志之枢，肝血不足，血不养心，心气不振，出现眩晕、心悸、失眠等。心主神明，肝主疏泄，调畅情志。血液是神志活动的物质基础，心血充足，肝有所藏，则肝之疏泄正常，以调节精神情志活动。心肝血虚可致神失所养，表现为神倦、失眠、健忘等。孔老常用丹参养血活血；太子参、麦冬补气养阴；酸枣仁、柏子仁、夜交藤等养心安神。

妇女更年期肝经郁热证，常有木郁克土，致脾胃虚弱，升降失常，水谷不运，水湿停聚，而成为肝脾不调、肝胃不和证，表现为心烦易怒，两胁胀满，不思饮食，腹胀便溏，嗳气吞酸，恶心呕吐等。脾阳不振，清阳不升，痰浊内蕴，出现神疲乏力、眩晕、水肿等症。肝藏血，脾统血，为气血生化之源，肝血充盛，肝气疏泄正常，又能促进脾之运化，而使气血生化有源。脾气不振，运化无力，血之化源不足，或脾不统血，出现崩中漏下、经间期出血等。孔老常加用二陈汤、平胃散健脾和胃化痰，半夏白术天麻汤燥湿化痰、平肝息风，四君子汤补气摄血。

肝肾同源，肝主疏泄，肾主闭藏，更年期肾气虚衰，血虚冲任不固，出现月经紊乱。

肾水不足，肝阴既虚，肝阳偏亢，故出现头目眩晕、口苦咽干、头痛耳鸣以及腰痛、不寐、健忘、烘热汗出等阴虚阳亢之证。孔老常用枸杞子、桑椹子、女贞子、墨旱莲调补肝肾之阴，当归、白芍、何首乌、阿胶补血益精。阴阳互根，肾阴虚损日久必伤及肾阳，故常有烘热汗出并伴腰背发凉、四肢欠温、尿频等上热下寒之症，常加用续断、杜仲、桑寄生、淫羊藿等补肾温肾，益智仁、补骨脂、菟丝子等补肾固精，肉苁蓉、仙茅、鹿角胶等温肾益精[10]。

### 3. 调理肝脾，顺时为治月经病

月经病为妇科常见病，月经失调则往往是妇科诸病的最先反映。中医素有"凡医妇人，先须调经"（《妇人大全良方·调经门》）之说，调经当是治疗妇科疾病的重要环节。孔光一教授在治疗月经失调方面积累了丰富的经验，在妇人内伤杂病的治疗中也重视配合月经周期调治，临床疗效确切。现将孔教授治疗月经病的特点介绍于下。

#### 1）肝脾不调是月经病发生的主要原因

月经不调患者中常见肝脾不调，冲任失司，多伴有经行泄泻、经行头痛等。孔教授多从调肝理脾入手，法用疏肝解郁，养血柔肝，健脾理气，肝脾同调治疗月经不调。常用柴胡、赤芍、白芍、当归、黄芩、青皮、陈皮、白术、茯苓、甘草等为基本方进行化裁，方取逍遥散之意。方中柴胡疏肝解郁，以使肝气调达；白芍滋阴柔肝，敛肝阴以养血；柴胡与白芍相配，柴胡苦辛，白芍酸收，两药同入肝经，一散一收，一升一降，一入气分，一入血分，配伍运用辛散不伤阴，酸收不壅滞，共起养肝疏肝之效。赤芍、当归养血活血；肝体阴而用阳，当归、白芍相须为用，养肝体以助肝用，兼制柴胡疏泄太过。孔教授调经，尤喜赤白芍同用，谓白敛赤散，养阴活血，相辅相成。茯苓、白术、陈皮、甘草运脾健脾，补脾胃而不壅滞，俾营血生化有源，不使肝木克伐脾土；黄芩助柴胡疏肝解郁；青皮之用，正所谓"肝欲散，急食辛以散之，以酸泄之，以苦降之"（《本草纲目》）。

#### 2）顺时调治是月经病治疗的重要抓手

孔教授调经时，注重顺应其生理过程中阴阳消长、气血变化的节律，顺时调治。如周期第一到第七天为行经期，月满而亏，子宫排血泻而不藏，治疗以养血通经、健脾疏肝为主，多加入川芎、鸡血藤、生艾叶以助行经，此期尤忌寒凉，以防寒凝胞宫，经血不畅，瘀血内停；经净至周期第十三天，此时冲任、子宫气血由亏损逐渐恢复，气血阴阳虚损之人此刻应根据不同亏损进行相应调补，如气虚者加入太子参、黄芪；阳虚者加入肉桂、菟丝子；血虚者加入阿胶、丹参、制首乌；阴虚者加入二至丸之类；肾精不足者，加入桑椹子、沙苑子。周期第十四至第十五天为经间期，即氤氲之时（西医学称为"排卵期"），若有经间期出血的患者，孔教授于此时多加入太子参、阿胶珠、白茅根、牡丹皮、艾炭等寒热平调，益气清虚热，标本兼顾。月经前期，即周期第十六至第二十八天，阳转入阴，子宫气血充盛，治宜因势利导，以理气疏肝、活血通经、温阳散寒为主，理气疏肝用柴胡、香附、枳壳等，疏肝理气，调经止痛；温经散寒多用生艾叶、炮姜、肉桂，兼减原方凉血寒凉之药；活血通经用当归、川芎、桃仁、益母草、丹参等，使经行通畅、下血顺利。

**3）选药平和是月经病用药的主要特点**

女子经水乃先天元气之所生、后天元气之所奉、赖阴气精血之滋养。孔教授治疗月经不调必时时顾其阴血元气，选药力求平和，不过用药量，药性过偏时多配合他药以监制。

患者若情志怫郁，气机不畅，久及血分，血瘀胞宫，经行有块、行而不畅，孔教授多用柴胡、青皮、陈皮、当归、赤芍、川芎、丹参等药行气活血，使气机顺畅，瘀血得化，经血自下。于此，孔教授理气不用沉香、檀香等过于辛温燥烈之物，活血不用三棱、莪术、水蛭、虻虫等破血消癥之品，恐其药性峻猛，耗气动血伤阴；若肝火炽盛，迫血妄行，月经先期或经量过多者，则多用黄芩、黄柏、龙胆草、炒山栀等清肝泻热之药，又恐寒凉伤脾，常酌加一些白术、茯苓、陈皮、甘草等顾护脾胃之药，且凉药用量皆不超过15克。

孔教授调理月经，所用药物皆属临床常见之味，不用怪药、奇药、贵重药物，药性亦十分平和，以免耗伤正气，损其阴血。其斐然疗效，源于四诊详细、辨证准确、遣方谨慎、各药味配伍得当，体现出孔教授辨证论治的精准高超。正如费伯雄所言："义理之得当，而不在于药味之新奇。"

**4）灵活加减是月经病论治的重要方面**

孔教授每于临证之时，无不仔细询问、详观舌脉，常告诫学生要因人而治，灵活变换方药以主症兼症共治。临床上若见月经量多、经色鲜红，经前颜面起疹、色红个小，为经前肝经风热，上熏头面，多加夏枯草、菊花、蒲公英等质轻上扬之品清宣郁热，使清热不碍行经。若月经期间感冒，热壅三焦，咳嗽痰多，脘腹胀满，小便短赤，大便不畅者，多在二陈汤基础上加连翘、银花、炒山栀、车前子清热利湿；若木旺克土，中焦不运，痰湿内壅，见纳谷不馨、反胃恶心，大便溏薄，苔白厚腻者，多用苍术、厚朴、白蔻仁燥湿运脾；若经行腹痛，寒凝胞宫，见小腹冷痛，畏寒喜温，四肢冰凉者，多加肉桂、炮姜、艾叶、吴茱萸温煦下焦；若经行腹痛剧烈，则用延胡索、炒灵脂、乌药、小茴香温经止痛；若肝胆湿热下注，月经黏腻多块，阴痒、带黄稠者，则用龙胆草、炒山栀、黄柏清肝泻火，或合入四妙散清利湿热；若经期血虚肠燥，大便不通者，多加火麻仁、当归养血通便；若行经泄泻，此木旺克土，多加山药、白术等健脾益气；若腰膝酸软，夜尿频多，尺脉尤弱，元阳不足者，加川续断、怀牛膝、鹿角霜、杜仲、肉桂益火之源；若脾虚湿盛，冲脉不固，带脉失约，白带量多、清稀如水，则加白术、茯苓、陈皮、车前子等补脾利湿。

临床上兼证繁多，孔教授主张主症与兼症并治，灵活选药，尤其对于寒热错杂之证，提出分经论治，寒热平调，攻补兼施[11]。

# 参考文献

［1］刘文礼，严季澜. 孔光一教授辨治伏邪发热临证经验［J］. 天津中医药，2010，27（2）：94-95.

［2］刘文礼，严季澜. 孔光一教授辨治小儿外感高热临症经验［J］. 中医研究，2010，23（2）：57-59.

［3］潘芳，李航洲，孔光一. 孔光一诊治小儿外感咳嗽之特色［J］. 北京中医药，2010，29（2）：97-98.

［4］刘铁钢，于河，刘果，等. 孔光一宣上调中法在温病临床中的应用［J］. 中华中医药杂志，2019，34（10）：4646-4648.

［5］容志航，严季澜，李柳骥. 孔光一应用辛开苦降法治疗脾胃病理论探析［J］. 北京中医药，2011，30（1）：17-18.

［6］容志航，严季澜，李柳骥. 孔光一教授治疗胃脘痛经验［J］. 吉林中医药，2011，31（3）：212-213.

［7］容志航，严季澜. 孔光一教授采用升阳除湿、益气调脾法治疗慢性泄泻经验［J］. 中医研究，2010，23（11）：70-71.

［8］吴炫静，严季澜. 孔光一教授治疗慢性肝炎胁痛的经验［J］. 吉林中医药，2009，29（11）：935-936，958.

［9］于河，李杭洲，司庆阳，等. 从三焦膜系理论解析孔光一教授对妇科病的辨治思路［J］，2016，11（11）：2354-2358.

［10］吴炫静，严季澜. 孔光一教授治疗更年期综合征的经验［J］，2009，29（12）：1029-1030.

［11］谷晓红，陈洁琼，刘蕊洁，等. 孔光一教授治疗月经病特点探讨［J］，2011，26（9）：2009-2011.

# 第二部分
# 中医药理论探析

　　弟子们终身躬行于中医学的教学及临床研究，在中医领域兢兢业业、勤勉耕耘，在中医经典理论的研究工作过程中亦有一定见解，此部分即为弟子们在中医药理论方面的相关成果汇总，以供后学参考。

# 一、对湿热病的认识

湿热病是指由湿热性质的病邪引起的一类病证。湿热之邪致病广泛，从病位言，内则脏腑、脑髓、骨骼，外则肌肤、筋脉等无不涉及；从病种言，临床内、外、妇、儿等科都有诸多相应病证，如糖尿病、血脂异常、肥胖、高血压、冠心病、风湿病、癌症，以及热证、疑难病症等都与湿热病证有密切关系。各种环境因素导致的湿热邪气可与人内生之湿热相合为病。湿热病存在辨证和治疗难点，故对湿热理论的探讨是近年的热点[1-2]。

## （一）名家、名著湿热理论探析

### 1. 吴鞠通论治湿热病特点探析

清代著名医家吴鞠通在其代表作《温病条辨》中对温热、湿热两大类温病进行了系统而全面地论述，宋乃光教授[3]基于吴鞠通《温病条辨》中相关条文，对其论治湿热病的学术思想特点进行提炼和分析：①明辨温热与湿热，其中，风温、温热、温疫、温毒、冬温、秋燥属于"纯热不兼湿"的温热类；而湿温、暑温、伏暑属于"温病之挟湿"的湿热类，其中暑温、伏暑中感受暑湿邪气而发病者属湿热类，感受暑热邪气而发病者属温热类。②重视舌诊，以舌苔之燥滑为鉴别温热、湿热的关键，强调舌滑者当属湿温之证。③在湿热病用药方面提出"温病之兼湿者，忌柔喜刚"的原则。刚者即刚燥之品，如黄芩、黄连、枳实、厚朴、木通、滑石等苦寒、苦温、淡渗之药；柔者即柔润滋阴之品，如麦冬、生地黄、元参、牡蛎、鳖甲、龟板、白芍等甘寒、咸寒、酸寒之药。湿为阴邪，易伤阳气，宜用刚燥之品以化湿、燥湿或利湿，使湿去则热孤，不可再用柔润滋阴之品，以免助湿恋邪致湿热难除。④以三焦辨证为纲论治湿热病，提出"重调气而利三焦"，以祛除湿浊、宣畅气机为原则，认为"湿祛则热不独存"。吴氏注重宣肺化气，认为"肺主一身之气，气化则湿亦化"，开宣肺气喜用杏仁，创制的三仁汤、杏仁汤、杏仁石膏汤等方，均以杏仁为君宣肺化气以除湿热。湿热邪气易流注中、下焦，其特点是湿困脾胃，升降失司，三焦气滞，小便不利，治疗中下焦湿热以辛开苦降、宣畅气机、健脾开胃、淡渗利湿为则，提出"以升降中枢为要"，注重调脾胃与祛湿，并根据湿热之比重立法立方：湿重于热者，以辛温、苦温、淡渗三类药物相配，以祛湿为主，从湿中泄热，方如茯苓皮汤、三加减正气散、薏苡竹叶散、茵陈五苓散、宣清导浊汤等；湿热并重者，以辛温、苦温、辛寒、苦寒、淡渗之品相配，祛湿与清热并重，方如半夏泻心汤去干姜甘草加枳实杏仁方、杏仁滑石汤、黄芩滑石汤、加减木防己汤、宣痹汤等；热重于湿者，以清热为主，佐以祛湿，方如白虎加苍术汤、三石汤、杏仁石膏汤等。

## 2. 薛雪《湿热病篇》"层次"辨证规律探讨及中焦证治探析

薛雪的《湿热病篇》将传统的六经辨证加工，汇进了卫气营血辨证和三焦辨证的一些内容，形成了人体结构层次的辨证方法，并依此阐明了湿热病的病机和临床表现、治法，对后世湿热病辨证体系的完善起了巨大的作用。

湿热之邪侵犯深浅层次如图1所示。在病因与发病上，薛氏指出病邪侵袭的途径或从口鼻上受，或由表而伤。邪从口鼻入者始见膜原证，从表而伤者始见皮毛肌肉证，二者在出现膜原证之后都按同样的规律由浅入深传变。侵袭的部位以阳明、太阴为主，并以阳明、太阴为界分"表里"，提出"病在二经（指阳明太阴）之表者，多兼少阳三焦，病在二经之里者，每兼厥阴风木"，其中太阴之表为四肢、阳明，阳明之表为肌肉、胸中，同时膜原介于肌肉和阳明（胃）间，外通肌肉、内近胃腑。"二经之里"包括少阴、厥阴。

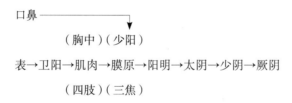

口鼻 ————————→

（胸中）（少阳）

表→卫阳→肌肉→膜原→阳明→太阴→少阴→厥阴

（四肢）（三焦）

**图1 湿热之邪侵犯浅深层次示意图**

湿热病在不同层次、不同部位的病机转化，治疗亦有不同。湿热为患，其病性总的可分为热偏盛、湿热俱盛和湿偏盛三类，但若湿从寒化，亦可出现寒湿证，甚至出现阳虚证。湿热在"二经之表"者，恶寒的程度上体现湿、热之多少：湿邪偏重者，遏阻卫阳较重，故恶寒重而无汗；热邪偏重者，则恶寒轻而发热汗出；湿热交争于膜原者，表现为"寒热如疟"。湿热在阳明、太阴者，中气的盛衰决定着阳明、太阴的受病情况，"中气实则病在阳明，中气虚则病在太阴"，在阳明者多热邪偏重，在太阴者多湿邪偏盛，正气亏虚太甚，则可见"湿浊内阻太阴"，若湿从寒化，则为"湿困太阴之阳"，表现为寒湿。湿热在"二经之里"，在少阴则有寒热之分：湿邪化热者，则为"热邪直犯少阴之证"，少阴寒湿者，则为"湿中少阴之阳"；犯于厥阴，则煎烁营血，致"血液内燥"，日久则可致"气钝血滞"，厥阴为风木之脏，湿热内郁，热盛于里，火动生风，最易致痉厥，多为凶险之证。各层次的不同病机下的临床表现，具体见表1[4]。

**表1　湿热病层次辨证一览表**

| 病位 | 病　机 | 临　床　表　现 | 《湿热病篇》中条文 |
|---|---|---|---|
| 表分 | 湿遏卫阳 | 恶寒无汗，身重头痛（胸痞腰痛） | 2 |
| 肌肉 | 湿热伤表（肌肉）化热 | （汗出）恶寒发热，身重关节疼（胸痞腰）痛 | 3 |
| 膜原 | 湿热阻遏 | 寒热如疟 | 8 |
| 阳明 | 湿热滞于阳明，热多湿少 | 壮热，口渴，自汗，身重，胸痞，脉洪大而长 | 37 |
|  | 热邪闭结胃腑 | 发痉撮空，神昏笑妄，舌苔干黄起刺或转黑色，大便不通 | 36 |
|  | 湿滞阳明 | 舌遍体白，口渴 | 12 |
| 太阴 | 湿浊内阻 | 腹痛吐利，胸痞脉缓 | 44 |
|  | 湿困太阴之阳（寒湿） | 初起但恶寒，面黄口不渴，神倦，四肢懒，脉沉弱，腹痛下利 | 26 |
| 少阴 | 阴虚 | 尺脉数，下利或咽痛，口渴火烦，下泉不足 | 24 |
|  | 阳虚 | 身冷脉细，汗泄胸痞，口渴舌白 | 25 |
| 厥阴 | 血液内燥，热入厥阴 | 左关弦数，腹时痛，时圊血，肛门热痛 | 23 |
|  | 气钝血滞 | 口不渴，声不出，与饮食亦不却，默默不语，神志昏迷 | 34 |
|  | 湿热伤营，肝风上逆 | 汗出热不除，或痉，忽头痛不止 | 20 |

湿热病中，中焦湿热证治是重要内容，因脾胃为中土，主运化水湿，一旦失职，则在上之心肺，在下之膀胱小肠调节、传输水液的功能亦皆失调，而形成湿热病变。根据薛生白《湿热病篇》中焦湿热证5条（第8、10、12、13、37条），总括出中焦湿热证包括膜原、脾胃病变，二者区别：湿在膜原有"寒热如疟"的特有热型，主气分湿热证湿浊极盛；湿在脾胃之热型，或身热不扬（湿重于热），或身热汗出不解（湿热并重），或壮热（热重湿轻）。

中焦湿热治疗包含膜原、脾胃两部分湿热证治：湿热在膜原证者其湿浊最重，治以辟秽化浊、香辛苦温之品为主，"仿又可达原饮之例"，取达原饮核心药物厚朴、槟榔、草果，加入柴胡、藿香、苍术、半夏、菖蒲、六一散。湿热在脾胃有湿与热的多少之分：

①湿邪极盛，"尚未蕴热"者，治以"辛开"，药选"厚朴、草果、半夏、菖蒲等味"。②湿伏中焦，湿重热清，湿始化热，热象较轻者，症见发热、汗出、胸痞、口渴、舌白，治疗用"藿梗、蔻仁、杏仁、枳壳、桔梗、郁金、苍术、厚朴、草果、半夏、菖蒲、佩兰叶、六一散等味"，以辛香燥湿配宣肺运脾、清热利湿之品；湿邪化热，余湿犹滞的"湿热参半"证，症见舌根白尖红，治以"蔻仁、半夏、菖蒲、大豆黄卷、连翘、绿豆衣、六一散"，较前者辛香燥湿仅用半夏、菖蒲（经统计薛氏治湿重于热最常用的二味药），加了大豆黄卷、连翘、绿豆衣、六一散等轻透热邪、祛湿中之热的药。③对于"太阴之湿与阳明之热相合"之热重湿轻者，表现为"壮热口渴，自汗，身重，胸痞，脉洪长而大"，则治以清阳明之热为主，兼祛太阴之湿，方用白虎加苍术汤。

此外，薛生白提出"凭验舌以投剂，为临证时要诀。盖舌为心之外候，浊邪上熏心肺，舌苔因而转移"，强调舌诊在湿热病辨证治疗中有重要作用，薛氏用"舌遍体白""舌白""舌根白，舌尖红"等区分湿与热的多少，其中"舌遍体白"指白苔覆盖全舌，看不到舌质，主湿浊重而热轻微；"舌白"指舌上白苔如一般湿热证以中部偏多偏厚，四周能现舌质，加之"初起发热"，主湿邪已开始化热；"舌根白，舌尖红"指其白苔的覆盖范围仅限于舌根部，舌体尖部已现红色，说明湿邪渐化而热势已显[5]。

### 3. 叶天士和薛生白治湿热对比探析

叶天士和薛生白为清代同一时期的著名医学家，擅长湿热病治疗，了解两位医家治疗中的相同、不同之处对加强对湿热类疾病的认识有一定价值。赵岩松教授基于叶天士、薛生白两人著作中的医案，借助中医传承辅助系统进行数据分析，对二者在治疗湿热类温病和外感病的用药进行比较，结果提示，叶、薛二家在治疗湿热类温病时均遵行了《内经》"湿淫所胜，平以苦热，佐以酸辛，以苦燥之，以淡泄之"的治湿原则，喜用"茯苓—陈皮—厚朴"配伍；同时注重三焦气机的畅通，均以"陈皮—厚朴"燥湿祛邪以打通中焦通路。叶氏的常用配伍体现了其"总以苦辛寒治湿热"的用药特色，常用于热邪渐显或湿热并重的证候，同时重肺经，以杏仁为核心药物，常用薏苡仁和白豆蔻配伍，显现三仁汤雏形；而薛氏注重中焦阳明、太阴为主，体现了其"湿热病属阳明、太阴者居多"的认识，突出了对白术的使用，并常以厚朴为核心配合草果和白豆蔻，突出了薛氏"湿热俱盛之候……不得不以辛通开闭为急务"的温通治疗思想[6-7]。

湿热为患以中焦脾胃为病变中心，湿热痞证和湿热下利为常见证候。在湿热痞证的治疗上，二者都以理气化湿为主，重视调畅气机。药物性味选择上都以苦辛温药物为主，与《伤寒论》半夏泻心汤的辛开苦降大法一致，其中苦可清热燥湿通降，辛可通阳散结，恢复气机失常，性温除可燥湿宣通，还可防苦寒药损伤脾胃。药物归经上以归脾、胃、肺三经为主，均重视健脾、益胃、宣肺和三焦分消[8]。在湿热痢疾泄泻的治疗上，二位医家的用药归经均体现了从脾胃、大肠治湿热痢疾泄泻的基本原则。在药味的选择方面，两者都遵循温以燥湿兼行气、寒以清热、淡以渗湿的治湿原则，例如黄连、黄芩等苦寒药物的清热利湿作用，厚朴、陈皮等药的行气理气作用，茯苓等药的利水渗湿作用，白芍等药的缓急止痛作用，都遵循《素问病机气宜保命集》中针对湿热痢疾泄泻的清热燥湿、和血缓急的治疗思路。但又各有侧重，如叶天士选择使用白芍来缓急止痛，而薛生白在此基础上还使用了当归、甘草来行和血缓急之功；叶天士在行气理气药物的使用上只提到了厚朴、陈皮这二味药，而薛生白更重视清热化湿、运脾醒胃，除了此二味药，还使用了藿香、草果、砂仁等，体现其"从疏化之中，参入芳香"以化湿热的治疗特点[9]。

## （二）湿热病卫气分证辨识

### 1. 湿热（暑湿）在卫

此为外感湿热病邪在卫分体表的阶段。立夏之后的湿热外感证，常首选卫分宣湿饮（香薷、青蒿、滑石、茯苓、通草、杏仁、竹叶、冬瓜皮、荷叶），湿热郁遏腠理阻滞经络，可见身热恶寒、头身胀重、肢体酸楚；暑湿兼犯胃肠则脘闷呕恶、腹胀泄泻，加扁豆、茯苓以健胃和中。夏月因暑感寒致寒邪束表、暑湿内蕴，常选香薷散（香薷、厚朴、扁豆花）祛暑解表、化湿和中，临床应用以恶寒、发热、无汗、头身重痛、脘闷、苔白腻为辨证要点，其加减包括四味香薷饮（加黄连，治热渴甚）、五味香薷饮（加茯苓、甘草，治湿盛于里、腹膨泄泻）、十味香薷饮（加人参、黄芪、白术、橘皮、木瓜、茯苓、甘草，治中虚气怯汗多）、新加香薷饮（加金银花、连翘，治有口渴、面赤、脉数的热象）等，表证不明显者可易香薷为藿香。此外，以三仁汤为治湿热病湿重热轻的基础方，临床症见表证重、恶寒无汗加葛根、防风；湿困肌腠、身体沉重加苍术、佩兰；咳嗽气急，加桔梗、苏子、葶苈子、枇杷叶等[1]。

### 2. 湿热在气

湿热病气分证涉及上、中、下三焦所属的脏腑和器官，宋乃光教授于肺、脾胃、三焦等病位的湿热病证都有较为固定的基础方药。

湿热犯肺是指湿热之邪阻肺、肺失清肃所导致的以喘咳为主要表现的证候，临床除发热、头身重痛、苔白腻等湿热在气分的一般见症外，肺失宣降、上逆喘咳的症状尤为突出。太阴湿温喘促选用千金苇茎汤，宋乃光教授用此治癌性胸水、肺癌和肺心病合并感染致使胸闷憋气、喘嗽欲死，加杏仁、滑石、苏子、葶苈子、枇杷叶、桑白皮等常能力挽狂澜，其中杏仁、滑石之配很关键，可起"启上闸，开支河，导湿下行以为出路"

的作用。葶苈子、枇杷叶，与六一散相配又是薛生白"暑邪入于肺络"方，与千金苇茎汤加味方合用相得益彰。银翘马勃散（金银花、连翘、牛蒡子、射干、马勃），湿热阻肺，可出现咽喉肿痛、声音不出等症，临床常见于急慢性咽炎及腺样体肥大者，可用本方加滑石、芦根、桔梗、瓜蒌皮等治疗。

中焦是湿热病主要病变部位，虽言中焦，实则包含有上、中、下三焦的诸多部位的湿热病证，涉及现代临床的多系统疾病，常用甘露消毒丹和吴氏加减正气散五方。加减正气散五方中，较为常用的为一加减正气散及二加减正气散。一加减正气散（藿香、厚朴、陈皮、茯苓、杏仁、茵陈、大腹皮、神曲、麦芽），是暑湿季节调理脾胃、促进食欲的方剂，对一些脾胃不健的人，每到夏季即湿邪阻遏，脾胃升降失司，不欲饮食或食后胀满，大便稀软或黏而不爽，精神疲软，本方用之多效。二加减正气散（藿香、厚朴、陈皮、茯苓、木防己、大豆卷、薏苡仁、通草）祛经络中湿邪，适用于气分湿热之邪流溢于经络所致头痛、肢节疼痛。

少阳湿热证表现在气分湿热证共有症状的基础上（如身热汗出不畅、胸闷脘痞、二便异常、苔腻等），出现少阳经循行部位及其络属的某些脏器特有的症状（如口苦咽干、咽颌肿痛、胁肋部不适、尿热等），加上寒热往来（或寒热模糊、寒热起伏）、午后热重的热型，多用蒿芩清胆汤，以寒热如疟、胸胁胀满、呕恶或呕吐痰涎、舌红苔腻为辨证要点。当一些发热性疾病按常理治疗不效，或一些疑难性的热病不能明确病因治疗无方向时，需要注意是否忽视了少阳湿热证。

## （三）湿热理论诊治探

### 1. 湿热汗出异常辨识

湿热证因其湿热邪气的轻重和病位的不同，以及兼夹他证的情况可有多种症状表现，就汗出异常而言，若无兼证，湿热蕴蒸于内，毛窍开敷，则见黏热之汗出而病不解；若湿热阻闭三焦气机，或兼阳气虚弱，或阴液不足，或表气郁闭，或表里俱闭，则见少汗或无汗[10]。

在治疗上，若湿热蕴蒸于内，湿与热相结可见黏热之汗，虽有汗而湿热不去，此时止汗则留邪、发表则助热，当用轻清宣畅之法以条达气机、宣正透邪，使内之湿热渐达于外，以遍身微微作汗为佳，汗后有神气清爽之征；若湿热阻闭三焦气机，或兼阳气虚弱，或阴液不足，或表气郁闭，或表里俱闭，见少汗或无汗，此类因气机郁闭，多有头痛恶寒、身重疼痛的表现，若误认为表实而用发汗，可发展变证、坏病，此类得汗之法，须宗开上、畅中、渗下之旨，随其兼证加减治之，阳虚者兼通其阳，阴亏者兼充其液，表郁者兼开其郁，里闭者兼通其闭，调阴阳之开合，复气机之灵动。选药则以轻清流动之品调拨气机（如桑叶、芦根、滑石、荷叶等品），注重气机的条畅，从脏腑功能而言，重在调节少阳开合、脾胃升降及肺气宣肃，因病势、病位之差别而有所侧重。前人有浊药轻投、小量频服及煮散之法，如薛生白用连苏饮小量频饮治湿热呕恶证甚效；王孟英治疗病后湿邪未尽，阴液先伤，用泡服熟地黄入祛湿药中。

值得注意的是，患者因湿热郁闭于内，气血不能畅达于外所现"面色淡黄少华、倦怠乏力、肢节酸痛、脉濡软少力"，易误判为虚证反用温补，助湿生热，久可则有化火动血、发黄之虞，此类患者鉴别之机要在脉，浮中取之虽濡软少力，重按多见滑实之象。此外亦应注意避免西药之误，如不辨证见发热则用退热药，不效则继以激素类药物温彻表里，大汗以退热而伤阳耗津成为坏病；又有汗之不已，正气方衰之际，复加以大量性属寒凉的抗生素凉遏气机于内，物理降温冰伏邪气于外，内外交困，使病势渐趋沉重；输液时大量液体进入人体，外渗肌腠，内渗三焦水道，加于湿热之体，则黏滞难化，三焦气机愈加窒滞，病情不加重，临床时应当谨慎明察。

## 2. 湿热痹的认识

吴鞠通认为痹证"热湿尤多"，对湿热痹的治疗以苦辛通法和辛凉淡法为主，同时注重气机之宣畅和水道之通利，擅用"启上闸，开支河"之法——上开肺气宣通一身之气，下开支河使湿去气通。选方以加减木防己汤（防己、桂枝、石膏、杏仁、滑石、白通草、薏苡仁）为治湿热痹之祖方，宣痹汤、薏苡竹叶散等为主方。据统计，其治疗湿热痹的核心药物：石膏、滑石、薏苡仁、杏仁、茯苓、白通草、半夏、蚕沙、桂枝、防己，其中"启上闸，开支河"一法中最常用的药组为杏仁、滑石、通草或杏仁、滑石、薏苡仁。吴氏医案中既有湿热痹误补、误汗、误下等案的记录，又有根据病机灵活应用补、下、汗等湿热禁忌治法治疗湿热痹的记录，提醒医者应严守病机、谨防误治的同时不应拘于一法一方[11-12]。

孔光一教授以"治湿热痹从少阳"为特色，提出痹中湿热之形成和稽留与少阳之胆和三焦密切相关。少阳主枢，为邪气出入的道路，亦易成为邪气寄留之地。三焦为阳气和水液运行的通道，三焦不利则水湿留滞三焦，湿邪外溢则成痹，同时，三焦为元气之通道，气化不利可加重气血不畅，局部失养而湿浊独行；肝胆内寄相火，相火妄动或内郁可成邪火，影响关节则见红肿灼热疼痛；郁热与水湿相合则成湿热邪气，流溢肌肉关节则成湿热痹，此与丹溪"湿热与相火为伍"之论相合。因此，孔光一教授常从少阳三焦和胆这两腑入手治疗湿热痹，常以黄芩、黄柏、龙胆草、栀子、胆星等清肝胆火郁之品清痹中之热，并苦寒燥湿；以杏仁、连翘、半夏、苍术、茯苓、厚朴、薏苡仁之类通利三焦、行气化湿，并在此基础上根据其他病机加减，使火郁得透、湿去热清，痹证得除[13]。

# 参考文献

［1］张弛，宋乃光. 宋乃光教授论湿热病及其治疗［J］. 现代中医临床，2015，22（6）：53-55.

［2］宋乃光. 温病学湿热病理论及应用［C］// 全国名老中医药专家经方临证学验传承研修班、全国名老中医药专家脾胃病临证学验传承研修班、全国名老中医药专家温病临证学验传承研修班、京津冀豫国医名师专病专科薪火传承工程启动仪式论文选集. 2018：179-186，25.

［3］耿学英，宋乃光. 吴鞠通论治湿热病特点探析［J］. 中华中医药学刊，2009，27（2）：417-418.

［4］肖培新，宋乃光. 薛雪《湿热病篇》"层次"辨证规律探讨［J］. 北京中医药大学学报，1997（5）：30-31.

［5］庄鹤麟，徐愿，宋乃光.《湿热病篇》湿热在中焦证治探析［J］. 中医文献杂志，2010，28（2）：19-20.

［6］乔雅兰，肖连宇，赵岩松. 外感湿热类病证用药比较［J］. 时珍国医国药，2018，29（7）：1789-1791.

［7］肖连宇，黎又乐，刘倩，等. 叶天士和薛生白治疗湿热性温病用药异同研究［J］. 南京中医药大学学报，2017，33（1）：11-13.

［8］李玉娟，刘小玉，姜厚望，等. 叶天士与薛生白治疗湿热痞证用药特色分析［J］. 中国中药杂志，2017，42（12）：2391-2397.

［9］刘小玉，李玉娟，姜厚望，李红培，肖连宇，赵岩松. 叶天士与薛生白治疗湿热下利的用药特色分析［J］. 中国中药杂志，2018，43（8）：1720-1725.

［10］郝斌，郝丽静，宋乃光. 湿热证出汗异常的论治［J］. 中华中医药学刊，2007（8）：1670-1671.

［11］宋乃光. 吴鞠通论治湿热痹［J］. 北京中医药大学学报，2003（5）：10-11.

［12］黄圣文，徐愿，宋乃光. 吴鞠通治湿热痹方药简析［J］. 吉林中医药，2009，29（6）：545-546.

［13］赵岩松，谷晓红. 浅议"治湿热痹从少阳"［J］. 北京中医药大学学报，2002，（5）：8-9.

# 二、温病伏气理论

伏邪，是伏邪温病的简称，指感邪后未即时发病，邪气伏藏，逾时而发的温病。伏邪学说萌芽于《黄帝内经》，吴又可在《温疫论》中首次使用"伏邪"这一概念，后经清代温病学家不断补充完善，形成了温病学新感与伏邪理论，并指导临床治疗[1]。

## （一）六淫皆可伏藏，有外感又可内生，涉及各科疾病

狭义的伏邪温病，感邪不即病，邪伏于里，过时而发。孔光一教授将伏邪概念广义化，体现在伏藏邪气的种类及感邪途径。孔老认为六淫皆可伏藏，或因邪伏隐匿之处，或因邪微正虚，或因祛邪未尽，致其潜伏不发，直至复感外邪或受其他因素诱发。伏邪除因感邪而致，亦可由内而生，若因情志、劳倦、饮食等因素导致机体气血阴阳失调，痰湿瘀热内生，或调治不当，祛邪未尽，或正虚邪恋，缠绵不已，致邪毒内伏，迁延日久而发。因邪气有六淫之别，又有所伏脏腑、阴阳、气血各异，故伏邪既发并非皆为温病，涉及各科疾病[2]。

孔老擅长运用伏邪理论治疗发热性疾病及慢性疾病。对于发热性疾病，孔老认为外感之邪既伏又可致发热者，以风寒、风热、暑热、湿热为多。外感邪气引动内生之邪而发者，如脾胃素弱者，易于伤食，饮食积滞，酿湿郁热，易致湿热蕴结胃肠，若外感邪热，祛邪不尽，余邪积热每待外邪引动而发；本有血分郁热、脏腑蕴热之人，因外感邪热引动、内外合邪而发。故治疗上，伏邪内生者，以祛除伏邪病根为先，根据病邪属性灵活选用清泄法。因时邪引动而发者，以疏解新邪为要，针对其所挟邪气属性选用清散法，待新邪既解，再治伏邪[2]。对一些慢性疾病，如反复上呼吸道感染，孔老认为伏热内蕴为多，肺胃伏热是本质，初起之时，外感风热邪毒，祛邪不力，余毒未尽，郁伏于肺胃，平时潜伏不出而不为病，遇外感引动伏邪而发，外邪与伏热相合为患，可致肺卫失和，外感邪气以风寒、风热多见，风寒入里化热蕴肺，或风热犯肺，若祛邪未尽，余邪可隐伏于肺胃，久之而成郁热伏毒，再遇外邪引发，内外合邪，多成热壅肺胃之证，治疗时内外兼顾，祛邪彻底，同调肺胃[3-4]。

## （二）阴邪易伏藏，正虚是关键

宋乃光教授认为六淫之中，寒邪和湿邪性质属阴，最容易伏藏，寒邪、湿邪伤人，寒伤阳气，湿性黏滞，恰正气虚弱，最易留伏不去，故传统医学中论述的伏气温病以春温与伏暑为两大主病，且多数疫疠之邪都容易伏藏。邪重者多感而即发，邪轻者每伏而后发；正盛者能抗邪而即发，正虚者易留邪而后发。故正气亏虚及素体寒湿或湿热均是决定发病的内在因素和先决条件。

## （三）运用伏邪理论治疗起病隐秘，病邪内陷难以治愈，反复发作的疾病

宋乃光教授[5]提出温病伏气致病理论在杂病中有一定应用价值，总结有以下特点的疾病可为伏气（邪）致病来进行辨治。

### 1. 起病隐秘，或少有卫分证表现

伏气温病见于杂病时多起病隐秘，如乙肝患者及携带者，一些潜伏性感染如胆囊炎、咽炎、妇科炎症等，症状不明显不被重视，一旦机体免疫力被削弱则发病。此外，这种发病形式在传染性疾病急重症中很多见，有些疾病如暴发性流脑、流行性出血热等，初起没有卫分证，开始表现就是里热证，甚至出现动风、动血等危重证。

### 2. 病邪内陷，难以治愈

如链球菌感染的扁桃体炎、丹毒等内陷则引发肾小球肾炎、病毒性上呼吸道感染内陷引起病毒性心肌炎等。还有一些免疫性疾病、结缔组织病，如全身性剥脱性皮炎、系统性红斑狼疮、类风湿性关节炎等，它们的发展期和活动期，可出现类似温病卫营同病、气血同病以及温热病的某些证候（膜原证、卫气同病证等），此类疾病难以治愈，甚至病情迅速恶化，难以按卫气营血和三焦证候传变的一般规律来说明，而伏气学说则可以较圆满地解释病情变化并指导治疗。

### 3. 病邪遗伏，反复发作

在部分反复发作疾病发病中，如小儿反复呼吸道感染的"遗邪"主要为痰、热、食等素体之伏邪，小儿平素唇红、苔黄、小便偏黄、颈淋巴结大，或山根部青筋暴露等，都可视为体内"遗邪"的外在征象，因此，须事先寻找"遗邪"，做到"先证而治"，使外在诱因找不到内应而不具备发病条件。

# 参考文献

［1］常孟然，林燕，马淑芳，等. 北京中医药大学温病名家对"伏邪"理论阐述发挥［C］//第四次全国温病学论坛暨温病学辨治思路临床拓展应用高级研修班论文集，2018：131-134.

［2］严季澜，谷晓红. 孔光一临证实录［M］. 1版. 北京：中国中医药出版社，2013：3-9.

［3］刘文礼. 孔光一教授从伏邪论治发热经验［J］. 中医研究，2010，23（5）：63-65.

［4］肖培新. 孔光一教授治疗小儿反复上呼吸道感染经验［J］. 北京中医药大学学报，1998（1）：59-60.

［5］宋乃光. 伏气温病与杂病［J］. 浙江中医杂志，2000（11）：4-5.

# 三、"逆传心包"再认识

叶天士《外感温热篇》首条说："温邪上受，首先犯肺，逆传心包。""逆传心包"多被认为是温邪由肺卫直接传入心包，很快出现神昏窍闭的过程，且其传变不以次序，来势急骤，属于温病传变的特殊形式。而宋乃光教授提出逆传心包是温病正常的传变规律，不可脱离叶天士原著，把"逆传"二字孤立看待，与"逆证"相混淆[1]。

## （一）"逆传"非"逆证"，为疾病传变次第

既言"逆传"，则必有"顺传"，叶氏《临证指南医案》中提到伤寒足经"顺传"，"手太阴气分先病，失治则入手厥阴心包络，血分亦伤。盖足经顺传，如太阳传阳明，人皆知之，肺病失治，逆传心包络"和"夫温热时疫，上行气分，而渐及于血分，非如伤寒足六经，顺传经络者"，两次都是用来与温病从手太阴肺传入手厥阴心包做对照的。可见，"逆传"是在阐述寒温不同时提出的，目的在于说明温病和伤寒受邪、侵犯部位和传变途径的不同，并强调它们传变方向相反。

温病由表入里，由浅入深，邪进而正退，进入营血分阶段后更表现出正气的衰败。将伤寒与温病的传变以图示之（如图 2 所示），如果伤寒沿顺时针方向传变，起于太阳，依次传至阳明、少阳、太阴、少阴、厥阴，温病则沿逆时针方向传变，起于太阴肺，传至厥阴心包，再至少阴心，由于二者传变方向相反，故一称"逆"，一称"顺"。逆传是相对顺传而言，"温邪上受，首先犯肺，逆传心包"是相对伤寒六经病理传变而言。要把"逆证"和"逆传"加以区分，即"逆证"言疾病的传变趋势；"逆传"反映疾病的传变次第。

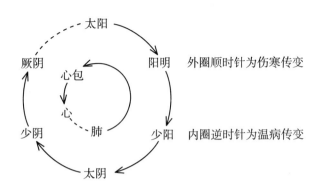

**图2 伤寒与温病的传变**

## （二）逆传心包是温病正常的传变规律

讨论"逆传心包"的意义，还须弄清心包证和营分证的关系。历来认为心包证不能等同于营分证，而是营分证的一个类型，有进一步商榷之必要。叶天士说"心主血属营"，说明营分和血分的病变都属于心的病变，心包是心的外围组织，营分证是血分证的轻浅阶段，如果以血分证为心所主，其轻浅阶段的营分证则由心包来主，"包络受病""心包热"就等于营分受病、营分热。从临床用药来看，叶氏医案中治营分证用犀角、生地黄、元参、连翘、石菖蒲等，而治心包证也用这些药。吴鞠通《温病条辨》以清营汤为治疗营分证的主方，同时也以之作为治疗心包证的主方。当我们清楚了心包证和营分证的关系后，就不难明白，"逆传心包"即指温邪传入营分，绝非仅指窍闭神昏的证候，若心虚热陷、心窍闭阻可出现神昏谵语、舌謇肢厥症。

因此，"温邪上受，首先犯肺，逆传心包"是对温病从卫分、气分，传入营分、血分的最一般、最普遍规律的阐述，不存在不以次第、来势急骤、预后凶险等特殊意义。

## 参考文献

［1］宋乃光."逆传心包"是温病的正常传变规律［J］. 辽宁中医杂志，1984（12）：9-10.

# 四、三焦概念内涵及其对温病学影响探究

　　三焦概念的内涵自《内经》《难经》开始，一直到明清仍不断发展和充实。三焦在《内经》中的含义包括脏腑之三焦，经络之三焦，部位之三焦，病证名之三焦四种。《难经》提出"三焦有名无形"之说，完善了《内经》关于三焦运行人体原气、代谢水液功能的论述。张仲景、华佗、孙思邈等医家都推崇三焦为无形的观点，论述重点在三焦的功能和治疗上，而陈无择提出三焦"脂膜说"，开启了三焦有形之说[1]。

　　明清时期各家学术争鸣，各医家从不同的角度抒发对三焦的理解，沿袭并发展了"三焦无形"的观点。明代医家孙一奎认为三焦有经无形，上焦、中焦、下焦各司其职，但又相辅相成，三者合称三焦。李梴的《医学入门》提出"三焦，如雾如沤如渎，虽有名而无形；主气主食主便，虽无形而有用"。此外，该时期西方医学、解剖学的发展逐渐影响中国，三焦形态上的论述也逐渐丰富。如马莳支持陈无择"脂膜说"，虞抟提出"腔子说""包含乎肠胃之总司也。胸中肓膜之上为上焦，肓膜之下脐之上为中焦，脐之下为下焦，总名曰三焦"。张介宾明确扩大了三焦的范围，认为三焦是一个巨大的囊腔，是人体内诸脏腑的总合。唐容川在《血证论》中称三焦"即人身上下内外之油膜也"，并在《中西汇通医经精义》做具体描述，"肾中有油膜一条，贯于脊骨，是为肾系，此系下连网膜……焦即油膜也"，其三焦"油膜说"对后世影响较大。王清任在《亲见改正脏腑图》中记到："气府俗名鸡冠油，下棱抱小肠，气府内、小肠外乃存元气之所……"鸡冠油在江浙为猪的网膜油，若王氏所指即为在人体解剖中看到人体的油膜，则他对三焦的认识与唐容川是一致的，其所隐含的三焦无处不在而其功能又有物质基础的理念，对后人认识三焦的概念有重要影响。

　　明清时期温病学家们在前人基础上，结合当时环境、疾病谱的变化，开创性地把三焦用于临床辨证论治上。喻嘉言提出瘟疫三焦辨证的雏形，他在《尚论篇·详论瘟疫以破大惑》中云："瘟疫之邪，则直行中道，流布三焦。上焦为清阳，故清邪从之上入；下焦为浊阴，故浊邪从之下入；中焦为阴阳交界，凡清浊之邪必从必从此区分。甚者三焦相溷。"并指出了相应治法："邪既入，则以逐秽为第一要义。上焦如雾，升而逐之，兼以解毒；中焦如沤，疏而逐之，兼以解毒；下焦如渎，决而逐之，兼以解毒。"叶天士在

辨治湿热病时主张三焦分治，并运用三焦来揭示温热病的一般传变规律及脏腑定位。薛生白以三焦辨治湿热病，提出"湿蒙上焦""湿伏中焦""湿流下焦"的三焦辨治纲领，对湿热之邪在上、中、下三焦的辨证、治疗和具体方法行系统论述。吴鞠通在前贤基础上创立了三焦辨证理论，以此为依据，论述了对温病发生和发展过程的认识方法，并提出三焦分证的治则、治法和方药，补充了卫气营血辨证理论的不足，使温病学的辨证理论更趋于系统、完整。

在指导临床辨治方面，叶天士主张"上焦宜降宜通""中焦宜守宜行""下焦宜潜宜固"，湿热弥漫则三焦分利的治疗思想。吴鞠通在此基础上提出三焦分治原则，即"治上焦如羽，非轻不举；治中焦如衡，非平不安；治下焦如权，非重不沉"，如治疗上焦肺卫之证选药质地轻、气味芳香且不能过煎，方如银翘散、桑菊饮、上焦宣痹汤；治疗中焦恢复脾胃气机运行的加减正气散；治疗下焦病证，选用浓浊厚味、重坠之品，方如加减复脉汤、大定风珠等；三焦同治的黄芩汤、杏仁滑石汤等。杨栗山的《伤寒瘟疫条辨》以三焦辨证为纲，对大头瘟等疫病按三焦定位论治，提出"邪毒闭郁三焦由血分发出气分"的病机论，运用清热法的同时尤其重视三焦气机的疏通，注重体内气机升降，治疗强调升清降浊的"三焦分治"之法，其代表方升降散体现了他瘟疫初起用辛凉透达、清热解毒必兼疏利三焦的学术思想。

明清时期的温病学家们在总结前人认识的基础上，创造性地提出了三焦辨证，拓展和深化了三焦概念的临床价值，从理论上来说三焦辨证使温病学理论趋于系统和完整，使温病学走向独立和成熟；从临床辨治来说三焦辨证不但指导温病临床辨证治疗，当今更在临床各科中均有应用。现代临床三焦辨证除应用在发热、咳嗽、水肿、皮科疾病如痤疮、带状疱疹等属温病范畴的疾病外，对于现代新发的免疫性疾病如白塞氏病、过敏性紫癜，内分泌代谢性疾病如2型糖尿病、痛风、高尿酸血症等也都有应用。可见三焦辨证从明清的创立，到现代的深化和拓展，无不体现其临床价值，使温病学至今指导中医临床辨治。

## 参考文献

[1]沈怡华，刘倩，赵岩松. 明清"三焦"概念内涵及其对温病学影响探究[J]. 辽宁中医药大学学报，2016，18（7）：100-102.

# 五、温病诊法、治法发微

## （一）神志异常与温病辨证

温病是外感病中热象偏重、病程变化迅速的疾病。温病中神志失常的表现较其他疾病出现早且重，异常的程度常与阴精的耗损平行发展，故在温病的某些发展阶段，神志异常往往是确立病程的重要依据，尤其当温邪由卫气分转入营血分之后，神志异常的表现更为突出。温病出现神志异常的机理，不外邪热上扰神明和精血衰竭不养神明两方面。前者多见于高热邪实阶段，后者多见于正不胜邪、阴液枯竭之际。无论病机属实属虚，凡有语言错乱、反应迟钝、狂言谵语、昏迷、目不识人等神志异常表现，是心不主神明、肝不藏魂、肾不藏精的结果，都预示温病进入了严重时期。温病学家以心烦不寐、狂言谵语、昏迷、官窍失灵等精神活动的异常，作为温病发展到一定阶段的辨证依据[1]。

### 1. 神昏与否判病之顺逆

神昏与否对于判断正气存亡和预后死生至关紧要，神不昏者，尽管病情较重但仍有存活希望；若神已昏说明正气已溃。例如叶天士以神清和神昏作为判断斑疹顺逆的依据，斑疹发出之后，如热退身凉、脉静神清即为顺；若高热再起、神志不清，则为逆。吴鞠通指出不论上焦、中焦、下焦，只要出现神昏即为危证。

除神昏之外，另一些神志异常表现如烦躁不安、不寐、谵语发狂等，也是温病发展到一定阶段的标志，这些表现较神昏轻浅，可视为神昏的前驱症状。在温病发展过程中，如出现烦躁不安、谵语发狂等症，说明邪热已化燥伤阴上扰神明，必须及时治疗以防出现神昏。最常见的心烦不安证是栀子豉汤证，表现为心烦懊恼、起卧不安，甚则反复颠倒等，这是温邪由上焦进入中焦，由卫分传入气分，处于胸膈中间地区的标志。此时心神受扰之明显表现成为辨别病位、确定病程阶段的依据。温病卫气进入营血，营阴的亏损逐渐成为主要矛盾，神志异常表现也更为明显。如《外感温热篇》说："营分受热，则血液受劫，心神不定，夜甚无寐。"以心神不定、夜甚无寐作为邪入营血的重要标志，若治不及时，会很快进入昏迷阶段。此外，若妇女感温逢经水适来，出现谵语如狂或发狂等，此时的神志异常就成为判断热入血室的依据。

### 2. 官窍失灵为神志失常的重要表现

在温病出现神志异常表现的同时，多见眼耳口鼻舌功能的障碍，这对温病的辨证也有重要意义，临床中不可忽略对五官诸窍的诊察。眼耳口鼻舌是五脏的外窍，是人与客观世界保持联系的器官，器官功能正常发挥依靠五脏不断供养精气。清代王清任《医林改错》把目之视、耳之闻、鼻之嗅、舌之言等统归于大脑主持的精神活动范围，因此，精神活动的失常也就包括这些感官的失灵，根据五官诸窍功能障碍的各种表现，即可对疾病的病程和轻重作出一定判断。例如《温病条辨》上焦篇中有"脉虚夜寐不安，烦渴舌赤，时有谵语，目常开不闭，或喜闭不开，暑入手厥阴也"，把目的异常变化作为手厥阴暑温的重要辨证依据之一；"邪入心包，舌謇肢厥"，把舌的活动异常作为热入心包的主要依据；此外，中焦篇第55条三香汤证"机窍不灵"，下焦篇第3条"温病耳聋，病系少阴"等都把五官功能失灵作为神志失常的重要表现。

# （二）《温热论》舌诊发微

《温热论》是清代名医叶天士所著，被称为温病学的奠基之作，阐明了温病发生、发展规律，以卫气营血作为温病病变阶段、浅深、轻重的层次，确立卫气营血各阶段的治疗原则。其中舌诊是其有机组成部分，《温热论》全文37条，其中15条专论舌。舌诊在对病位、传变的判断和治疗的指导上有着重要地位[2]。

### 1. 以绛舌之比较，阐发卫气营血证治

绛舌主病在营分但又不局限于此，随着绛舌出现荣枯、润燥、兼苔等方面的变化，绛舌所主亦各不同，叶氏以绛舌之异、之变道出的温病卫气营血的传变及浅深、轻重的层次，是卫气营血学说中极具实用价值的内容。

（1）绛舌主营分："其热传营，舌色必绛""纯绛鲜泽者，包络受病也""舌绛而干燥者，火邪劫营"，绛舌主营可用来察邪是否入营或将入营，同样绛舌主营也可用来判断营分证是否消失，即经用清营凉血养阴法治疗后舌绛消失，则说明邪气已退出营分。

（2）绛舌不主营分："舌绛而光亮，胃阴亡也""绛而不鲜，干枯而痿，肾阴涸也""舌绛而光亮"和"绛而不鲜，干枯而痿"分别主胃阴亡、肾阴涸，此为温病的亡阴失水证，属下焦病变，与营分证有着虚实之别。

（3）绛舌兼黏腻苔不全主营分："舌色绛而上有黏腻似苔非苔，中挟秽浊之气"为邪

在营分而中焦气分兼秽浊之气，"若白苔绛底者，湿遏热伏也"为营分之热受膈间湿邪蒙蔽，治疗当"芳香逐之""当先泄湿透热"，即以治气分之湿浊为主、为先。此外，绛舌兼苔不腻滑无湿者，治之无虑，可气营同清并兼顾阴液。

### 2. 以舌测证候传变，提出"先安未受邪之地"论点

《温热论》第5条："或其人肾水素亏，虽未及下焦，先自彷徨矣，必验之于舌，如甘寒之中加入咸寒，务在先安未受邪之地，恐其陷入易易耳。"对肾水素亏患者，须"先安未受邪之地"，防治热邪深陷下焦，此时从舌象可判断，但条文未明说具体是什么舌。《集注新解叶天士温热论》说是"舌绛而不鲜"；《新编温病学》说是"舌质绛而枯萎"；《南病别鉴》说是"舌光红，或灰薄而燥"都符合叶氏肾水素亏的本意。"必验之于舌"不仅是指某一种或某几种固定的舌质和舌苔，而是指应根据舌象的变化，判断邪气有无传变的趋势、病情有无虚实的变化，及时调整药物。

### 3. 辨心下痞之苔，立苦泄、开泄治法

《伤寒论》最早用小陷胸汤、泻心汤治心下痞，开辛开苦降法之先河。《温热论》亦论痞，对心下痞的舌象有具体论述，提出"或黄或浊者，可与小陷胸汤或泻心汤"即苦泄法。苦泄法治痞方面，温病学派用药不拘于连、芩、夏、姜，而是增加了理气畅中、化痰散结、疏利三焦之品，如瓜蒌、栀子、枳实、厚朴等，方剂除泻心汤、小陷胸汤外，王孟英在《随息居重订霍乱论》中提出的连朴饮、燃照汤、昌阳泻心汤等亦是治疗湿热秽浊阻中的名方、效方。"或白不燥，或黄白相兼，或灰白不渴者……宜从开泄，宣通气滞，以达归于肺，如近俗之杏、蔻、橘、桔等"即用开泄法。开泄法治痞方面，温病学派用杏、蔻、橘、桔，轻苦微辛，宣通气滞，达归于肺，治痰湿阻于胸脘，未化热者；开泄法的方剂以三仁汤为代表，取肺气化湿亦化之意。结合临床，心下痞见舌苔黄浊，多主湿热痰浊互结，当治以苦寒泄降、清热燥湿化痰；见苔白不燥，或黄白相兼，或灰白不渴，则为痰湿阻于胸脘，湿未化热，或表邪未解，阳气未化等，治当轻苦微辛之品，开泄上焦，宣通中焦，为临床区别治疗湿热痞和痰湿痞提供了重要依据。

## （三）温病初起不可单用辛温

吴鞠通的《温病条辨》是一部温病学的重要文献，其上焦篇桂枝汤的应用一例争执甚多，后世医家对其用桂枝汤的争议主要持以下两种不同的观点：一种认为吴氏用桂枝汤是对的，温病初起可以配合辛温解表之法；另一种认为不应当用桂枝汤治温病，有悖常理。根据吴鞠通运用桂枝汤的自注、师承情况及在银翘散方论中对温病初起的治疗，

宋乃光教授认为不可单用桂枝汤辛温之剂治温病[3]。

吴氏在自注中解释用桂枝汤为推崇仲景"非敢违古训也",但《伤寒论》中没有相关原文,也没有仲景治温病用桂枝汤的证据。在当时的历史条件下,温病学派作为不同于伤寒学派的新派还没有被广泛接受,故吴氏倡导温病学说时,不得不假推崇伤寒学派之名而用桂枝汤。此外,吴氏自述桂枝汤用于治温病中系"温自内发,风寒从外搏,成内热外寒"的新感引动伏温之证,以期表寒里热两解。而温自内发的伏邪温病,往往以灼热烦躁、口渴、尿赤、舌红等里热表现为主,即使是新感诱发,虽有短暂恶寒发热,里热仍盛,非辛温之剂桂枝汤所为,与仲景"桂枝下咽,阳盛则毙"之戒不符。

又吴氏师承于叶天士,叶氏虽主张"在卫汗之可也",但其汗法并不是辛温发汗,认为"辛胜便是汗药",在《温热论》中亦明确指出"在表初用辛凉轻剂"。温病初起的微恶风寒系温邪袭表,人体阳气欲从腠理外出抗邪而外出不畅,卫外不够而微恶风寒。此与"太阳中风"之"汗出恶风"机理不同,非功为解肌祛风、调和营卫的"桂枝汤"所能为。

吴氏在该书卷四《杂说·本论起银翘散论》的银翘散方论中明确指出:"按病忌汗,汗之不惟不解,反生他患,盖病手经,徒伤足太阳无益,病自口鼻吸受而生,徒发其表亦无益也。"可见吴氏对温病初起是力斥辛温发汗而主张用辛凉之剂的。

因此,不论是伏邪温病或新感温病,病在卫表虽有风寒,但其邪气主要是温热邪气,均有里热或表热的"热"性病变,不能单用辛温之剂治疗。但在温病初起阶段,主以辛凉解表之时,亦可酌加如荆芥、桂枝、紫苏、防风之类的辛温解表药,以助辛凉解表发汗之力,以防寒凉冰伏邪气。

# (四)阴阳平衡观与温病临证

阴阳学说是中医学理论体系的基础,《素问·上古天真论》强调阴阳平衡、阴平阳秘,人体的一切生命活动是阴阳协同作用的结果。以温病四大家为首的温病学家们在临床论治时皆遵从阴阳平衡观,进一步发展了阴阳学说,并将阴阳平衡观体现在其"存津液、养阴血""通阳气"等辨治特色中[4-5]。

## 1. 以"存津液、养阴血"为治疗重点

温病临床过程中,阴液受损贯穿始终,阴液损伤程度的轻重与温病的转归和预后息息相关,其中"叶、薛、吴、王"温病四大家为运用护阴之法的典范。

### 1)叶天士——外感重胃阴,内伤重养血

叶氏创立了"胃阴学说",认为"胃为阳土,宜凉宜润",护阴多用玉竹、花粉、沙

参、石斛、麦冬等甘平或甘凉濡润之品。胃阴不足，宜甘凉濡润，多用沙参、麦冬、石斛、玉竹、半夏、广陈皮、扁豆等；肺胃阴亏，宜甘寒滋养，多用沙参、麦冬、石斛、芦根、梨汁、甘蔗汁、桑叶、花粉、杏仁等；肝胃阴虚，宜酸甘润补，多用人参、麦冬、石斛、南枣、小麦、粳米等甘味养胃和胃之品与酸味柔肝缓肝药木瓜、乌梅、白芍、五味子、山茱萸等合用；阴虚夹湿，宜芳香清养，多用鲜生头草、陈皮、石斛、大麦仁、荷叶、陈香豉、陈半夏、北沙参、粳米、檀香泥、人参等；对肝肾阴精耗伤者，以复脉汤、甘蔗汁代水急补真阴。

治疗内伤病方面，叶氏注重养阴血。如凡属阴液日枯，或营络皆热，或久伤阴液，或下焦真阴已亏，或邪伏厥阴，见舌绛裂纹、舌红、口渴喜冷、上颚干涸、心中热焚烦躁不安、欲昧昏沉等症皆用滋阴养血的复脉汤；运用甘平或甘凉濡润之品，治疗口干口苦、纳运不良、津枯肠燥、大便干结，尤其是饥不纳食、胃中灼热、时有烧灼感、干呕呃逆、渴欲饮冷及形体消瘦等胃阴损伤诸症，如气分胃燥气伤者，在滋润药的基础上当加甘草，取其味甘可补益肺胃之气，使其布津功能得复、津液自生。

**2）薛生白——治分气血，养阴不碍湿**

一般认为，湿病当慎用滋阴药，但不可因此否定养阴药在湿热性疾病当中的运用。薛氏认为，湿热郁蒸过久可化燥伤阴。气分时，重在祛邪，若湿邪燥化，则根据阴伤的程度，适当配伍护阴生津之品；营血分时，若湿邪燥化，则不可再行化湿利湿，当清营养阴、凉血散血。薛氏运用养阴药多在湿已化燥，热入营血之时，常以生地黄为首选之品，滋阴养液而不碍祛湿。具体来讲，若胃津劫夺、邪滞津枯，多用鲜生地黄、芦根、生首乌、鲜稻根等；若湿热伤营、肝风上逆，多用羚羊角、蔓荆子、钩藤、元参、生地黄、女贞子等；若胃液受劫、胆火上冲，多用西瓜汁、金汁、鲜生地黄汁、甘蔗汁并磨服郁金、木瓜、香附、乌药等；若肾阴受伤、虚火上浮，多用猪肤汤；若久痢伤阴、虚坐努责，多用熟地黄炭、炒当归、炒白芍、炙甘草等。

**3）吴鞠通——外感病贯穿护阴理论，妇内科善养阴血**

吴鞠通所著《温病条辨》护阴学说贯穿始终，提出"盖热病未有不耗阴者，其耗之未尽则生，尽责阳无以恋，必脱而死也"，立法以救阴为主，提供了大量治疗温病的经典方。若为风温，属邪袭肺卫，银翘散、桑菊饮中用芦根养阴生津；属肺热发疹，银翘散去豆豉，加细生地黄、牡丹皮、板蓝根，倍玄参，方中用生地黄、牡丹皮、玄参等清热养阴；属肺胃阴伤，沙参麦冬汤中用沙参、麦冬、玉竹、花粉甘寒生津、润养肺胃。若为春温，属热灼营分，清营汤中用生地黄、玄参、麦冬清热滋阴，并根据阴伤程度调整黄连的用量；属热结肠腑，增液承气汤中用玄参、麦冬、生地黄养阴润肠，新加黄龙汤中用生地黄、麦冬、当归、玄参、海参滋阴润燥，导赤承气汤中用赤芍、生地黄凉血养阴；属气营（血）两燔，化斑汤中用白虎汤泄热救阴；属热盛动血，犀角地黄汤中用生地黄凉血养阴；属真阴亏损，加减复脉汤中用白芍、地黄、阿胶、麦冬滋养肝肾真阴；属阴虚风动，三甲复脉汤中用牡蛎、鳖甲、龟板滋阴潜阳，大定风珠中用五味子补阴敛阳；属阴虚火炽，黄连阿胶汤中用黄连、黄芩泻火坚阴，阿胶、白芍滋阴抑阳；属邪留阴分，青蒿鳖甲汤中用鳖甲滋阴搜邪、生地黄滋养阴液。若为暑温，属暑入阳明，白虎加人参汤中用人参益气生津；属暑伤心肾，连梅汤中用乌梅、麦冬酸甘化阴属暑湿未净，清络饮中用西瓜翠衣养阴生津。

吴鞠通在治疗内科、妇科疾病时也善用养阴血之法，如用血肉有情之品辨治胸痹心痛，以三甲复脉汤治疗"脉细促，心中憺憺大动，甚则心中痛"之类热久伤阴的胸痹；同时推举三甲复脉汤类方七首，治疗妇人产后动风、头眩、目瞀、大便难，与产后虚热以及产后心虚诸证，吴鞠通自称这七首三甲复脉汤类方为"补阴七法，所以补丹溪之未备"。

### 4）王孟英——清暑与益气生津并存

王孟英代表著作是《温热经纬》，其对暑性特点及暑病论治的论述对后世影响很大，并创制王氏清暑益气汤，针对暑热亢盛而津气耗伤之证，将清热解暑与益气生津并施。王氏在温热病的治疗中十分注重养阴，并形成了完整的体系。王孟英指出治温以保阴为第一要义，每以清淡甘凉之品濡养肺胃之阴为大法，认为"此论温病仅宜轻解，况本条所列，乃上焦之治，药重则过病所"，药物喜用石斛、沙参、玉竹、百合、麦冬、西洋参、玄参、芦根、连皮梨、蔗梢等清淡甘凉之品。同时关注阴津的运行输布，常用左金丸、丝瓜络、橘络、陈木瓜、川楝子、郁金、丹参等疏通经络、行气布津；旋覆花、枇杷叶、杏仁、桑白皮、冬瓜仁、紫菀、枳实、竹叶、赭石、紫石英等宣肃肺胃、降气布津。

## 2. 创造性应用"通阳"之法

温病大家关注养阴的同时，也关注"通阳"，在湿邪为患时不约而同地使用温热药祛湿。叶天士治疗湿温，以淡渗之品芦根等为主，也多配以温热之品如厚朴、杏仁、半夏等。叶氏认为对阴浊困阳所致之疾，"欲驱浊阴，急急通阳"，用药以辛热温通阳气为主，配以化湿泄浊，随机而行。更以"利小便"为例，提出"通阳不在温，而在利小便""此则分消上下之势……如温胆汤之走泄"，以说明祛湿利尿不用温通之药却可以收到通达阳气的效果。对治疗湿热类温病，吴鞠通提出："湿温论中，不唯不忌辛温，且用辛热也。"薛雪在《湿热病篇》中提出："湿热证……宜佐辛泄清热，如蔻仁、半夏……六一散等味。此湿热参半之证。"

此外，叶天士在内伤杂病中创造性地使用通阳之法，治疗由于寒湿阻遏及痰凝瘀血等引起的病症，使闭阻之阳气宣通、畅达。因导致阳气运行障碍的原因多种、病机不一，叶氏确立了通阳泄浊法、通阳化饮法、泄肝通胃法、宣通气血法、通腑利尿法、通补阳明法、温柔通补奇经法等一系列具体治法，如使用薤白、生姜、桂枝等补阳温通之品，治疗胃阳虚、气机升降不利。

## 参考文献

［1］宋乃光. 浅谈神志异常对温病辨证的意义［J］. 辽宁中医杂志，1985（11）：11–13.

［2］宋乃光.《温热论》舌诊发微［J］. 中华中医药杂志，2006（2）：70–72.

［3］卢红蓉，宋乃光. 吴鞠通用桂枝汤治温病初起刍议［J］. 中医杂志，2006（1）：74.

［4］肖连宇，赵岩松. 明清温病学家对阴阳学说的阐释与应用［J］. 北京中医药大学学报，2016，39（8）：650–652.

［5］姚洁琼，谷晓红，赵岩松. 温病四大家护阴学说探析［J］. 中国临床医生，2013，41（8）：73–74.

# 六、中医疫病辨治特色

中医药防治疫病有悠久的历史，经过长期的发展形成了独具特色的防治疫病的理论和实践体系，至明清年间温病学说形成，中医学防治疫病的学术体系更加成熟。然而，近数十年来随着西医学的传入，抗生素的普遍使用，对病原体多实行直接杀灭的针对性治疗，使得中医学在疫病的治疗上退于二线，或处于举步维艰的状态。然而中医有西医不可替代之处，主要原因包括：抗生素滥用引起的抗药性及毒副作用已日益暴露出来；抗生素对病毒感染性疾病无效，而中医学从整体调节入手，调动机体抗病能力，对各种病毒感染引起的急性传染病有肯定的治疗效果；新的致病微生物、新的传染病会不断产生，对付各种新出现的传染病，中西医结合才是上策。中医学在长期与疫病斗争的过程中所创建的理论体系和积累的宝贵经验是人类的共同财富，应当在防治新发传染病中得到充分利用，并求得持续发展[1-2]。

## （一）疫病中医治疗特色

### 1. 预防为重，欲病救萌

预防是应对疫病的重中之重，早在《素问·四气调神大论》就提出了"治未病"的概念。中国古代就有药浴、粉身、点眼、塞鼻、涂鼻、取嚏、焚烟、服药等防疫记载。如《本草纲目·瘟疫》用兰草煎汤浴辟疫疠病邪；《肘后备急方·卷二·治瘴气疫疠温毒诸方第十五》记载的太乙流金散若逢大疫之年"以青布裹"烧熏之。时行疫毒多从口鼻入里，在《松峰说疫·卷之五·避瘟方》中用雄黄、苍术末、香油涂鼻预防疫毒。东晋葛洪最早提出了狂犬病的人工主动免疫法："仍杀所咬犬，取脑敷之，后不复发。"喻嘉言发扬"正气内存，邪不可干"的思想，强调于未病前饮芳香正气药以固本培元。

### 2. 施治迅捷，斩断危局

吴又可提出"客邪贵乎早逐"，主张"数日之法，一日行之，因其毒甚，传变亦速，用药不得不紧"。疫病变化多端且病情危重,治疗要快速且精准,不能拘泥于"到气才可清气,入营犹可透热转气",应密切观察疾病恶化的预警征兆,及时或提前使用清解气分、清泄营分的药物,防止疫毒内陷而致危象。姜春华教授针对温病的治疗提出"截断扭转"的观点,即果断采取措施祛除病原,拦截病邪深入,通过迅捷施治转危为安、转急为缓、转逆为顺。如急性传染病极期,正邪相争剧烈,易出现红肿热痛、斑疹吐衄、谵妄躁狂等热毒重症,用药可先于症现,早用、重用清热解毒法;阳明燥结未成实亦可提前使用苦寒攻下以祛邪;凉血散血法也可在灼热不退、舌尖见绛、入夜烦躁明显时及时使用,不必待出现出血斑疹等典型血分证表现时再应用。

**1)清解疫毒,灵活变通**

针对大量在病程中呈热象的疫病,可以根据卫气营血、三焦传变不同病位选用不同的清热方法,如清热解毒、以泻代清、苦寒直折、火郁发之、透热转气等。

(1)清热解毒。清热解毒法是邪热在气营血分最为常用的治法,在大清气热的基础上再使用清热解毒药,如金银花、贯众、青黛、蒲公英、紫花地丁、白花蛇舌草、败酱草、大血藤、土茯苓、白头翁等,方如清瘟败毒饮、神犀丹等,以达到祛除疫毒病邪的目的。

(2)以泻代清。中上二焦热甚,则以泻助清,从下焦泻热以助清上,上清下泻以实现迅速祛除邪热的目的,代表方剂凉膈散、牛黄承气汤、增损双解散等,在黄芩、栀子、连翘、薄荷等清上焦的同时加入大黄、芒硝泻大肠以泻邪热。

(3)苦寒直折。三焦火毒上炎,用味苦性寒的药物泻热降火直折,代表方剂黄连解毒汤,治疗上焦目赤咽干、口唇焦燥,中焦胃热发斑、大便秘结,下焦小便短赤,或痈疡疔毒,谵狂烦躁。

(4)火郁发之。气机运行不利,郁热邪而化火伏于体内,治疗当展气机以透散郁火。代表方如栀子豉汤、升降散、泻黄散、清胃散、普济消毒饮等。如升降散中僵蚕升阳中之清阳,姜黄降阴中之浊阴,治疗"温病杂气热郁三焦表里,阻碍阴阳不通",顺应热毒"上炎下传"的特点,辛透气机,宣散郁火。对于气机怫郁者,使用石膏、豆豉、葱白、甘草等都能开散郁结。

(5)透热转气。通过清营养阴,使热毒疫邪从转出气分而解,如犀角、玄参、羚羊角、银花等,代表方剂清营汤。赵绍琴提出"透热转气"的始动点是营分,开辟邪气透散的通道是核心,祛除阻碍在气分、营分之间的病理因素如气滞、痰湿、食滞等是方法。

此外,在选择药物的种类和剂量上要审慎斟酌,谨防误治,如疫病热证热势鸱张,急当清热,但不能过用寒凉冰伏气机,而成寒包火之势,寒凉药中宜适当加入透散行瘀血之品,如豆豉、姜黄、桔梗、荆芥、大黄等。

### 2）凉血解毒，散瘀为要

疫病发展后期入血分，清热凉血的同时要活血散瘀。热毒入血分，耗血动血，热瘀胶结，在上扰乱心神，在下血热搏结于少腹、胃肠、血室，此时"直需凉血散血"。"凉血"即用甘寒、咸寒之品直清血热；"散血"包括"活血"和"养阴"两个方面，如代表方犀角地黄汤，其中生地黄用量较大；《医林改错·卷下·温毒吐泻转筋说》中解毒活血汤在桃红四物汤基础上合用连翘、柴胡、葛根等以解毒、清血热、活血瘀；治疗"伤于血分，下红痢"用芍药汤或活人败毒散加桃仁、红花等，即在清热解毒药中加入活血药。总之，凉血与解毒、散瘀、养阴法的合理配伍使用可提升疫病血分证疗效。

### 3）汗下两法、治疫利器

汗法是通过和营卫、调阴阳，畅通表里之气，使汗自出以利疫邪外解。如表有微寒束里郁热者，用浮萍、葛根开郁透表，不用麻黄、桂枝辛温发汗；湿温时疫初起见恶寒发热、身重肢体酸痛，用藿香、佩兰等辛温芳香化湿得汗；《温热论·流连气分》中记载邪气流连气分，益胃生津以助正气奋力鼓邪外出，表里通达，战汗而解。

下法是祛除时疫毒邪的利器，《广瘟疫论·卷四·下法》中言其要义："伤寒下不厌迟，时疫下不厌早；伤寒在下其燥结，时疫在下其郁热；伤寒里证当下，必待表证全罢，时疫不论表邪罢与不罢，但兼里证即下；伤寒上焦有邪不可下，必待结在中、下二焦方可下；时疫上焦有邪亦可下，若必待结至中、下二焦始下，则有下之不通而死者。"时疫下法分为峻下、缓下、轻下、攻补兼施、增水行舟、提壶揭盖等不同方法。如新加黄龙汤补泻兼施，在泻下药中加生地黄、玄参、麦冬、人参、海参补益气阴；宣白承气汤"欲求南风先开北牖"，杏仁、瓜蒌皮豁痰宣上；导赤承气汤清心火肠热通利泻下；牛黄承气汤开窍清心泻下；增液承气汤增液润肠通腑；桃仁承气汤治疫病实热瘀结于少腹，将赤芍、牡丹皮等与大黄同用，以泻下助化瘀，湿热积滞搏结肠腑"轻法频下"，黄连、枳实、白术制剂轻，因势利导，多次攻下，以便硬为度。

## 3. 扶正善后，辨明余患

疫病恢复期需谨慎辨识，若余邪尚存，先清余邪；纯虚证则根据阴阳气血津液的虚损程度忖度方剂，切忌补益太过。温疫病邪为患多伤气阴，后期可见肺胃阴伤、肝肾阴损等严重阴液耗损证候。胃阴伤则甘寒益胃充养汗源，如益胃汤、竹叶石膏汤、麦冬麻仁汤、麦门冬汤等；肠燥阴伤，则润肠增液，如增液汤、五仁橘皮汤；肾阴伤则咸寒育阴补益肝肾，如大定风珠、三甲复脉汤。养阴扶正法运用得当可助驱邪，如叶天士说："病减后余热，只用甘寒清养足矣。"张伯礼院士提出新型冠状病毒恢复期宜益气养阴，兼针对病理产物痰湿、瘀结等配合化湿祛痰、化瘀散结。

疫病恢复期慎用温补法，若身重乏力伴见纳呆、呕恶、便溏等，为湿浊缠绵，阳气不展而呈假虚寒之象，宜行气通阳，如四加减正气散、五加减正气散、薛氏扶阳逐湿汤等。如病后气虚阳损无邪，补中益气汤、附子粳米汤、乌梅圆等可选用。若脾肾阳亏，食滑便溏，如三神丸、双补汤。张锡纯创急救回阳汤，以山茱萸为主药治疗霍乱吐泻后期，元气将脱，认为山茱萸敛肝补气，在阴阳气血将脱时，山茱萸补益之功比起人参、白术、黄芪更胜，符合湿温后期正气耗散，涩补阴阳之法。

## （二）《松峰说疫》温疫观析

《松峰说疫》为清代刘奎（号松峰）所作，刘氏崇尚吴氏之学，广采前人有关温疫之论述，以明其学术之渊源，为温疫学说的完善和发展做出了贡献，今对其学术观探析如下。

### 1. 辨温疫之名义

刘氏认为，疫分为温疫、寒疫、杂疫三种，温疫不过疫中之一症。疫病种类繁多，临床变化多端，如书中列举的七十二种杂疫，多由秽浊之气充斥一身上下，表现为寒热交作，神志狂妄不宁，四肢厥逆，局部皮肤赤肿起斑、痧、痘、瘤等症。治疗方面，刘奎认为“此岂达原执一方所能疗欤，其治法亦与平常患泻利、胀痛等疾异。皆此杂疫之类也”，使温疫的治疗突破了一方一法的局限，杂疫的提出，为疫病的治疗提供了更多的可能。

### 2. 阐温疫之因，以解毒为第一法

对于温疫之因，刘氏指出来自天与人的秽气是导致温疫产生的毒气，在未病之前已伏于体内。无毒不成疫，《松峰说疫》卷上有温疫统治八法中首列解毒法。毒气的伏留也有条件，《松峰说疫》认为“因时、因酒、因痰、因惊、因郁、因气”等，都可使毒停留，随之提出了广义的解毒法，也是具体的解毒法，“食宜消之，惊宜解之，痰宜化之，酒宜镇之，郁宜开之，气宜顺之”，说明除了用攻下法外，一切能够使气血之郁滞疏通，痰积之停留消散的方法，都能起到解除疫毒的作用。刘氏认为温疫始终一于为热，故以寒凉解毒为基本法，但寒凉药的使用应适当，否则“未有祛邪之能，而先受寒凉之祸。受寒则表里凝滞，欲求其邪之解也难矣”。

### 3. 治疫按脉症而变通

《松峰说疫》指出“七情之有偏注，六欲之有慝情，或老少强弱之异质，或富贵贫贱之殊途”，因此即使都患温疫，都有痰疾、泄泻、腹部胀痛等病，平日治法治之就可能不

效或施之此人而效，施之彼人又不效，或初施之有效再施之又不效，故不可对以上情况皆用一方一法治疗。

## 参考文献

［1］王翰飞，黄羚，张楠，等. 疫病中医治疗特色撷微［J］. 中华中医药杂志，2021，36（5）：2472-2475.

［2］宋乃光.《松峰说疫》温疫观析［J］. 中医药学报，1988（4）：52-54.

# 七、中医外感病认识的发展

汉代张仲景的《伤寒论》详细论述了六经病证的病因、病机、症状、传变及转归，是第一部理、法、方、药完备的医学著作，使中医学临床诊治外感热病有纲可依、有法可循。随着外感病辨治的发展，清代吴鞠通仿仲景《伤寒论》体例，采集叶天士《临证指南医案》的有关方证，结合自己的临床经验著成《温病条辨》一书，这是一部理、法、方、药自成体系的温病学专著，对温病辨证论治的理论、实践具有重大的指导意义。从《伤寒论》到《温病条辨》，从寒到温，从六经辨证到三焦辨证，张仲景和吴鞠通都在寻找符合临床需求的外感热病学辨证纲领[1]。

## （一）病种从寒到温，病因的认识不断扩充

《伤寒论》中所提及的外感病包括伤寒、中风、温病、痉病、湿病、中暍等，但综观全书，以风寒邪气伤人为主的伤寒、中风病才是仲景论述的主轴。从汉至清，随着社会的不断发展，城市人口的逐渐增加，水陆交通的日益发达，社会环境的动荡及战乱的频繁，热性病流行的机会和种类均有增加。至清代，吴鞠通提出"盖仲景当日著书，原为伤寒而设，并未遍著外感，其论温、论暑、论湿，偶一及之也"，注重分辨各种温热病的特异性，将外感热病分为风温、温热、温疫、温毒、暑温、湿温、秋燥、冬温、温疟九种。近年来，SARS、禽流感、甲型流感等外感病新病种呈现不断增加的趋势，中医学对外感病辨治的临床经验也处于积累过程中，这些都成为外感病辨治理论发展的重要动力。

## （二）辨证从六经到三焦，一纵一横更为全面

《伤寒论》根据六经与脏腑、气血津液、阴阳、四肢百骸的联系与相互影响，分析外感热病演变过程、正邪相争、病势进退、临床表现、证候特色、病变部位、寒热趋向等特点，将外感病归纳为太阳、阳明、少阳、太阴、少阴、厥阴六经病。《温病条辨》则

以病邪为外感病发生发展变化的主导因素，沿用了《内经》《难经》的三焦之名，其三焦的概念既包括了脏腑的含义，也包括了疾病浅深层次和传变次序的含义。六经及三焦辨证方法，都是继承《内经》中的基本理论，各自通过临床实践，逐步发挥建立起来的一套指导热性病的辨证纲领，且各有独到之处，所以吴鞠通认为"三焦"与张仲景"六经"有"一纵一横"之妙。因此，吴鞠通称《温病条辨》为"羽翼伤寒"之作，"补《伤寒论》之不足，非为自立门户，以逞己功也"。基于这一观点，从清代至今，一部分医家主张将伤寒与温病统一起来，但时至今日，尚没有公认的比较符合临床实际，且执简驭繁、高度统一的热性病辨证纲领。

## （三）治疗立足祛邪，从护阳到养阴

张仲景在《伤寒论》中认为寒邪伤阳是伤寒的基本矛盾，所以仲景治疗伤寒，使用汗法时固守"发表不远热，攻里不远寒"的原则，以辛温苦寒直折其邪；使用下法时，强调"下不厌迟""必待寒邪化热，热结在里，始用承气"，防下之过早而伤阳更甚。《温病条辨》极为重视温热伤阴的基本矛盾，提出"在上焦以清邪为主，清邪之后，必继以存阴"，在"辛凉平剂"银翘散中选用芦根既清热又生津，以期达到"预护其虚，纯然清肃上焦不犯中下，无开门揖盗之弊，有轻以去实之能"作用；其于下法，强调"下不厌早"，必急去其热，才能顾护其阴，故温病学家有"留得一分津液，保得一分生机"之说。同为外感病，其治疗原则却大相径庭，可见"寒温统一"绝不能简单地进行加法或减法，必当在继承中深究其因，探索其源，结合现代实验手段和方法，在外感病的辨证上有所突破和创新，从而形成新理论，才能经得起临床实践的检验。

## （四）制方把握辨治原则，灵活化裁

《伤寒论》方剂组方严谨，疗效确切，被誉为"众方之祖"，其中处处渗透的"方从法出""法随证立""辨证论治""异病同治"的辨治精神更为后世外感病的临床提供了宝贵的指导原则。吴鞠通在《温病条辨》中直接采纳《伤寒论》原方三十余首，多以伤寒诸经热化证的用药为主，如桂枝汤、白虎加人参汤、麻杏甘石汤、黄连阿胶汤、栀子豉汤、茵陈蒿汤等。但该书绝不仅限于《伤寒论》原方，在临证之时，吴氏常根据病机灵活变通应用，化裁方达六十余首，占《温病条辨》全书的三分之一。如吴鞠通以承气为基础方，根据病证灵活变化加减化裁，创制了多首通下逐邪方剂。如治疗腑实正虚者，攻下当配合扶正，故创新加黄龙汤；腑实而兼肺气不降者，攻下当配合宣肺，创宣白承气汤；如腑实而兼热蕴小肠者，攻下配合清泄肠腑之火热，创导赤承气汤；如腑实而兼邪闭心包者，攻下当配合开窍，创牛黄承气汤等；并根据《伤寒论》润下法，创制了增液承气汤，主治肠腑热结而阴液亏虚证。

## 参考文献

［1］杜宇琼，宋乃光，车念聪，等. 从《伤寒论》到《温病条辨》看外感病辨治的发展［J］. 中国中医急症，2010，19（1）：109-110.

# 八、温病治疗药物配伍特色

## （一）"轻剂"在温病中的应用

《素问·阴阳应象大论》提出"因其轻而扬之"，成无己在徐之才总结的"宣、通、补、泻、轻、重、滑、涩、燥、湿"的基础上提出十剂理论，在后世医家发挥中认识到以归于肺经，治疗外邪侵袭导致肺气宣降失常的肺实证且气味轻薄、微辛微苦、质地轻扬、药力轻、用量亦轻的方剂即为轻剂。随着医学家对清热药的认识逐步完善，后世对豆豉、葱白等应用，打破《神农本草经》清热药拘泥于黄连、石膏、黄芩等苦寒之品，再到清代温病学家用辛凉轻清之品灵气机、醒脾胃而不伤正气，经历了从认识、接受、使用到重视的过程，成了温病学用药特色中不可或缺的一部分[1]。

### 1. 上焦如羽

"治上焦如羽，非轻不举"是《温病条辨》提出的上焦温病的治疗原则，提示温病初起辛凉透邪是第一要务，目的在于开泄腠理、驱邪外出。选择药物和方剂在性味归经、质地功效、药量上都要体现"轻"的特点，微辛、微寒、微苦，祛邪不伤正，治上不犯中下，如银翘散、桑菊饮、桑杏汤等气清味薄，多为花壳叶之类，多归于肺以清透肺热。不能过早用苦寒沉降和凉血滋腻之品损阴遏阳。上焦湿温病初起用药更忌辛温发汗、滋阴润燥、苦寒攻下，用药应选轻苦微辛流动之品[2]。

### 2. 浊药轻投

"浊药轻投"体现在刘河间、叶天士、王孟英治疗上实下虚证的特殊方剂配伍和煎服法中，当临床上出现上焦有痰浊等邪气郁闭且下元亏虚时，为改变攻补皆难之境，防止味厚质重的滋填之品滋生痰浊而虚阳上越、攻逐痰浊克伐下焦元气而肾阴耗竭，往往在药物服法、配伍、炮制上做出改变，如配伍轻清上扬之品引药上行、防止过煮、少量频服、改熟地黄为炭减少滋腻补、改熟地黄泡水取汁煎药以达到味厚之品取轻浮之味的效果，或丸剂外层药物改用盐醋炒，橘叶等芳香轻清之品煎汤送服，宋乃光教授在治疗一例老年肝肾阴虚颤证欲脱时，选用大定风珠减少剂量、改用汤剂少量频服，防止大定风珠中血肉有情之品腥浊浓腻，防止老年人脾胃运化不及，药物格拒[3]。

## （二）《临证指南医案》中丸剂、膏剂及服药法探析

叶桂在治疗有形积滞、慢性久病时常用丸剂，丸剂中的赋形剂根据治法需求各有不同：新鲜药物研磨过滤得到的鲜汁有药鲜汁醇、气味俱存的特点；药物煎汤用于药力薄弱且不宜打成粉末的药材；炼蜜可以增强黏性，矫正气味，防止药物腐坏；药材水煎浓缩成的稠润膏有取精去粕的功效；还有将山药、神曲搅打成浆以黏合药物；用动物皮、骨、甲、角反复煎熬浓缩成的动物胶即有较强的黏合作用，又辅助治疗虚劳性疾病。

膏剂是一种将药物用水煎煮，去滓后浓缩加蜂蜜或糖制成的稠厚半流体状制剂，叶天士对膏剂的应用体现了补益虚羸、注重脾胃、辨证施药、缓治久服的学术特点。送服用不同药物煎水做药引或增强药力，或根据病证特点选择不同药物煎水以增强药力，如益母草煎汤送服治疗妇科病，白酒送服治胸痹诸证药，在送服时间上秉承早补肾、晚补脾、午服利尿的特点[4]。

## （三）"君臣佐使"是方剂的组织形式而非原则

"君臣佐使"之概念首见于《神农本草经》，《素问·至真要大论》打破了前者用上中下三品区分"君臣佐使"的局限，提出了应用此概念制方的理论，把药物作用笼统分出主次，"主病之谓君，佐君之谓臣，应臣之谓使"，但《内经》所记载的十二方中没有体现"君臣佐使"的具体应用。后世医家对区分君臣佐使的客观依据进行了广泛的探讨，如李东垣明确佐使药有治疗兼病的特殊作用，张元素等以药量轻重、药力大小区分君臣佐使，成无己将其应用于方剂学。

有学者认为君臣佐使是方剂的组方原则，而宋乃光教授认为很多方剂不具备或难以区分君臣佐使，如独参汤、紫雪丹等，而且君臣佐使概念含糊，多有交叉融合，如佐药有兼治、监制、反佐的功效，臣药也有辅助君药治疗的兼治之功。且概念针对对象模糊，如君药、臣药和佐药的兼治功效都是针对疾病，而佐药监制和反佐作用则针对药物。所以复方是众多药物的协同作用，君臣佐使是对重要组成药物的一个解读形式，而非组方原则，过分强调君臣佐使，会将方剂中的药物完全割裂，容易忽视整个方剂的综合应用[5]。

## （四）从《温疫论》用参看疫病补法

温病外感慎补，但不应忌补，补法应用应及时且有理有据，不得矫枉过正。在疫病发展过程中见在里实邪已去、邪热弥散于外而正气耗损、阴液精血耗竭、误下伤正而疫毒内陷、中气大亏而停药、恢复期表里虚怯或病后损伤脾肾阳气等证，都应适当在治疫方中增加补益药。

清燥救肺汤（桑叶、石膏、甘草、人参、胡麻仁、真阿胶、麦冬、杏仁、枇杷叶）是治疗秋季燥热伤肺的代表方剂，其中人参作为温补之品，在外感气分热证治疗中的应用和在清燥救肺汤中发挥的作用饱受争议。清燥救肺汤中的人参有调胃气以充胃阴，充胃阴以滋肺阴的功效。复肺阴，行治节，促进水液宣发肃降以清燥救肺，并防止大队寒凉药物伤肺气，寒凉药又可兼制其热性，所以人参在清燥救肺汤中的作用不是补益肺气，而是调治胃气以达到配合其他药物清肺热、润肺津[6]。人参在疫病治疗中有益气固脱、扶正透邪、助运气血、胃气、与温阳药同用以益气温阳增强药力等功效，适用于病邪在表及半表半里时，病人本身体质虚弱或外邪、药物攻下伤正的极虚重症。但邪气已传里、有实邪阻滞时忌用人参。疫病治疗中应用人参应注意补而适度，当人参用后功不速显，元气不复，胃气不转，急宜另作主张。

在疫病治疗过程中应谨慎应用补法，注意补泻顺序和尺度，忌误补、过补、臆补，先虚后实则宜先补而后泻，如他病先亏、年高体虚、新产吐衄亡血等万不得已投补剂一二帖，虚证少退便宜治疫；先实后虚需急补，如应下失下，阴液大伤、攻邪伐伤正气时，但当虚证治疗到十分之五六时慎勿再补；邪盛误用泻法大泻、数泻致虚或致胃家乍虚，泻后暂虚则当暂补，但要注意补泻有度，补而不止则生变；当攻补两难，补泻不及时动态变化综合考虑以指导治疗，应用如补泻兼施的黄龙汤等[7]。

## （五）葛根"升津"较"生津"之功更显

探究葛根是通过"生津"还是"升津"达到止渴的作用。古代众医家都言明葛根在鼓舞胃气的基础上促生津液，使得胃气流通解阳明表邪，与天花粉、生地黄、石斛等甘凉清热、滋阴生津药有明显不同。且从性味来看，葛根性味辛甘，应化阳，无酸甘化阴的功效。在古代医论中应用葛根最著名的方剂桂枝加葛根汤、葛根汤用以治疗风寒束表太阳经气不利、水液不布而筋脉拘挛不得养，强调津液输布通路不通而非津液不足，其中葛根升而解表，津液随气上行，筋脉得养，拘急自消。且在古今温病大家的医案中大部分应用葛根的医案与湿邪有关，尤其是湿热泻痢最为常见，这与葛根升阳止泻的功效相互验证。此外虽然历代典籍中不强调葛根活血之功，但现代研究表明葛根对血液循环、改善血液黏稠度有药理功效。从中医理论分析，葛根具有载药上行、引血上行之力，在脑血管疾病中葛根配伍活血祛风药能起到引药直达巅顶的功效。综上可认为葛根的"升散之性"为其功效特色，"升津"较"生津"的作用更为明显[8]。

# 参考文献

［1］宋乃光. 谈"轻剂"对上焦温病的治疗［J］. 黑龙江中医药，1983，（3）：46-48.

［2］宋乃光. 论"治上焦如羽，非轻不举"所提示的用药法则［J］. 辽宁中医杂志，1982（6）：13-14.

［3］刘果，李瑛，宋乃光. 小议浊药轻投［J］. 环球中医药，2016，9（7）：840-841.

［4］王烁，赵雪琪，杨云祯，等.《临证指南医案》丸剂膏剂与服药法探析［J］. 天津中医药，2017，34（3）：165-167.

［5］张年顺，宋乃光."君臣佐使"初探［J］. 陕西中医，1984，（8）：6-7.

［6］赵岩松，崔炳南，杨进. 议清燥救肺汤中人参的作用［J］. 北京中医药大学学报，2006（11）：739-740.

［7］赵岩松，陈宣妤，王翰飞，等. 从《温疫论》看治疫用参有度［J］. 北京中医药大学学报，2022，45（8）：780-785.

［8］尹仲衡，谷晓红，赵岩松. 关于葛根"生津"与"升津"作用的探讨［J］. 现代中医临床，2014，21（1）：47-49.

# 九、温病学名方方义阐发

## （一）《温病条辨》加减正气散五方方论及应用特点

《温病条辨》五加减正气散是由藿香正气散化裁而来，治疗中焦湿郁病变的一组方剂（见表2），一加减正气散苦辛微寒，有理气化湿、分消上下以恢复脾胃升降气机的功效，治疗湿邪阻滞中焦气机，见脘腹胀痛、大便不爽等症。其中杏仁开肺气，与朴、苓配伍，正合《温热论》"分消上下之势"之意；茵陈、麦芽、神曲的应用尤为精当，升发中气，疏肝和脾，开胃促食，在暑湿、湿热当令之季能让胃肠功能紊乱者较快恢复胃肠功能，并起到助眠的作用。茵陈、麦芽同用又能消酒食、除胀满、化油脂，治疗消化系统与内分泌系统中出现脘胁腹饱胀感、大便溏滞不爽等症状的慢性胃炎、消化性溃疡、肥胖症、高脂血症、脂肪肝等疾病，此外将茵陈、麦芽加入大量镇潜作用的药中能增强方药平肝潜阳，重镇安神的功效，如《医学衷中参西录》的镇肝熄风汤。

二加减正气散苦辛淡渗，加通草、茯苓皮利小便以实大便，化湿行气，木防己、薏苡仁以急宣经隧，治疗以便溏、身痛、脉象模糊为辨证要点的脾湿流注大肠，湿郁三焦阻滞经络证。此"便溏"并非脾虚水谷不化导致，临床见常年便溏但便次不多，甚至二三日一行，便后仍脘腹胀满不舒，用补脾益气药不能缓解甚至腹满更甚。"身痛"涉及肌肉关节病变，主要是关节病变，其中薏苡仁、通草、茯苓、防己四味是《温病条辨》中治疗身痛相关方剂中出现频率最高的药物。"脉象模糊"当理解为濡脉至数不分明，边缘不清晰，脉跳和缓之象，是湿热证以湿为主，热未显露的脉象。

三加减正气散组方体现了苦辛寒法，湿中已酿热，是本条与上两条最明显的区别，滑石"辛淡而凉，清湿中之热"，配伍杏仁下通膀胱，上开肺气，加辛苦药行气化湿，使得湿去热孤，治疗见舌黄、脘闷、纳少、腹胀等症状。在湿热证治疗中寒凉药的选择要根据热邪伤阴和扰神的程度灵活变化，主要体现在病人口渴、尿黄短、心烦、苔黄、脉数的程度。如治疗湿热并重或热重于湿的上焦湿热证的甘露消毒丹、王氏连朴饮用黄芩、黄连、栀子等苦寒药；治疗湿重于热的中焦湿热证的三加减正气散选滑石清热渗湿以助祛湿化浊。此外，杏仁、滑石品配伍这样肺与膀胱同治的用药特色在《温病条辨》暑湿、湿温、伏暑病的治疗中广泛使用。

四加减正气散与五加减正气散在草果、厚朴等辛温药的基础上加入苦温的陈皮，用苦辛温法治疗湿热日久化寒，脾阳被遏之苔白滑、脉缓、脘闷、便溏等脾胃阳虚内伤证。如果进一步发展，可能成为脾肾阳虚的真武汤证，所以要在传下焦前尽早治疗[1]。

**表2 《温病条辨》五加减正气散组成及主治**

| 方 药 | 组 成 | 主 治 |
|---|---|---|
| 一加减正气散 | 藿香梗、浓朴、杏仁、茯苓皮、广皮、神曲、麦芽、绵茵陈、大腹皮 | 三焦湿郁，升降失司 |
| 二加减正气散 | 藿香梗、广皮、浓朴、茯苓皮、木防己、大豆黄卷、川通草、薏苡仁 | 湿郁三焦，湿阻经络 |
| 三加减正气散 | 藿香连梗叶、茯苓皮、浓朴、广皮、杏仁、滑石 | 湿邪郁久化热 |
| 四加减正气散 | 藿香梗、浓朴、茯苓、广皮、草果、楂肉、神曲 | 寒湿困脾，运化失司 |
| 五加减正气散 | 藿香梗、广皮、茯苓块、浓朴、大腹皮、谷芽、苍术 | 寒湿困脾，脾阳虚衰 |

# （二）《温病条辨》五不下证的用药解读

"阳明温病，下之不通，其证有五：应下失下，正虚不能运药，不运药者死，新加黄龙汤主之。喘促不宁，痰涎壅滞，右寸实大，肺气不降者，宣白承气汤主之。左尺牢坚，小便赤痛，时烦渴甚，导赤承气汤主之。邪闭心包，神昏舌短，内窍不通，饮不解渴者，牛黄承气汤主之。津液不足，无水舟停者，间服增液，再不下者，增液承气汤主之"。新加黄龙汤存津液护正气，扶正通便治疗温病后期腑实不通，阴液消亡的危重症，临床常见于老人或虚人肠梗阻、肠麻痹等的大便不通，是扶正通便的代表方；宣白承气汤治疗喘促不宁，痰涎壅滞，大便不通的痰实热互结证，提醒临床要注意分离无形邪热与有形的痰、瘀、食，临床上宣白承气汤药力偏弱，应视需要加入化痰清热之品；导赤承气汤治疗小肠火府热盛，阳明腑实之证，除热结证外见烦渴、小便涩痛等症状，临床应用于急性泌尿系统感染，小腹拘急又见腹满便结、多发性脑梗或其他中风病人并发麻痹性肠梗阻和尿路感染等疾病；牛黄承气汤治疗热入心包，腑闭不通，顷刻之间消亡肾液之证，能开手少阴之闭以泻阳明之急，泻阳明之急又能救足少阴之消，清热、通窍、开下一体，被称为两少阴合治之方，临床应用于治疗中枢神经系统感染性疾病；增液承气汤补泻兼施，泻下兼顾热结、液干，清热养阴，临床应用于习惯性便秘、有基础性慢性病长期便难者[2]。《温病条辨》五不下证的用药组成及主治见表3。

表3　《温病条辨》五不下证的用药组成及主治

| 方　药 | 组　　　成 | 主　治 |
|--------|-----------|--------|
| 新加黄龙汤 | 生地黄、麦冬、玄参、生大黄、芒硝、生甘草、人参、当归、海参、姜汁 | 阳明腑实，气液两虚 |
| 宣白承气汤 | 生石膏、生大黄、杏仁粉、瓜蒌皮 | 肺热腑实，痰热互结 |
| 导赤承气汤 | 赤芍、生地黄、生大黄、黄连、黄柏、芒硝 | 阳明热结，小肠热盛 |
| 牛黄承气汤 | 牛黄、郁金、犀角、黄连、朱砂、梅片、麝香、珍珠、山栀、雄黄、金箔衣、黄芩、大黄末 | 阳明腑实，热入心包 |
| 增液承气汤 | 玄参、麦冬、生地黄、大黄、芒硝 | 阳明腑实，阴液亏虚 |

# （三）《温病条辨》辛凉三剂、开窍三宝的组成与应用特点

辛凉平剂银翘散在辛凉解表药中加入辛温的荆芥、豆豉以增强辛散透表之力，临床上治疗外感病初起寒热属性不好分辨，外感热病初起大多既有肌腠郁闭的恶寒、无汗，又有温热的咽痛、舌边尖红等表现，银翘散辛温、辛凉共用的组方特点提示医生在外感病初起把握辛散和清热的尺度，且吴瑭在银翘散方论原文中提示：风温病初起用银花而不用黄芩以清肃上焦不犯中下，体现了轻清用药的风格。

辛凉轻剂桑菊饮中药物清热、解表力皆不如银翘散，但有象贝、桑叶等化痰润肺止咳之品，治疗温病初起以咳为主症的风热表证。但于今日临床实践中，止咳化痰之力不足，可适当加入化痰止咳药。如陈平伯《外感温病篇》凉解表邪方，止咳药较之桑菊饮多出前胡、川贝母。若咳嗽不止、咽痒、痰难出，还可酌用麻黄、荆芥、枇杷叶、牛蒡子、五味子等。

吴瑭的辛凉重剂白虎汤较伤寒有三方面发展：临床表现在四大症基础上加了舌黄、面赤、恶热等症状，尤其突出面赤以强调其温热属性，从而与湿热证做区别；扩展其加减应用，加地黄、犀角、玄参、苍术、草果等，治疗气营两燔、发斑、夹湿、夹疟等病证；补充其"脉浮弦而细""脉沉""不渴""汗不出"的禁忌，也指出白虎汤可以用于里热炽盛，外寒郁表之无汗证，白虎汤临床应用需加解表药以轻清透表。

紫雪丹、安宫牛黄丸、至宝丹在前人的基础上进行化裁，主治略同，各有所长。治疗邪闭心包证，临床见热闭而不脱证，都可以选用三宝，合用清宫汤，开心窍的同时透

心包热邪转气出表，提示临床在治疗热闭证时不仅要清热，还要注意开启热邪外出的通道[3]。《温病条辨》辛凉三剂、开窍三宝的组成及主治见表4。

#### 表4 《温病条辨》辛凉三剂、开窍三宝的组成及主治

| 方药 | 组成 | 主治 |
|---|---|---|
| 银翘散 | 连翘、银花、苦桔梗、薄荷、竹叶、生甘草、芥穗、淡豆豉、牛蒡子 | 辛温初起，邪犯肺卫 |
| 桑菊饮 | 杏仁、连翘、薄荷、桑叶、菊花、苦梗、甘草、苇根 | 辛温初起，肺气失宣 |
| 白虎汤 | 生石膏、知母、生甘草、白粳米 | 温热病邪入气分 |
| 紫雪丹 | 滑石、石膏、寒水石、磁石、羚羊角、木香、犀角、沉香、丁香、升麻、元参、炙甘草、朴硝、硝石、辰砂、麝香 | 热闭惊厥 |
| 安宫牛黄丸 | 牛黄、郁金、犀角、黄连、朱砂、梅片、麝香、珍珠、山栀、雄黄、金箔衣、黄芩 | 热闭神昏 |
| 至宝丹 | 犀角、朱砂、琥珀、玳瑁、牛黄、麝香 | 热闭谵语 |
| 清宫汤 | 元参心、莲子心、竹叶卷心、连翘心、犀角尖、连心麦冬 | 热闭心包（送服） |

## （四）达原饮、升降散、清瘟败毒饮的比较研究

将达原饮、升降散、清瘟败毒饮从制方背景渊薮、针对病程、组成功效（见表5）、现代临床应用等方面进行总结。

达原饮是吴又可治疗疫病的名方，在疫病初始阶段针对特定病原体（疫气）起到杀灭和抑制作用，现代临床广泛应用于治疗湿热秽浊郁伏膜原引起的各类发热性疾病中。《内经》最早提出膜原之名，《内经》本义有二：一是身体的某一部位，而且此部位是区域性的，是在邪气侵犯后才感觉到的，故又是病理性的。二是把膜原区域性位置和肠胃、肠胃之间在位置上进行联系，指出邪气在此处容易成积。吴又可创立达原饮，治疗湿热疫初起见憎寒发热日晡亦甚，汗出热减，逾时复热，积粉苔的"膜原证"，他认为膜原"经胃交关之所，故为半表半里"。后世医家通过临床积累充实了膜原证，使其成为湿热病中不可忽视的类型，清以来薛雪、雷少逸等数位医家均重视膜原和胃气的关系，在槟榔、草果、厚朴的基础上加入升清降浊、疏利气机之品治疗膜原证。在临床上膜原证不仅出现于湿热疫早期，湿热性质的外感病和有痰湿、湿热阻滞隔绝气机的内伤杂病均能出现邪在膜原的症状，即寒热往来似疟，憎寒壮热且缠绵不解的特殊热型、胀满痛恶等胸脘腹症状、大便异常、积粉苔、关节疼痛、皮下斑疹、结节等湿热侵的症状[4]。

升降散是杨璿为治疗以伤寒为代表的诸多热性传染病所设，在未病之先和疫病的基

础阶段通过调节人体自身免疫对抗疫毒，在临床上广泛应用于气机失常的病证。升降散出自《伤寒瘟疫条辨》，由僵蚕、蝉蜕、姜黄、大黄组成，升清降浊、泻火解毒。据考，方源是《万病回春》中的内府仙方，其中大黄用量最大，僵蚕、蝉蜕次之，姜黄用量最少，杨璿设姜黄为佐药，以加强蝉蜕、僵蚕祛风除湿、涤热开郁的功效，气味辛苦大寒，体现升降散开发郁热的主导方义。经考证，杨璿升降散的姜黄是片姜黄，破血行气功效与姜黄大致相同，但与姜黄药性相反，片姜黄味苦辛凉，气香特异，入肩背手臂等处，是温莪术的主茎。《伤寒瘟疫条辨》除了升降散之外还有三方应用了姜黄，分别是增损大柴胡汤、增损双解散、加味凉膈散，三者皆用来治疗温病重证，姜黄用量依次增加，体现了杨氏从郁热角度认识疫病、以逐邪为第一要义、以苦发之的治疗特色。升降散是火郁发之的代表方剂，临床广泛应用于气血郁闭的各科疑难杂症，如气营同病的病毒性肺炎、肝经郁热兼湿热中阻的再生障碍性贫血、以火郁为特点的各循环系统疾病[5]。

清瘟败毒饮是余师愚为治热疫设立的，疫病发展过程只要有热毒存在，就可以用清瘟败毒饮清除各种内外毒素，在现代临床上应用于传染病危重期和热毒炽盛的各种疾病。清瘟败毒饮出自《疫疹一得》由清气保津的白虎汤、清三焦弥漫热邪的黄连解毒汤、凉血散血的犀角地黄汤加减而来，清热解毒，气血两清，治疗头痛如劈，呕恶频频，项强瘈疭，谵妄躁动等症。重用石膏清胃热，敷布十二经；黄连、犀角、黄芩泄心、肺；赤芍、栀子、牡丹皮清肝；连翘、玄参散游离之火；生地黄、知母救阴液；竹叶、桔梗载药上行；甘草和胃。1954—1955年石家庄流行的乙型脑炎，郭可明用清瘟败毒饮治疗取得了很好的疗效，1966—1968年全国范围内爆发的流行性脑脊髓膜炎，汪受传、靳中人、曾升海等专家也采用了清瘟败毒饮进行治疗[6]。

表5 达原饮、升降散、清瘟败毒饮的组成及主治

| 方 药 | 组 成 | 主 治 |
|---|---|---|
| 达原饮 | 槟榔、厚朴、草果、知母、白芍、黄芩、甘草 | 湿热秽浊郁伏膜原 |
| 升降散 | 白僵蚕、全蝉蜕、广姜黄、川大黄 | 温热疫毒充斥三焦 |
| 清瘟败毒饮 | 生大黄、生石膏、乌犀角、真川连、生栀子、桔梗、黄芩、知母、赤芍、玄参、连翘、竹叶、甘草、牡丹皮 | 疫病气营两燔，血热妄行 |

## （五）对温病名方清营汤的古今认识

清营汤（见表6）是吴瑭归纳叶桂《临证指南医案》中治疗营分证的特色用药而成，组方原则体现了内经中咸寒苦甘的组方思路，有清热凉营、养阴化瘀之功效，治疗气分证未罢，邪入营分之证。营分证热毒劫灼营阴，阴液运行障碍，方中清热滋阴之品又多

寒滞柔腻，为防止咸寒滋腻壅遏气机，在配伍上重视气机畅达，给邪气以出路，提出"透热转气"的配伍特点，具体药物根据阻滞气机的具体病邪进行选择；在《温病条辨》清营汤方论中因黄连苦寒沉降、直入下焦、可化燥伤阴而减去黄连，这体现了疫病学家在温病治疗过程中注意顾护津液的谨慎，但这不是一成不变的，当患者出现明显神志异常时应加入黄连，因其可清解营分热毒。血瘀是营分证治疗难以消除甚至容易恶化的重要影响因素，所以丹参是清营汤的重要组成成分，玄参、生地黄、麦冬是气营同治的依据。在临床应用中清营汤被广泛应用于以高热、口渴欲饮或不饮、舌红绛而干、脉细数为指征的急性热病气营同病证、营分证和对西药不敏感的危重证候，且在治疗中多配伍清热解毒药[7-8]。

**表 6　清营汤的组成及主治**

| 方　药 | 组　　成 | 主　治 |
|---|---|---|
| 清营汤 | 犀角、生地黄、玄参、竹叶心、麦冬、丹参、黄连、银花、连翘 | 温病热入营分、气营同病 |

## （六）寒湿疫圣药圣散子考证

苏东坡被贬黄州时得好友巢谷的家传名方圣散子（见表7）以救治黄州、杭州流行的瘟疫，取得了极好的疗效，使圣散子之名天下皆知。但在宣和年后汴京（开封）瘟疫流行时，众多士大夫、读书人以圣散子方治疗却助长瘟疫肆虐甚至杀人无数，究其原因，圣散子方中含有大量辛热药，是治疗寒湿疫的验方，治疗汴京的热疫无异于抱薪投火，黄州、杭州地势卑湿常年雨水侵淫，流行寒疫，而汴京于内地，与前者气候大异，圣散子方以火助火，终成杀人利器[9]。

**表 7　圣散子方组成及主治**

| 方　药 | 组　　成 | 主　治 |
|---|---|---|
| 圣散子方 | 麻黄、柴胡、细辛、附子、吴茱萸、高良姜、藿香、石菖蒲、苍术、厚朴、白术、茯苓、猪苓、泽泻、防风、藁本、独活、半夏、枳壳、芍药、甘草、草豆蔻 | 寒湿疫 |

## （七）新型冠状病毒初期推荐祛湿方文献溯源

对新冠初起推荐的15首具有祛湿作用的方剂进行解读，有解表宣肺、利湿除痹，治疗寒湿表证的麻黄杏仁薏苡甘草汤和麻黄加术汤；辛温燥湿、解表止痛，治疗风寒湿阻滞经络气血的神术散、羌活胜湿汤、人参败毒散、十神汤；祛湿清热方中有芳香宣化、除表里之湿，治疗湿温初起湿阻卫气的藿朴夏苓汤、三仁汤；清宣降利、急宣经隧，治疗湿热阻遏上焦、阻滞经脉的甘露消毒丹、宣痹汤。在新冠初起治疗中要把握针对表证宣透达邪外出的原则，用药不过多过杂，治法上重视卫气、表里、肺脾同治，寒凉温燥并用，灵活把握，精准辨证。

### 1. 散寒除湿类方

#### 1）麻黄杏仁薏苡甘草汤、麻黄加术汤

麻黄杏仁薏苡甘草汤、麻黄加术汤（见表8），均出自《金匮要略·痉湿暍病脉证》解表祛湿，取微汗以治身疼痛。麻黄、杏仁、甘草同用，取三拗汤之意，宣肺止咳平喘。麻黄杏仁薏苡甘草汤治疗风湿在表，一身尽疼伴发热，表证较轻，用甘、淡、寒之薏苡仁利湿清热，辛温开泄的麻黄仅用半两。麻黄加术汤用于素有里湿外客寒湿，卫阳复被寒湿所遏，故表证剧烈，见发热、无汗、身重、骨节疼痛，方中麻黄用至四两，又配以辛温的桂枝，发汗解表，白术既能化表里之湿"去诸经中湿而理脾胃"又能防止麻黄发汗太过。从原文"湿家身烦疼，可与麻黄加术汤发其汗为宜"可知发汗为治疗目的，而方后注中"覆取微似汗"，提示此证不易得汗，需"覆取"，又不宜过汗复伤阳气，故宜"微似汗"。

**表8 麻黄杏仁薏苡甘草汤、麻黄加术汤组成及主治**

| 方 药 | 组 成 | 主 治 |
|---|---|---|
| 麻黄杏仁薏苡甘草汤 | 麻黄、甘草、薏苡仁、杏仁 | 风湿痹 |
| 麻黄加术汤 | 麻黄、桂枝、杏仁、甘草、白术 | 寒湿痹 |

#### 2）神术散

神术散（见表9）可见于《阴证略例》和《医方类聚》卷六十二引《王氏集验方》：治伤寒伤风，头疼身痛，腰滞腿疼，发热恶寒无汗。前者组方有苍术、防风、甘草、生姜、葱白，辛温燥湿解表，王好古用以治内伤饮冷，外感寒邪无汗者。后者以苍术配伍荆芥穗、藁本、干葛、麻黄、甘草、葱白、生姜，辛温解表的药物更加丰满。

**表9 神术散组成及主治**

| 方 药 | 组 成 | 主 治 |
|---|---|---|
| 神术散《阴证略例》 | 苍术、防风、甘草、生姜、葱白 | 内伤饮冷，外感寒邪 |
| 神术散《医方类聚》 | 苍术、荆芥穗、藁本、干葛、麻黄、甘草、生姜、葱白 | 外感风寒湿 |

### 3）羌活胜湿汤

羌活胜湿汤（见表10）出自《内外伤辨惑论·卷中·饮食劳倦论》"如身重，腰沉沉然，经中有寒湿也，加酒洗汉防己，轻者附子，重者川乌"，辛散行气疏经以治疗寒湿郁闭手太阳经气证，见肩背痛不可回顾、脊痛项强，腰似折，项似拔。"以风药散之"即用辛温药通行经脉，服法为食后大温服以助药力通阳气。

**表10　羌活胜湿汤组成及主治**

| 方药 | 组成 | 主治 |
|---|---|---|
| 羌活胜湿汤 | 羌活、独活、藁本、防风、甘草、川芎、蔓荆子 | 风湿在表之痹证 |

### 4）人参败毒散

人参败毒散（见表11）出自《太平惠民和剂局方》治伤风瘟疫风湿，可见憎寒壮热，除四肢作痛、项强外，头面部经气被郁可见头目昏暗、睛疼，此方也可用于恶寒咳嗽、鼻塞声重等气虚外感风湿证。人参在外感热病临床中恰当使用是个难点，此方人参有助羌活、独活、前胡、柴胡宣卫驱邪之功，疫病初期疲怠之象明显或素体元气不足之人更为适宜，舌脉之象和病史是较为可靠的诊断依据。

**表11　人参败毒散组成及主治**

| 方药 | 组成 | 主治 |
|---|---|---|
| 人参败毒散 | 柴胡、前胡、川芎、枳壳、羌活、独活、茯苓、桔梗、人参、甘草、生姜、薄荷 | 时疫夹气虚兼风湿 |

### 5）十神汤

十神汤（见表12）出自《太平惠民和剂局方·卷之二·治伤寒》治疗时疫风寒在表。症见发热头痛、恶寒无汗、咳嗽、鼻塞声重等，其表现虽与风寒感冒相似，却有疫病传染性强的特点。方中重用葛根配麻黄、升麻、白芷、葱白，意在辛温升散、祛风散寒，所治在表；用陈皮、紫苏、炙甘草、枳壳，在于温中行气，所治在里，此外又用川芎、香附、赤芍行气活血通络，沟通内外治表兼里。据原文，此方更是不拘表里风寒湿病，灵活变化则妇幼老者均可服之，尤其在治疗时气瘟疫中具有普适性。

**表12　十神汤组成及主治**

| 方药 | 组成 | 主治 |
|---|---|---|
| 十神汤 | 川芎、甘草、麻黄、升麻、干葛、赤芍药、白芷、陈皮、紫苏、香附子 | 时疫兼风寒 |

**2. 祛湿清热类方**

**1）三仁汤、藿朴夏苓汤**

三仁汤、藿朴夏苓汤（见表13）湿温初起治湿热邪气郁遏卫气而致的身热不扬、恶寒、苔白腻。三仁汤出自吴鞠通《温病条辨·中焦篇·湿温寒湿》，藿朴夏苓汤原出自《医原》，经《感证辑要》整订并命名。湿温初起，湿重于热邪，可见头痛恶寒、身重疼痛、舌白不渴等类似伤于寒邪的表现，以脉弦细而濡而非浮紧脉为鉴别点。二方采用了宣上、畅中、渗下之法，共用杏仁、白蔻仁、薏苡仁、半夏、厚朴，既通利三焦，又燥中焦之湿。三仁汤中选用滑石、竹叶、通草，用于口渴、舌边尖红等热象已显的证候，而藿朴夏苓汤适用于表郁恶寒较重者，方中藿香、豆豉开表散郁，加入大队淡渗的猪苓、茯苓、泽泻、通草，正所谓"治湿治法，不利小便，非其治也"。

**表 13　三仁汤、藿朴夏苓汤组成及主治**

| 方　药 | 组　　成 | 主　治 |
|---|---|---|
| 三仁汤 | 杏仁、飞滑石、白通草、白蔻仁、竹叶、厚朴、生薏苡仁、半夏 | 湿温初起，湿遏卫气（化热明显） |
| 藿朴夏苓汤 | 杜藿香、真川朴、姜半夏、赤苓、光杏仁、生薏苡仁、白蔻末、猪苓、淡香豉、建泽泻 | 湿温初起，湿遏卫气（湿遏卫气明显） |

**2）甘露消毒丹、宣痹汤**

甘露消毒丹（见表14）出自《医效秘传》，首载于清代医家魏之琇所著的《续名医类案·疫》以宣、清、降、利四法，分消走泄治疗脾胃素虚、湿热内蕴、外感疫毒之证，发热、目黄、胸满、丹疹、泄泻，舌色淡白或舌心干焦是湿邪犹在气分的表现，可用甘露消毒丹治之。王孟英《温热经纬》中指出甘露消毒丹的适用症为发热倦息、胸闷腹胀、肢酸咽痛、身目发黄、颐肿口渴、小便短赤、泄泻淋浊、大便秘结，或见斑疹泄泻。辨证紧扣疫病湿热并重，邪在气分。若舌苔白或厚腻或干黄，未见光红干绛，即可确定证候仍在气分。

宣痹汤（见表14）出自吴鞠通《温病条辨》治疗以寒战热炽，骨节烦疼，舌色灰滞，面目萎黄为表现的湿热蒸郁经络之湿痹证。舌灰目黄，为湿中蕴热；骨节疼痛，为邪犯经络。防己急走经络之湿，赤豆清血分之湿热，滑石利窍而清热中之湿，薏苡淡渗而主挛痹，蚕沙化浊升清，分利湿热。此方在新冠治疗中被推荐使用，缘于疫病初期发热而肢体重痛表现较为多见，其中呈湿热表现者适用此方化裁[10]。

**表 14　甘露消毒丹、宣痹汤组成及主治**

| 方　药 | 组　成 | 主　治 |
|---|---|---|
| 甘露消毒丹 | 飞滑石、淡芩、茵陈、藿香、连翘、石菖蒲、白豆蔻、薄荷、木通、射干、川贝母 | 湿热蕴毒，邪在气分 |
| 宣痹汤 | 防己、杏仁、滑石、连翘、山栀、薏苡仁、半夏、晚蚕沙、赤小豆皮 | 湿热痹 |

### 3. 合方解读

化湿败毒方为治疗新型冠状病毒疫毒闭肺证的重点推荐方剂，此方体现了麻黄杏仁甘草石膏汤、葶苈大枣泻肺汤、宣白承气汤、藿朴夏苓汤、雷氏宣透膜原法的方义，前三者用以开肺气之闭，泄热逐饮，后两者化在里之湿，疏利中焦及膜原。新冠肺炎病因涉及湿、热、毒，以及继发的饮、痰、燥结等，病位涉及肺、脾、胃、膜原、大肠等，病机上以湿毒稽留、气机痹阻为主，因为病情复杂靶点众多，化湿败毒方作用点广泛，包括宣泄肺气、化泄痰浊、逐饮利水、肺肠同清、疏利膜原、燥湿健脾、降胃通腑、益气祛邪等。这就要求医生临床应用需精准分析患者病因、病机、病位的偏重，调整方药比例灵活化裁，如调整麻黄和石膏的比例以调节宣肺和清热的偏重点。化湿败毒方中嵌入了黄芪以托护元气，增加表里气机通行，从而增强方剂整体化湿败毒的效果，在临床报道中也有用大剂量山茱萸、红参扶正固脱的医案。此外，掌握疫病的传变规律对疫病治疗格外重要，因疫病传变快，病势重，预后不良，且个人体质偏颇，治疗往往措手不及，需要及时把握其传变规律，提前采取措施截断病情，挽救生命[11]。

## 参考文献

［1］宋乃光.《温病条辨》加减正气散五方论［J］. 北京中医药，2008（8）：606-608.

［2］宋乃光.《温病条辨》阳明温病下之不通五方之论［J］. 中华中医药学刊，2008（4）：679-680.

［3］宋乃光.《温病条辨》辛凉三剂、开窍三宝的组成与应用特点［J］. 江苏中医药，2008（3）：1-3.

［4］宋乃光. 膜原证与达原饮类方探讨［J］. 北京中医药大学学报，1998（6）：12-15.

［5］王玮，赵岩松. 升降散中姜黄应用析疑［J］. 中国实验方剂学杂志，2013，19（11）：369-372.

［6］张弛，宋乃光. 治疫三名方比较研究［J］. 北京中医药大学学报，2010，33（8）：514-516，528.

［7］马小丽，宋乃光. 对温病名方清营汤的认识［J］. 中国中医药信息杂志，2009，16（3）：88-89.

［8］赵岩松，宋乃光. 清营汤研究进展［J］. 江苏中医药，2002（1）：43-44.

［9］刘果，宋乃光. 苏东坡与圣散子方［J］. 北京中医，2006（6）：363-364.

［10］赵岩松，侯雪雍，高子恒，等. 新型冠状病毒肺炎初期治湿方剂溯源［J］. 中华中医药学刊，2020，38（4）：4-7.

［11］赵岩松，侯雪雍，高子恒，等. 从化湿败毒方探究新型冠状病毒肺炎用药思路［J］. 中华中医药学刊，2020，38（6）：14-17.

# 第三部分

# 临证心得择要

孔光一教授医术精湛，在临床各科均有其治疗特色，弟子们受到孔老临证经验的荫泽，自身临床应用效验显著，出师后又在多年临床工作中形成自己的心得体会。该部分选取了各教授在临床工作中的心得与特色案例供大家参考学习。

# 一、外感类疾病卷

外感病因，是指由外而入，或从皮毛，或从口鼻，侵入机体，引起外感疾病的致病因素。中医将外感病因分为六淫（即风、寒、暑、湿、燥、火）、疠气两类。而外感疾病则是由外感病因（六淫或疠气）由外而入，通过皮毛或口鼻侵入人体而引起的疾病。孔光一教授从事中医临床与教学六十余载，在外感病的治疗上积累了丰富的临床经验，对于外感病的理论与治法有着独到见解。其弟子宋乃光教授、严季澜教授、赵岩松教授在对孔老学术及临床经验进行继承与学习的同时，对于外感病各有自己独特的见解。

## （一）表证与汗法的应用

表证为外感病最早出现的病症，除邪气犯表可现表证外，因人体表里相通，"里病达表"也可出现恶寒发热，或阵寒阵热、头痛鼻塞、咽部不利、汗出不畅等表证。与表证出现有密切关系的脏腑为肺，不论外感、内伤，凡里病见表证者都与内在病变脏腑和肺之间的关系不调有关，治疗要注意调表里、和营卫。临床观察发现有许多邪不在表的疾病可以出现表证，如传染病的初期（流脑前期的鼻炎、麻疹将出的卡他症等）、外科的痈疽、血液病、肾病、内分泌病中的某些疾病也都可在早期阶段出现类似感冒的症状。

汗法历来就是针对表证的治法，其重点在治肺。汗法的用药可概括为两部分：一是疏表，常用药是荆芥、防风、苏叶、豆豉、连翘、薄荷等；二是宣肺，常用药是杏仁、前胡、桔梗、牛蒡、辛夷、枇杷叶等。根据卫表之邪的寒温属性，选择辛温药或辛凉药，而汗法中辛温、辛凉药的使用不是绝对的，更不能将其对立起来。汗法不仅用来治疗表证，其具有发散、透达的作用，又有作用偏上的特性，因此"驱表"疾病初期、五官科疾病等亦可用汗法。戴天章曰："更有不求汗而自汗解者。"汗法不仅指发汗解表以祛邪，还可和阴阳、通表里、调脏腑[1]。

## （二）营分证及其治疗

营分证分为血分证初期的营分证、热入心包有神志异常的营分证、病理重心在卫与气的营分证。热型、扰神、动血、伤阴这四方面是营分证与血分证的共同病理基础，而营分证的病理损伤不及血分证，热邪一旦进入营分，血分病变也就开始了，一般把血热耗血动血轻证归于营分，把耗血动血重证归于血分，因此说营分证中含有血分证初期病变之义，治疗上以祛除热邪、养护营阴、活血化瘀为主，清营汤是治疗营分证的代表方，在清营凉血中加入透热转气之品；而犀角地黄汤为治疗血分证的代表方，凉血活血之力佳。在营血分证治疗中亦需重视对芩连等苦寒清热解毒药的使用。

营分证多见心烦躁扰、时有谵语，严重者可发展为昏谵或昏愦、舌謇肢厥，成热闭心包证。热闭心包证是一类有严重神志异常的营分证，其病理变化可归纳为热入心包、闭塞心窍、痰瘀阻络、气阴耗损，严重者厥脱。治疗总体应与营血证治疗相同，但其心窍闭塞为重，因此要加强清心开窍的力量，通常以"三宝"为治疗热闭心包的主方，另外针对热闭心包的病理特点应采用祛除热邪、清心开窍、化痰化瘀、益气养阴的方法。有一类营分证，其存在以卫分、气分之郁热不能外达为前提，一旦卫分、气分热达于外，营分证的表现则随之而去，其重心不在营而在卫或气分，治疗则以透表泄卫、清气达邪为主，苦寒重剂、滋阴凉营皆当慎用，即所谓治以轻清。蒲辅周老治疗一则小儿风温犯肺（腺病毒肺炎），三日出现神昏嗜睡、舌红，而不以心包论治，根据其高热无汗、咳嗽、脉浮数，治以宣肺透卫的桑菊饮而愈。孔老以桑菊饮、银翘散为主治疗小儿高热伴神昏、抽搐亦多有效验，这些病症的共同特点是发病急，神昏、动风多见于急性上呼吸道感染高热后数小时内，治愈后没有后遗症[2]。因此营分证的治疗需辨明其类型，根据类型选择治法方药。

## （三）肺热证的认识及治疗

### 1. 胃与肺热证关系探讨

胃与肺热证的关系十分密切，认为肺热证发病及传变与胃的关系尤为密切，并总结出足阳明胃对肺热证的影响归于以下五个方面：一为胃热上熏，肺热炽盛。治疗上在泄胃热同时兼顾清肺。二为胃液不充，肺失所养。因此滋养胃阴亦为肺热证治疗的重要治法之一。三为胃气不降，肺失清肃。在偏于肺气不降的肺热证中，应适当兼顾和降胃气。四为胃中食滞，上干肺气。胃中夹食既可导致胃气不降加重肺气不降，又可郁而化热加重肺热，因此食滞可用消导之品，但要注意消导之品不可妄用。五为误治伤胃，肺热最忌，肺热证治疗中用药应慎重，防止伤及胃气胃阴[3]。

## 2. 肺热证的治疗特色

温病肺热证基本特征为发热咳喘，由邪热壅肺、肺失宣降所致肺热证是外感热病的常见病证，热、郁可看作肺热证的病理基础，因此清泄肺热、宣肺降逆是肺热证的基本治则。肺热证可见于多种呼吸系统感染性与传染性疾病中。温病肺热证治疗特色归为以下五点[4]。

### 1) 辨邪施治，治法有异

风热、暑邪、湿热、燥热等温邪皆可犯肺，导致肺热咳喘，治疗当在泄热宣肺平喘之基础上，审因论治。如夏季暑邪迫肺所致咳喘宜涤暑宣肺，如《时病论》中以滑石、生甘草、青蒿、白扁豆、连翘、白茯苓、通草、西瓜翠衣组方，命名清凉涤暑方，加杏仁、瓜蒌壳，治疗暑热初冒肌表，头晕、寒热、汗出而咳嗽的伤暑轻症或暑温初起；若暑热内盛，蒸迫肺脏，肺气上逆，见面垢喘咳、壮热心烦、口渴欲饮、蒸蒸自汗、脉浮洪有力或洪数，治以清凉涤暑方去扁豆、通草，加石膏、洋参；若暑热留滞肺络，但咳无痰、咳声清高者，以《温病条辨》之清络饮加甘草、桔梗、甜杏仁、麦冬、知母主之。《湿热病篇》认为："暑邪入于肺络，宜葶苈、枇杷叶、六一散等味。"即葶苈引滑石直泻肺邪，则病自除；枇杷叶降肺气，配合六一散导暑湿下行，其中滑石是治暑咳的常用药。如燥热袭肺，而应以辛凉甘润为治疗原则，代表方为清燥救肺汤。治疗燥热咳喘，无论泄热、化痰、凉血皆不离甘润之法，梨皮、蔗皮、桑叶、杏仁、川贝母、梨汁、藕汁、芦根汁、鲜地黄汁等甘润之品最为常用，补益阴液而不敛邪，性凉甘润而又清解燥热。若湿饮内停或暑湿滞肺所致肺热证，临床热象相对较轻，但因湿邪阻滞气机较重，咳嗽频剧，甚则气急喘促，治疗当在辛凉宣畅肺气的基础上予以清利淡渗逐湿。方如《温病条辨》之千金苇茎汤加滑石杏仁汤，方中以苇茎汤轻宣肺气，加杏仁、滑石利窍而逐热饮；又如杏仁汤方（杏仁、黄芩、连翘、滑石、桑叶、茯苓、白蔻皮、梨皮），用于"舌白渴饮，咳嗽频仍，寒从背起"的肺疟证，吴鞠通说："以杏仁汤轻宣肺气，无使邪聚则愈。"

### 2) 泄热为本，重在宣透

对肺热证而言，不但外邪初袭，要以疏表透邪为原则，邪入气分，仍要注重宣透。因此，以辛散治肺不必拘泥于有无表邪。肺热表证，宜微辛轻透，表气得通，外邪自散。若表气郁闭轻浅，当如雷少逸《时病论》中说："惟冒为轻，只可以微辛轻剂治之。夫风冒于皮毛，皮毛为肺之合，故用紫苏、薄荷以宣其肺，皆用梗而不用叶，取其微辛力薄也。"若表郁较重，可少用辛温散其表，因温热邪气极易化火，辛温之药，不宜过用。若表邪得解，叶天士认为：至若身热，咳喘，有痰之症，以泻白散加辛凉宣透的前胡、牛蒡、薄荷之属，即肺热里证仍应注意辛散宣通肺气。同时应注意避免寒凉清肺之品凝滞气机，有碍辛透。若夹表湿，当先以苦辛温芳香之品散去表湿，使热外透可解，否则湿闭其热而内侵，病必重矣。

### 3）治在上焦，不犯脾胃

肺热证病在上焦，多见高热不退，口渴引饮，或咯吐黄痰等热盛津伤、痰阻气滞的表现，治疗多予以寒凉清热药与行气化痰药，但若应用不当易损及中焦阳明胃气，从而影响疗效。因此，首先应避免寒凉清肺药用量过大，或使用药性沉降之品，或久煎味苦，或一次服药量过重，否则药物不作用于上焦肺反损伤中焦胃阳。

### 4）益阴护阴，治肺要旨

外感温热邪气，最先伤及肺中阴液，阴液伤则邪热愈炽，宣肃愈加难行，气机愈加郁闭，借火热炎上之势上逆为喘，甚则传入营血分，或咳喘缠绵不解。因此，上焦肺热证治疗中当步步顾其阴液。若初起舌苔薄白而燥，采用叶天士"上者上之"原则，于辛凉宣肺方中加入麦冬、花露、芦根汁等；若肺热日久，张畹香在《温暑医旨》中说：上焦证日久怕化燥，用玄参、鲜生地黄、生芍、麦冬，入领邪外出药中。若咳嗽久不能除，叶氏用川贝母三钱，炒黄色，入滋肺药中，三四剂咳即止，即甘凉咸寒滋养肺阴可作为肺热证后期或恢复期的主要治法。为了防止治疗时伤及肺阴，除合用养阴生津之品外，清热药的使用也应尽量选择清而不燥者，苦寒燥湿伤阴之品尤应注意。

### 5）辨别兼加，因势利导

肺热证中常兼有痰、瘀、燥屎、食滞，为邪热所依附，胶结留恋。开肺化痰、通腑泻下、活血化瘀、消食导滞等是清解肺热常用相兼的治法。肺热多兼痰邪，热邪依附于痰邪留恋不解，而见痰热壅肺证，治疗当清肺化痰并重，痰去则热清。但虽有痰邪，如厚朴、半夏、陈皮、枳实、神曲、大腹皮、山楂等消导行气之品亦不可妄用。攻下法既可助寒凉药清解肺热，又可借通腑气以降肺气，有釜底抽薪之功，如瓜蒌、杏仁、牛蒡子等即具开肺通下之双重功效。瘀血与邪热呈胶结之势常用药为丹参、赤芍、牡丹皮、当归、山楂等。食滞中焦，化热熏蒸肺脏，则加重发热咳痰症状，应辨清痰热在上焦或是中焦。纯在上焦未及中焦者，当以辛凉开泄为主，少佐化痰之品，消导发散、辛开苦泄等中焦药慎用，以防伤阴；若咯吐黄痰，脘闷不舒，苔黄垢滑腻，中后部尤甚，确系中焦夹有痰热积滞者，亦可少量加入辛散消导药。

## 3. 清燥救肺汤在治疗肺热证中的应用

结合肺热证的现代临床发病特点，肺热证的发病人群多为年老体弱或有基础疾病者，其共同点是正气不足，若热邪为患，热邪耗气伤阴，则气阴更虚；肺热证过程中，肺失宣降，易致痰致瘀，痰、瘀、热相互影响，更伤气阴。故肺热证过程中必有气阴损伤，肺热气逆、气阴不足是肺热证的重要病机，清热宣肺、益气养阴扶正是中医治疗肺热证的重要治法之一。

清燥救肺汤在临床中使用范围很广，涉及咳嗽、咯血、肺痿、喉痹、鼻衄等多种疾病。其所治病症大致可分为两类，一类外感所致的肺热气阴伤证，一类内伤所致的肺热气阴伤证。外感温热邪气或久病耗气伤阴；或汗、吐、下太过，津气受损，虚热内生；或其他脏腑热内传于肺，均可致肺热、气阴不足。从西医学角度，清燥救肺汤可用于内科疾病、五官科、皮科等临床各科，其中最常见的是用于治疗呼吸道疾病，涉及病种十余个，如上呼吸道感染、肺炎、慢性支气管炎急性发作等。此方既可用于治疗慢性呼吸系统疾病，也可用于呼吸系统危急重症抢救。清燥救肺汤的组方特点是集清、宣、润、养于一体，其中桑叶、石膏辛寒宣肺清热，麦冬、阿胶、火麻仁甘寒养阴生津，杏仁、枇杷叶味苦而质润，肃降肺气，人参、甘草培土生金复津液，具有清热不伤正，扶正不敛邪，顺应肺脏的生理特性，切合肺热证肺热气逆、气阴两伤病机特点，是一首治疗肺热证的良方，尤适用于邪盛正虚或正虚邪恋型者[5]。

# （四）湿热理论的应用

## 1. 三仁汤在治疗感染性疾病中的应用

三仁汤由杏仁五钱，飞化石六钱，白通草二钱，白豆蔻二钱，竹叶二钱，厚朴二钱，生薏苡仁六钱，半夏五钱组成，其组方特点为：①开上、畅中、渗下，分利三焦，具有三焦同治之功。②化湿为主，清热为辅。③开肺气为先，肺气开则一身气机开。本方所主病症：头痛恶寒，身重疼痛，舌白不渴，脉弦细而濡，面色淡黄，胸闷不饥，午后身热。临床当与伤寒、食滞、阴虚发热证相鉴别。

三仁汤作为治疗湿热病的名方，其治疗感染性疾病有极大研究意义，三仁汤多用来治疗湿温初起、邪在气分、湿重于热证，目前临床上应用广泛，特别是在呼吸、消化、泌尿、眼科等系统的感染性疾病，最常用于肺炎、胃肠炎、肝炎、尿路感染、病毒性角膜炎、伤寒、副伤寒、感染所致发热等的治疗，体现了中医"异病同治"的治疗原则[6]。

## 2. 岭南温病辨证论治特点的研究

由于岭南地区四时气候变化不明显，故风温、暑温、湿温为该地区常见温病且其临床证候多夹湿；岭南地区常见的体质类型，以阳热型、脾湿型和气阴两虚型这三个类型多见。现代的医家也大多认为岭南地区的湿热环境易导致阳热型、脾湿型与气阴两虚型体质。由此可见，"因时、因地、因人制宜"是中医辨证论治的重要内容，也是中医理论和临床思维的精华。岭南温病总体的治疗上要注意清火与化湿并举，并顾护阴液，临床治疗上应注重辨证论治，根据具体情况调节寒温用药，因势利导、祛邪外出，寒温并用，清热祛湿，兼顾脾胃[7]。

# （五）时病发热特点及治疗

《时病论》曰："时病者，乃感四时六气为病之证也。"时病发热不同季节的致病邪气、发病特点及治疗需进行研究[8]。

冬春季节多为感受风热病邪，初期除发热外，还可见银翘散证，有夹寒夹湿之异，如同时恶寒、头痛、无汗，则为夹寒，银翘散中荆芥、豆豉散寒解表力不足，要选加苏叶、防风、白芷、羌活等，至身有微汗才能退热。湿邪侵犯有隐蔽性，如属兼夹，表现更不典型，如有食欲减退，懒于动作或胸闷，即使无白厚苔，也是夹湿征象，可加藿香、郁金，另外还可加炒麦芽，使之共同起到畅气机、和胃化湿的作用。治风热时病发热应注意两个问题：一为风热化毒或夹毒上犯咽喉，治疗上应将银翘散与普济消毒饮合用，高热最好加入生石膏；二为病邪易入里成为气分里热证，若出现麻杏石甘汤证应将银翘散与麻杏石甘汤合用。时病里证高热，高热与大汗一般不会同时出现，高热且无汗少汗者若想快速退热，可用白虎汤加薄荷等辛开透表药，如《通俗伤寒论》中的新加白虎汤、《医学衷中参西录》中的寒解汤。

春夏之交到夏至，再到夏秋之际，易感暑热、湿热邪气。其中暑热不但易夹湿，且易夹寒，古人把夹寒的暑邪称为阴暑，不夹寒的称为阳暑，现代临床资料显示，夏季外感发热，阴暑多于阳暑，症见发热恶寒、无汗头痛、口渴心烦、尿黄、苔白秽腻等，属外寒里湿热证，现在不少空调病属于此类，可选用新加香薷饮（内含清里热药）和藿朴夏苓汤（偏解表祛湿），若咳嗽还可加入杏仁、前胡、贝母、桔梗等。夏季咳嗽病可用雷氏清宣金脏法（牛蒡子、川贝母、马兜铃、杏仁、瓜蒌皮、桔梗、桑叶、枇杷叶、六一散），此为暑咳专方。雷氏方如合薛生白《湿热病篇》治暑邪入络方（莩苈子、枇杷叶、六一散）效果更好。

秋冬季以感受风寒邪气为主，临床少见单纯的桂枝汤证和麻黄汤证，多见感冒伤风兼肠胃不调、营卫不和、脾肺气虚，蒲辅周老先生的加味香苏饮（苏叶、防风、羌活、葛根、香附、荆芥、僵蚕、桔梗、枳壳、甘草、豆豉、葱白、陈皮）疗效显著，且对四时感冒伤风都可用。

## （六）非典型性肺炎因机证治认识

中医药在非典型性肺炎的防治中有着突出贡献，通过对 65 例非典型肺炎的中医证候及病因病机进行探讨，得出其病因为疫疠之气、湿热之邪，病变关键为肺气郁闭，首发气分、易入营血、逆传心包，病变结果为湿浊瘀阻、气阴亏虚。急性传染病为威胁人类生命最严重的疾病，中医学治未病的预防思想提出护正气与辟毒气，为现代预防传染病的主要措施提出借鉴[9]。另外，中医学认为祛邪为疫病治疗的第一要义，客邪要早逐，尽早祛邪就能尽早中断病邪的危害，把危害降到最小。辨证求因是通过症状表现确定证候，再通过证候确定病因，根据症状分析 SARS 患者感受的应是湿热性质的疫疠之邪，初期湿多热少可用达原饮；中期湿热并重，当湿热同治，可用甘露消毒丹或蒿芩清胆汤；后期可用五叶芦根汤祛除余湿或东垣清暑益气汤益气养阴。固护正气、活血化瘀解毒均是对 SARS 的治法。在患 SARS 后期，强烈的正邪对抗局面已经过去，突出矛盾为余邪未尽、气阴两虚，因此病后康复调理应从透解余邪、补益虚损两方面为主[10]。

## （七）暑湿病理论在艾滋病治疗中的应用

外感病的病因、传变、治疗、组方用药均与地域有密切关系，对于温病学理论指导不同地域临床疾病需进行深入研究，从中医温病学理论对柬埔寨艾滋病进行深入分析，通过对艾滋病的临床症状、发病特点研究，结合柬埔寨的地理环境、气候类型，对温病暑湿病的证治进行比较学研究，利用循证求因的方法，认为艾滋病属于暑湿病，但又不是一般意义的暑湿病。通过调查统计分析数据显示益气养阴化湿方（人参、薏苡仁、枸杞子、红枣、刺五加、黄芪、沙参、麦冬等）辅助艾滋病抗病毒治疗，可大大提高抗病毒类西药疗效，减轻不良反应，显示了中医辨证论治、因地制宜、同病异治的优势[11]。

## （八）外感病的瘥后调治

### 1. 邪气已退，正气亏虚

热病瘥后常见津液损伤，肺胃阴伤主以甘寒清养，可方选沙参麦冬汤、益胃汤、七鲜育阴汤等；若肠燥津亏、大便干结，可选增液汤以增水行舟，食疗可选用梨汁、芦根汁、西瓜汁等甘寒之品以滋养胃肠津液；若肾阴亏虚、虚热内生，可选用加减复脉汤加减，食疗可选用鸡蛋、海参等血肉有情之品以滋补肾阴。外感热病恢复期多卫气不固，因此在调养过程中要注意外邪侵袭、扶助正气，方可选用玉屏风散等以扶正御邪，食疗可选用莲子、山药等补气健脾之品以扶助正气。外感热病过程易损伤脾胃，用药寒凉清热亦碍脾胃，因此瘥后调护要注重顾护脾胃，若脾胃受损，可选用四君子汤加减；若脾胃亏虚、气血不足，可选用归脾汤等；若中焦虚寒，可选用理中汤之类；若湿热病后中气亏损、气机逆乱，可用生谷芽、莲心、扁豆、薏苡仁、半夏、甘草、茯苓等味以和中。湿热病后期可出现肺胃元气阴液两亏，可选用薛氏参麦汤、三才汤以补阴益气；若有气阴欲脱之象，宜用生脉散，食疗可选用牛乳、人参、鸡蛋、海参等养阴益气。

### 2. 余邪尚在，正气受损

若热病瘥后出现低热不退、口干舌燥、呕恶不思食、舌红少苔、脉细数等症，可知为余热未净、气津两伤，方选竹叶石膏汤以清心除烦、和胃降逆，夹湿可选用雷氏却暑调元法；若瘥后不寐、自汗盗汗，多为阴液亏虚、余热内扰，可用酸枣仁汤加麦冬、人参、黄连、竹叶等以清养，食疗可选用芹菜、黄花菜、丝瓜等以清余热；若血虚不寐、盗汗，可选用龙眼肉、莲子心、百合等以补血安神。湿热病瘥后易余湿弥漫三焦，可用薛氏五叶芦根汤以开上、中焦气机，芳香醒胃；若为暑湿未净，可用清络饮以清透暑热；若湿邪未尽、阴液先伤，可用元米汤泡于术，隔一宿，去术煎饮，以养阴逐湿；若骨节疼痛，可酌加防己、薏苡仁等；若湿热留滞胆腑，宜酒浸郁李仁、姜汁炒枣仁、猪胆皮等；若湿热未清、气津大伤，可仿东垣清暑益气汤以补养气阴、健脾和中，食疗可选用冬瓜、薏苡仁、红小豆等以健脾利湿。

### 3. 正气未复，新邪复生

正气未复，易出现痰瘀滞络、痰热内扰、水湿内停等情况。若热病伤阴、阴亏血瘀，可用生地黄、麦冬、赤芍、当归等以凉营养阴活络；若暑温闭窍动风持续时间过长，暑热未净、痰瘀滞络，可方选三甲散以化痰祛瘀通络。

热病过程中热邪炼液成痰，瘥后多见痰热滞留，导致睡眠障碍和神志异常，宜选用竹茹、黄连、菖蒲、半夏、胆南星、栀子、天竺黄、佩兰、茯苓之类。

热病后，若脾气大伤，不化水湿，可用参苓白术散或苓桂术甘汤；若肾阳大伤，不能化水，水湿内停，治以真武汤、薛氏渗湿泄邪方（人参、白术、附子、茯苓、益智仁等味）；若湿热留滞，膀胱气化不利，蓄于下焦，主以牡蛎泽泻散，白饮和服。

### 4. 调摄失宜，旧病复发

瘥后调摄失宜导致复病，分为感复、食复、劳复、房复、怒复、自复六种。

感复为热病后正气不足，卫气不固，六淫外邪易乘虚而入，导致感复发热，宜益气解表，方用参苏饮加减。血虚者可养血祛邪，方用葱白七味饮；阳虚者宜助阳解表，可选再造散加减；阴虚者可选用加减葳蕤汤。

食复为热病初愈，胃肠虚弱，纳谷太骤致食滞内停，身热复作，轻则不必用药，损谷自愈，重则可行消导之法，宜枳实栀子汤加大黄，或香砂平胃散。如因酒食而复发热，烦闷干呕，口燥不纳者，酌加葛根、连翘、山楂、乌梅等清解酒毒。病后应进容易消化而清淡的食物，另可配萝卜、陈皮疏导胃肠，鲜芦根、陈仓米、荷叶粥升清降浊，山楂、麦芽开胃消导。

瘥后劳力、劳神皆易复病，为劳复。实者见发热、心烦懊恼、胸脘痞闷等，用枳实栀子汤清热除烦宽中；兼有恶寒发热者，视轻重加薄荷、葱白、紫苏、羌活、黄芩、知母等味。虚者又分气虚劳复和阴虚劳复。"轻则静养可复，重则宜补气血"，而不可滥用"承气及寒凉剥削之剂"。气虚劳复者治以补中益气汤；汗多恶寒者，归芪健中汤最妙。王孟英认为此因虚阳浮扰而致发热，宜调气血，集灵膏可用；阴虚劳复者治宜滋阴清热除烦，方用栀子豉汤加生地黄、竹叶、金水六君汤（《景岳全书》）加减等；吴又可提出宜服安神养血汤。

房复指热病初愈，恣行房事，邪热复炽而致复病。房复以烧裈散主之。后世医家提出根据阴虚、阳虚、脉络瘀滞等不同病机分别用六味地黄汤、人参膏、当归白术汤、加味当归四逆散汤等。余师愚以麦冬汤治之（加人参更妙），每每取效。

瘥后怒气伤肝，相火暴发，余热复作，此为怒复。治以清泄，苏子降气汤加桑叶、牡丹皮、银柴胡、地骨皮等。因郁怒气结而致癥瘕瘀血，宜开郁正元散、当归活血汤、抵当汤加减；因大怒而致气血奔涌，见出血或痛厥者，宜犀角地黄汤加味。

若疫邪未尽，其病无故而复者，此名自复。调治当问前得何证何病，"稍与前药以彻其余邪，自然获效"。

总之，对于热病瘥后调治，当分补虚、清热二项。另可配合饮食补益[12]。

## 参考文献

［1］宋乃光. 论表证与汗法［J］. 中国中医药现代远程教育，2003，1（2）：26-27.

［2］宋乃光. 论营分证及其治疗［J］. 中国医药学报，2000（4）：6-9.

［3］赵岩松，崔炳南，杨进，等. 胃与肺热证关系探讨［J］. 江苏中医药，2006（5）：12-13.

［4］赵岩松，杨进. 温病肺热证的治疗特色［J］. 江苏中医药，2008，40（12）：8-10.

［5］卢红蓉. 清燥救肺汤治疗肺热证（肺部感染）的文献和实验研究［D］. 北京中医药大学，2006.

［6］庄鹤麟，徐愿，宋乃光. 三仁汤治疗感染性疾病的研究［J］. 吉林中医药，2009，29（11）：985-986.

［7］李旗历. 岭南温病辨证论治特点的研究［D］. 北京中医药大学，2010.

［8］宋乃光. 时病发热的治疗［J］. 江苏中医药，2006（4）：9-10.

［9］张晓梅，张允岭，杨祖福，等. 65例非典型肺炎中医证候及病因病机探讨［J］. 北京中医药大学学报（中医临床版），2003（2）：1-4.

［10］宋乃光. 中医药防治急性传染病的理论和经验对防治SARS的指导意义［J］. 中国医药学报，2003（8）：452-453.

［11］黄圣文. 暑湿病理论指导柬埔寨艾滋病辨证治疗的研究［D］. 北京中医药大学，2009.

［12］赵岩松，宋乃光，刘景源. 外感热病的瘥后调治［J］. 北京中医药大学学报，2005（2）：90-92.

# 二、内科杂病卷

孔光一教授从事中医临床、教学六十余年，不仅精通于温病辨治，于内科诸病亦有独到的辨治经验，其弟子在继承发展孔老临证经验的基础上，进一步开拓了内科杂病的临床辨证治疗思路，为承先辈之荫，以辟后世之晖。

下述内容均出自孔光一教授弟子曾论治之疾病。

## （一）辛夷清肺饮治疗鼻塞鼻过敏

中医认为鼻炎、鼻塞属"鼻窒"范畴，多由于肺虚邪滞、邪留鼻窍、邪热久郁、痰火凝聚、气滞血瘀而成。外因感受风寒、湿热之毒，导致肺经风湿、热郁凝滞于鼻；内因七情致病，内生五邪等，涉及肺、胃、肝等脏腑均可导致该病发生，最终都表现为肺失清肃、鼻窍不利之证。

宋乃光教授认为鼻炎产生的原因多为感受风寒湿邪，未能及时诊治或治疗不彻底，邪毒未清，进而化热，或因脏腑虚损，正气不足导致反复感邪，邪毒滞留鼻腔或上呼吸道黏膜，引起气血瘀阻所致。如出自明代医家陈实功《外科正宗》中辛夷清肺饮可用于治疗肺经风湿、热郁凝滞之鼻窒，方药组成：辛夷6克，百合6克，知母10克，黄芩10克，石膏20克，枇杷叶6克，升麻3克，山栀子10克，麦冬10克，甘草10克，板蓝根15克，金银花15克，连翘10克。方中辛夷、枇杷叶、生石膏、知母疏风清热治疗肺经风热，山栀子、黄芩、生石膏清胃经之热，升麻引药直达病所，依炎症之轻重加板蓝根、金银花、连翘等清热解毒之品。诸药合用，共奏疏风清热解毒之功。

此外，打喷嚏、鼻流清涕、鼻痒、目痒明显时，合用荆防败毒散加海蛤粉、龙胆草。鼻塞、鼻甲肿胀、鼻黏膜充血肿胀明显时，合用荆芥连翘汤加路路通。鼻涕黏稠，不易擤出，嗅觉迟钝明显时，合用清燥救肺汤加黄芩。伴头痛、头昏明显时，合用柴葛解肌汤加川芎、白芷。耳鸣明显时，合用龙胆泻肝汤加泽泻、白芥子。记忆力减退明显时，合用通窍活血汤加银杏叶。咽干痛明显时，合用麦门冬汤加黄芩。咽痒咳嗽明显时，合用银翘散加板蓝根、白前。眼睛酸、胀、干涩明显时，合用通窍活血汤加决明子、白芷。

EB 病毒异常明显时，加板蓝根、刺五加、金银花、半枝莲。异位性皮炎、瘙痒明显，合用荆防败毒散加地肤子、白鲜皮[1]。

## （二）从肝论治臌胀

臌胀指腹部膨胀如鼓，其形成与肝的生理特性及病理变化密切相关，"肝为五脏之贼"，肝失疏泄则致脾失健运，三焦失于通调，肾与膀胱气化不利，使水湿泛滥停滞于腹中而成臌胀，临床以腹部胀大如鼓，皮色苍黄，腹壁脉络暴露为特征，或有胁下或腹部痞块，四肢枯瘦等表现的病症。本病反复迁延难愈，晚期可见吐血、便血、昏迷等症。

臌胀从肝论治是根据肝的升达疏泄作用对气、血、水、脏腑以及情志的影响作用和臌胀与脏腑、气、血、水的密切关系而确定的。临床上通过调肝的方法使脏腑功能调和，气、血、水调畅，进而使人体气血恢复调和的状态，从而达到治疗本病的目的。

如臌胀早期肝郁脾虚、气滞湿阻，宜疏肝理气、健脾祛湿。《金匮要略》曰："见肝之病，知肝传脾，当先实脾。"疏肝可助脾运，脾运亦可助肝达。临床可选用四逆散、小柴胡汤、逍遥散、柴胡疏肝散等调达肝气，选用三仁汤、香砂六君子汤、胃苓汤、平胃散、五苓散等健脾祛湿利水。臌胀中晚期肝郁血瘀水停，宜疏肝活血、化瘀利水，临床可用桂枝茯苓丸、血府逐瘀汤、鳖甲煎丸等加减以气、血、水并调。臌胀中晚期肝肾阴虚水停，宜柔肝滋肾、养阴利水。本证既有肝肾阴虚又有水气停聚，二者互为矛盾，临证之时当注意养肝肾之阴的同时，不可滋助水邪，利水之时不可伤及阴液。临床可用六味地黄丸、一贯煎、猪苓汤等利水与养阴并重。臌胀中晚期肝气阳虚水停，宜补肝气、温肝阳。肝气虚常为肝阳虚先导，与脾肾阳虚症状同时显现，临床可用当归补血汤、柴胡疏肝汤加减以补肝气，并佐干姜、附子之类以温阳散寒，此外补中益气汤、五苓散、桃红四物汤亦可酌情选用[2]。

## （三）"络病"理论指导下治疗肝纤维化

肝纤维化是肝细胞发生坏死或炎症时，肝内纤维结缔组织增生过多而降解减少的病理过程。中医学原无此病名记载，根据肝纤维化（包括肝硬化）的病理变化和临床表现，用中医病名概括，多将其归集在"积聚""胁痛"等，数十年来这种认识在临床得到普遍认同。肝纤维化的原发病因各异，临床表现虽有不同，但是基本病机为正虚邪盛、邪毒久稽、肝络受损、气滞血瘀，可归纳为"虚损生积"[3]。

论治肝纤维化可从络病学说角度出发，肝纤维化络病的始动因素为毒损肝络，基本矛盾为络虚邪留，基本病机为脉络血气不通、津液痹阻。故临床治疗中以"通络"为总则，但又不可一味破气开结，虫类搜剔，其多耗气伤正，可于补剂中加用通络之品，以扶正祛邪，轻剂缓图。如中焦营血亏虚不布诸经致络脉失养而致滞者，治当健运中焦，使营气充沛，常用人参、黄芪、白术，养血活血通络常用当归、白芍、桂枝、姜黄、炙甘草、防风、桑枝、羌活等药；情志内伤耗损气血，邪与气血结于络脉者，当"以情养情，以培生气"，选用血肉有情之品充养元气，如鹿茸、鹿角等，再以大茴香、穿山甲、全蝎等活血化瘀通络治之；肾之阳气不振，肝失流泄，络脉瘀滞不通者，当以温肾宣肝法，用肉苁蓉、枸杞、狗鞭等温肾，以当归、穿山甲、全蝎、小茴香养血活血之品宣肝。

　　肝纤维化络病的病程长，其发展过程复杂多变，不同时期的病机特点不同，故针对其治疗应当分期进行，各期治法当各有侧重。如慢性肝炎纤维化的早期阶段以湿热蕴毒、郁阻气分为病机特点，应以清热祛湿、化湿行气通络为主要治法，方选三仁汤、甘露消毒丹、王氏连朴饮等清热祛湿，佐以当归、连翘、郁金、牡丹皮、丹参等化瘀消痰，阻断病程，防治纤维化的发生发展。肝纤维化中晚期以湿热留恋、血瘀痰凝、络脉阻滞、正气亏虚为病机特点，因此此时通络应遵循叶天士的"通补最宜"之法，虚实兼顾，标本兼治，应以软坚消痰、活血化瘀为基本大法，用药结合肝脏体阴用阳、忌刚喜柔、纯用活血化瘀易伤藏血之脏的特点，多选用作用和缓的活血化瘀药和软坚消痰药，并兼有养阴行气功能的药物配伍组成肝纤维化的基本方。"络病"理论不仅丰富了肝纤维化的病机认识，且拓展了临床治疗肝纤维的思路[4]。

## （四）调肝理血汤加减治疗各型高血压

　　严季澜教授认为心血管病总病机为本虚标实，虚者以气、血、阴、阳虚为主，实者以气郁、内热、痰浊、瘀血为主，病位主要在心、肝、脾。在治疗心血管病时注重病证结合，中西合参，以自拟方调肝养心汤（丹参30克，麦冬20克，太子参、龙骨、牡蛎、茯苓各15克，柴胡、赤芍、白芍、五味子、桂枝、炙甘草、郁金各10克）为基础临证灵活加减变化，疗效显著。调肝养心汤中"调肝"包含疏肝柔肝、清肝平肝、补肝养肝诸法，"养心"概括益气温阳、滋阴养血、宁心安神诸义，全方心肝同调、气血双运，同时兼顾脾胃，使生化有源[5]。

　　2015年中国18岁以上人群中已有2.45亿的高血压患者，2017年中国有254万人死于收缩压升高，伤残调整寿命年超过5%。高血压已经成为中国面临的重要公共卫生问题[6]。

　　高血压病总病机以气阴两虚为本，内热（火）、阳亢、痰浊（或痰热）、瘀血为标，针对单证型、双证型及三证型，或不同年龄、性别的患者，治疗以调肝理血汤（严季澜教授自拟高血压病基础方）：夏枯草20克，黄芩10克，天麻10克，菊花10克，赤芍

10克，白芍10克，丹参20克，郁金10克，茯苓15克为主，并根据具体临床表现加减变化，取得了显著的疗效。肝经郁热型患者用药以基础方合用龙胆泻肝汤加减，阴虚阳亢型患者用药以基础方合用一贯煎加减，肝热脾湿患者以基础方去养血药合用陈平汤加减，肝阳上亢型患者用药以基础方合用镇肝熄风汤加减。且阴虚阳亢证是老年高血压的主要病机及证候特征，临床常选用镇肝熄风汤联合苯磺酸左旋氨氯地平治疗肝阳上亢型老年高血压[7]。肝经郁热，痰瘀阻络型患者以基础方合用瓜蒌二陈汤、桃红四物汤加减；肝经郁热，心气不足型患者以基础方合用生脉饮、桂枝甘草龙骨牡蛎汤加减；肝经郁热，痰热扰心型患者以基础方合用十味温胆汤加减；肝经郁热，心脾不振型患者以基础方合用六君子汤加减[8]。

## （五）调气与扶阳在心绞痛治疗中的应用

心绞痛在中医辨病中属"胸痹""真心痛"范畴，"阳微阴弦，本虚标实"是其已被中医界公认的病机，此病症常对人们的生命健康构成严重的影响。气虚、气滞在冠心病心绞痛病机中具有重要地位，治疗此病可并从肺脾二脏入手调理气虚、气滞病机，进而起到扶助正气、壮大阳气、祛除阴邪的目的。调气重在恢复肺气的宣发肃降之职，同时也要发挥中焦脾胃斡旋气机之用[9]。

阳虚则在冠心病心绞痛的发病过程中起着决定性作用，此之阳虚，实际包括了心、肺、脾、肝、肾五脏之阳虚。肾为阳之根，肝主阳之升，脾为阳气升降之枢纽，肺主阳之宣，在诸脏的协同作用下，心阳方可尽其用，五脏阳虚，均可导致阳气失常，阴邪内生，产生心痛。故治疗心绞痛，必须重视扶阳，根据临床症状可采取如下治法[10]。

温阳散寒法：选用桂枝、干姜、附子、细辛、鹿角片等药温扶人体阳气，使心、肺、脾、肝、肾阳充盛，则阴寒自退。针对心、肺、脾、肝、肾之阳虚，可分别选用乌头赤石脂丸、《济生》温肺汤（人参、肉桂、干姜、甘草、钟乳石、半夏、橘红、木香）、附子理中汤、暖肝煎、真武汤等加减化裁。

补气助阳法：人参、黄芪、甘草等益气药和附子、肉桂、桂枝等温阳药组方，以达益气补虚、助阳散寒的作用，方如四逆加人参汤、参附汤、人参汤等。

通阳宣痹法：证因阳气不宣所致，故可选用薤白辛温通阳、宽胸散结，以枳实、郁金、降香、香附等行气解郁，桂枝、白酒、人参、甘草等振奋心阳，组合成方，使胸阳通、痹结散，是为通阳宣痹法。方如瓜蒌薤白白酒汤、瓜蒌薤白半夏汤、枳实薤白桂枝汤等。由于阳气不振，故多痰瘀痹阻，所以多配伍丹参、川芎、赤芍、红花等活血行瘀，瓜蒌、半夏、旋覆花等化痰散结。

回阳救逆法：药用附子、肉桂、干姜、人参等组方，以振奋欲绝之微阳，方如四逆汤、参附汤等。

宣阳解郁法：以柴胡疏肝散、逍遥散、越鞠丸等疏肝解郁，使阳气得以舒展，心痛得愈。

## （六）三焦膜系理论指导下治疗大动脉炎

大动脉炎是指主动脉及其主要分支的慢性非特异性炎性疾病，可引起不同部位动脉狭窄、闭塞，少数可导致动脉瘤。因病变部位不同而临床表现各异。单侧或双侧肢体出现缺血症状，表现为动脉搏动减弱或消失，血压降低或测不出，是该病典型表现之一。

大动脉炎是以慢性、进行性、闭塞性炎症为特征的疾病，其病理特点可以用膜系学说进行阐释。孔老在运用三焦膜系理论治疗大动脉炎患者时，将三焦膜系分为外通性膜系和内通性膜系两类，外通性膜系是感邪与驱邪的通道，内通性膜系是气血运行的通道。在治疗中孔老始终抓住内通性膜系的病变根本，以丹参、当归、赤芍、白芍等养血气以补建内通性膜系的功能，同时紧扣肺、胆与胃肠道的外通性膜系通道以祛邪，同时还体现出其整体论治、重视外邪、重视妇人月经调治及因季节用药的治疗特色。基于膜系理论的代表方由丹参、当归、郁金、赤芍、白芍、柴胡、黄芩、青皮、陈皮、白术等构成，共奏养血活血、疏肝理气之功，兼顾心、肝胆、脾胃等多个脏腑。若感外邪或出现咽喉病变，多加用苏子、苏梗、板蓝根、浙贝母等，把住外邪从肺系入里的关口，宣通上焦；若大便不畅，多加用厚朴、木香、栀子等行气通腑；重视依月经周期施治，借助川续断、肉桂、益母草调畅经血，以疏通下焦，并因势利导，使内通性膜系伏藏之邪得以外解。整个治疗过程以养血活血为核心；上顾肺鼻，中调脾胆、胃肠，下温肾通经；一面抵御外侮，一面安调内脏气血；既整体论治，又重点突出，无繁杂之乱，有条不紊，步步为营[11]。

## （七）心包炎的中医证型及治疗

心包炎是心包膜的脏层和壁层发生炎症的一种疾病，它常是全身疾病的局部表现，或由邻近组织病变所波及。临床分急性和慢性两种，急性者常伴有心包渗液，慢性者易发生心包缩窄，临床表现主要有发烧、心前区胀闷疼痛、心悸、呼吸困难、颈静脉怒张、肝大水肿、脚腹水等。根据不同的临床表现，本病可归属中医的"温病""内伤发热""心悸怔忡""胸痹""结胸""痰饮""悬饮""支饮""伏饮"等范畴。

据临床上中医药治疗心包炎的病例，可总结归纳为风湿热型、热毒壅盛型、热伤阴津型、痰热互结型、气虚发热型、饮邪内停型、气滞血瘀型七个证型，其中以葶苈大枣泻肺汤、苓桂术甘汤、控涎丹消除心包积液，以活血化瘀法治疗心包缩窄等，都能获得较好的疗效[12]。

## （八）精神衰退的中医证型及治疗

中医学对精神失常的病变总的可以分为癫、狂、痫、痴呆四类，其中痫主要指癫痫，痴呆主要指先、后天因素引起的综合性智能障碍，而癫、狂则包括了大部分精神类疾病。精神衰退即是癫、狂发作日久，在认识过程、情感过程、意向行为过程等方面产生的严重障碍，具体表现：情感淡漠、疏懒孤独、思维贫乏、行为幼稚退化、生活不能自理等。

精神衰退的证型主要为：①肝脾气结、痰瘀阻窍证，临床表现为感情淡漠、不动不语、大便不爽、面色晦暗、舌色暗淡、脉沉弦略数，治以疏肝理气、化痰通络，以逍遥散为基础方加减治疗。②脾虚停饮、肝气挟痰浊泛逆证，临床表现为表情淡漠呆板、精神倦怠、食欲不振、面色萎黄透青、眼睑浮肿、舌色暗淡、舌面水滑有齿痕、脉沉弦而细，治以健脾疏肝、降痰平冲，以柴胡桂枝干姜汤合当归芍药散为基础方加减治疗。③肾阳亏损、脑髓空虚证，临床表现为表情淡漠、行为退缩、智力低下、生活不能自理、舌胖淡、脉沉无力，治以补肾壮阳、益精养神，以柴胡加龙骨牡蛎汤合二仙汤为基础方加减治疗。这为现代临床中医治疗精神衰退提供了参考方向[13]。

## （九）阳痿病因病机述略

阳痿是指成年男子性交时阴茎痿软不举，或举而不坚，或坚而不久，无法进行正常性生活的病证，其发病率高，对成年男性生活质量有较大的影响，是当今男科学领域的研究热点之一。

严季澜教授认为阳痿的病机可从三方面进行阐述：虚实病机、脏腑病机、气血津液病机。虚实病机，实则由于情志刺激（忧郁、恼怒、焦虑、猜忌、自责等），直接影响肝的疏泄功能，肝气郁结或肝气横逆，则气机不调，血行受阻，经络失畅，宗筋失养，发为阳痿。虚则如纵欲房劳、病后劳后行房、过度手淫、久病体虚、禀赋不足、年高体衰等，一则造成阴、精、血的亏虚，或因虚致瘀，则宗筋失养，痿而不用；二则耗伤阳气，真元虚惫，失于温煦和鼓动，则阴器亦不起矣。实证多与肝相关，而虚证则多归因于肾。肝经络阴器，且阳痿发病及病变过程中"郁"为重要因素，而肾主生殖，为"作强之官"，故肝郁和肾虚是最重要的两个基础病机。宗筋之功能正常，有赖于血充而体盛，气足而用强，缺一不可。气虚者，无论肾、肝、脾、肺、心何脏之气不足，均可影响宗筋之功用；气滞者，即为肝郁；血虚者，多属肝血不足、心脾两虚，宗筋之体不充，自然难以发动；血瘀者，可因跌仆闪挫或强力行房所致，瘀血阻络，宗筋气血循行不畅，而发阳痿；痰浊或湿热，乃津液输布障碍的产物，二者阻滞宗筋气血畅行，亦致阳痿。

随着现代人饮食习惯、生活方式和体质的改变，痰浊、湿热在阳痿发病中的重要性正日益显现。同时也应看到，由于五脏之间的密切关系，阳痿发病与心、脾、肺三脏均有关，临床可在考虑基本病机的基础上，根据证候、病机、体质等灵活调治[14]。

## （十）伏邪理论指导下治疗难治性炎症性肠病

炎症性肠病是一组病因尚未阐明的慢性非特异性肠道炎症性疾病，属于消化系统疑难病，复发率高，中医通常将其归于"休息痢""便血""腹痛"范畴。

宋乃光教授将本病反复发作的原因归于肠道传导功能失常，气机不畅，积滞内生，湿热邪毒内停，壅滞肠间，郁结不解成为伏邪，大肠的邪气阻滞进一步加重血瘀，使得肠中血络与脂络受伤，化为脓血，因而发病。宋教授将这一过程类比于四时温病中湿温病发病的"内外合邪"。水谷不化形成的积滞与肠中原有的邪气相结，使得病情反复。她将阻碍腑气通降的一切病理因素，包括瘀血、湿热、宿食、冷积等的壅滞，统称为积滞。临证时，反复叮嘱，患者舌苔厚薄与否，不是判断体内积滞的唯一标准，因大肠位处下焦，为隐曲之所，邪气时有隐匿不显之象，需宏观与微观辨证结合，从舌体大小、舌下络脉与肠镜所见判断，如舌体胖、色黯、舌下络脉迂曲、肠镜见肠腔狭窄等，均为积滞内阻之证据。且需要详查病史，四诊合参与西医检查结果互参，方有发现肠中"伏邪"的真实面貌。

本病病机可概括为"积滞伏藏"。针对肠中积滞类型的不同，宋教授灵活采取清热祛湿、消积导滞、温化寒湿之法；但邪气深伏，胶结难解，只针对邪气属性的治法难收全功，需要解除邪气"伏藏"的状态，疾病方有痊愈的机会。宋教授推崇柳宝诒《温热逢源》中伏邪温病治疗的"药达病所，托邪外出，顾护正气"三大原则，将伏邪温病治疗理论与中医名家休息痢治疗经验融合，提出了调治本病的治疗方法。

（1）补气行血，流通气机。因邪气久伏体内，气血失其灵动之机，气机驽钝，正气抗邪无力，使得病情缠绵。宋教授认为适宜选择偏动的药物，鼓动气血流行，以利邪气外达。在健脾药物的选择上，宋教授多用生黄芪而非党参，配合白术、茯苓，健脾益气，托邪外出。大肠为传导之官，瘀浊内生，在以黄芪补气托邪的同时，必须配合理气活血药以调动气血运行，常用当归、三七活血养血。理气药以降气导滞为主，如枳实、厚朴、槟榔等药，再配合白芷、防风、川芎等升发清阳之品，使清气得升，浊气下降，升降配伍，则气血通畅。宋教授对于腹痛明显者，常重用白芷（10～15克）取效。

（2）药达病位，以浊去浊。宋教授强调在伏邪致病中，对病位的判定，需从上下、深浅、气血等方面多加斟酌，以提高用药的准确性，有利于药达病所，提高临床疗效。大肠位居下焦，为传化糟粕之所，湿热瘀毒深伏，以常法治之，邪气难以尽除，在药物选择上，药物的自然属性（来源）显得极为重要。针对此点，临证常选用具有去浊作用之品，常用药如晚蚕沙、五灵脂、生蒲黄、侧柏叶等物。此四药中，晚蚕沙、五灵脂为以浊去浊之品，生蒲黄、侧柏叶为以清化浊之药。

（3）准确辨病，灵活加减。炎症性肠病可分为溃疡性结肠炎与克罗恩病两类，患者以腹痛、腹泻、便血为主要临床表现，多有症状重叠。宋教授认为两者病机尚有区别。溃疡性结肠炎与传统中医所述休息痢、久痢相似，发作期以湿热瘀毒阻滞大肠为主。而克罗恩病的临床表现相较于溃疡性结肠炎呈现多样化的特点，除消化道表现以外，可见体重减轻、瘘管、肛周病变等，宋教授认为本病除大肠局部气滞血瘀，湿热毒邪内蕴的病机外，脾肾不足、余毒流注是克罗恩病出现并发症与复发的重要病理基础，所谓"虚处所以伏邪也"。因此需借鉴中医外科疮疡疗法中的"托"法，根据病情轻重、分期，灵活使用透托与补托法，扶助正气，托毒于外，既可促进肠道局部病变的修复，还可防止并发症的出现，改善全身状态，常以黄芪、皂角刺、桔梗、金银花等药加减，用方多以托里消毒散、薏苡附子败酱散为主。肠道病变明显，多以清热燥湿配伍敛疮生肌法灌肠，以黄连、黄柏、苦参、五倍子煎汤外用，药液中兑入锡类散、双料喉风散以促使局部溃疡面愈合。针对克罗恩病有瘘管形成者，在口服药物同时，以去腐生肌的药捻、药线，插入瘘管、窦道内，以引流祛腐，促其疮口愈合[15]。

# （十一）传统药浴法在内科病治疗中的应用

药浴法具有悠久的历史，是中医外治法的重要部分，在预防与治疗疾病中都可以起到一定的作用。清代吴尚先在我国第一部外治疗法专著《理瀹骈文》中对外治法与内治法之间的联系作出精辟阐释："外治之理，即内治之理；外治之药，即内治之药；所异者法耳。"

药浴法疗效与内治法有异曲同工之效，且浴液的温热效应有利于增加皮肤对中药有效成分的吸收。药浴处方应遵循辨证论治原则，用药量一般为口服煎剂的3~4倍，方剂中多合用辛性药物和活血药，如冰片、薄荷、川芎、当归等。在临床中，药浴可作为多种内科病的辅助治疗方法，药浴剂穿透皮肤进入血液循环，可以不经过肝脏的"首过效应"和胃肠道的破坏，且皮肤间层还有储存作用，使药物浓度曲线平缓，避免"峰谷现象"，提供可预定的和较长的作用时间，维持稳定持久的血药浓度，毒性及不良反应小，使用方便。

如治疗肝阳上亢的高血压药浴方，多用夏枯草、钩藤、桑叶、菊花、栀子等清肝息风之品，或伴有肝肾不足则配以牛膝、桑寄生等。如《医方类聚》以樟柳、赤小豆、麻黄、葱白等煎汤药浴，辛散温通利水，治疗水肿病。治疗慢性肾小球肾炎及肾功能衰竭多用：大黄、麻黄、细辛、黄芪、红花、赤芍、当归、鸡血藤、益母草、丹参、川芎、水蛭、地龙等，皮肤瘙痒合用地肤子、蒲公英；血瘀者重用活血化瘀之品；兼湿盛者加土茯苓、苦参、浮萍。又如治疗黄疸的药浴剂中多配伍清肝利胆、利湿退黄的茵陈。脑瘫以养血活血、舒筋通络为法，药用当归、水蛭、鸡血藤、红花、伸筋草、牛膝、杜仲、白芍、木瓜等。《中医外治法类编》以生地黄、当归、赤芍、桃仁、五灵脂、大黄、牡丹皮、茜草、木通等活血化瘀、泄热通经之品煎汤洗脐下，治疗热结血闭。《理瀹骈文》中治疗风寒感冒，用"麻黄、羌活、防风、葱白等煎浴"，以辛温药发汗解表；治疗头风热痛时，可用"冬桑叶一两，黄菊花五钱，黑山栀三钱，独活、天麻各二钱，秦艽一钱半，薄荷汤丸，热水化洗"，辛散活络、疏散风热、清肝止痛。因此凡是以活血通络、发汗驱邪、温经散寒等为治疗原则的证候，无论外感内伤，皆可尝试以药浴作为辅助治疗手段，发挥治疗和保健等多重功效[16]。

# 参考文献

［1］徐丽凤，宋乃光. 辛夷清肺饮治疗鼻塞鼻过敏 250 例［J］. 吉林中医药，2011，31（2）：147-148.

［2］于冰冰，严季澜，李柳骥. 臌胀从肝论治［J］. 河南中医，2017，37（9）：1507-1509.

［3］徐列明，刘平，沈锡中，等. 肝纤维化中西医结合诊疗指南（2019 年版）［J］. 中国中西医结合杂志，2019，39（11）：1286-1295.

［4］杜宇琼，宋乃光，车念聪，等. "络病"理论指导下的肝纤维化治疗思路研究［J］. 中华中医药杂志，2010，25（10）：1604-1606.

［5］赵健，李柳骥，严季澜. 严季澜辨治心血管病临证经验数据分析［J］. 安徽中医学院学报，2013，32（5）：10-14.

［6］马丽媛，王增武，樊静，等. 《中国心血管健康与疾病报告 2021》关于中国高血压流行和防治现状［J］. 中国全科医学，2022，25（30）：3715-3720.

［7］王兰香. 中西医结合治疗阴虚阳亢型老年高血压的临床研究［D］. 北京中医药大学，2014.

［8］赵健，李平，严季澜. 严季澜辨治高血压病证型分析和用药规律研究［J］. 北

京中医药，2013，32（10）：748-751.

［9］李柳骥，严季澜. 论冠心病心绞痛祛邪首当调气［J］. 中国中医急症，2009，18（1）：68-69.

［10］李柳骥，严季澜. 试论扶阳在心绞痛治疗中的地位及含义［J］. 中华中医药杂志，2009，24（7）：840-842.

［11］赵岩松. 从大动脉炎治疗案例看三焦膜系理论的临床应用［J］. 现代中医临床，2016，23（1）：47-50.

［12］严季澜，李庚韶，林毅，等. 心包炎的中医治疗概况［J］. 辽宁中医杂志，1989（3）：46-48.

［13］宋乃光. 精神分裂症精神衰退的中医药治疗［J］. 辽宁中医杂志，1989（11）：44-46.

［14］李柳骥，严季澜. 阳痿病因病机述略［J］. 吉林中医药，2011，31（9）：819-821.

［15］黄乐曦，赵海滨，刘果. 宋乃光教授运用伏邪理论调治难治性炎症性肠病经验［J］. 环球中医药，2021，14（10）：1812-1814.

［16］赵岩松. 传统药浴法在内科病治疗中的应用［J］. 中华中医药学刊，2008（6）：1262-1264.

# 三、妇科卷

## （一）月经病文献研究

### 1. 痛经文献研究

#### 1）古医籍中对痛经的认识及证治

痛经是临床常见的妇科疾病，中医学对此病不但有独特的理论，更积累了极其丰富的治疗经验。这些理论、经验和治疗方法，绝大多数保留在中医古籍之中，严季澜教授等人对痛经的古代文献进行了整理，将历代医家对痛经的认识及证治思想总结如下。

痛经是指经期或行经前后，出现周期性小腹疼痛，或痛引腰骶，甚则剧痛晕厥。关于妇科疾病早在先秦时期，文献中即有关于妇女孕、产方面的记载。隋代《诸病源候论》首次明确提出了"妇人月水来腹痛"这一病名，可见对于痛经的认识已较准确。但自隋以降，其病名一直不固定，"经行腹痛""杀血心痛""经期疼痛""经来腹痛"等名称均有使用，直到清代徐大椿的《女科指要》中才出现痛经这一病名，虽然其所论"痛经"实际上包含了经行身痛（书中曰"痛经在表"）在内，但大多数内容仍属于现代意义上的"痛经"，此后"痛经"这一病名得以确立并沿用至今。

痛经的病因主要分内外二途，外因指外邪，风、寒、湿邪均可单独或相兼为病而致痛经；内因是体质因素或自身病理状态，多以虚为主，或虚实夹杂，内因纯属实者少见。痛经之证分虚实，实证痛经，多经前痛，由于寒凝、血瘀、气滞、热结等，致冲任、胞宫气血壅盛，经血排出不畅，不通则痛；虚证痛经，多经后痛，月经将净或经后，血海更虚，致冲任、胞宫、胞脉失于温煦和濡养，不荣则痛。

严季澜教授认为痛经一病，根据症状即可做出疾病诊断，但要针对性治疗，就必须辨证，根据典型症状做出证候诊断。宋代以前，治疗痛经的常规是方病（证）相应，即一方主治一种或一类病证，而针对一种疾病的不同证候进行辨证分析治疗。直至元朝开始，医家们开始注重痛经的辨证治疗。

《丹溪心法》根据痛经的时期不同而将其分成三类，初具辨证论治之形，为后人辨治痛经确立了范式，而后世医家对于经前作痛、经行作痛、经后作痛的病机有着相同或不同的理解，但总体上其辨证分型以气滞血瘀为最多见，总结如下（如表15）。

表 15　辨证分型

| 著作＼辨证分型 | 经前作痛 | 经行作痛 | 经后作痛 |
|---|---|---|---|
| 《丹溪心法》 | 血实 | 郁滞，瘀血 | 虚热 |
| 《济阴纲目》 | 气滞血实 | 瘀滞兼热 | 气血俱虚 |
| 《景岳全书》 | 经前痛而拒揉拒按，经通而痛自减者为实；经后痛而可揉可按，血去痛甚者为虚 | | |
| 《傅青主女科》 | 肝经郁火（经来多紫黑块）；下焦寒湿（脐下疼如刀刺或寒热交作，所下如黑豆汁） | | 少腹痛于行经之后者，肾虚肝旺 |
| 《四圣心源》 | | 肝气郁塞而刑脾 | 血虚肝燥，风木客土 |
| 《女科指要》 | 气血之滞 | | 经后刺痛，血室之虚 |

注：继《丹溪心法》之后，诸医家对痛经的辨证有了其他的发挥，但仍以经前痛多实证，经后痛多虚证为主

治疗上，痛经的辨证论治体系形成经历了漫长的发展过程，直至明清才确立下来。汉唐时期是辨证治疗与通治方的起源，汉代张仲景《金匮要略·妇人杂病脉证并治》中提及三种妇人腹中痛的证治：风血相搏致"腹中血气刺痛"者，用红蓝花酒活血化瘀、理气止痛；肝脾失调、腹中拘急、绵绵作痛者，用当归芍药汤调肝养血、健脾利湿；气血不足、脾胃阳虚，致腹中隐痛拘急喜温熨者，用小建中汤益气建中。自此而开辨证论治痛经之先河。南北朝陈延之的《小品方·治女子众病主方》明确记载了治疗妇科疾病的通治方——白垩丸，此方主要由黄连、黄芩、大黄等清热药，附子、桂心、细辛等温阳散寒药，龙骨、牡蛎、禹余粮、乌贼骨等收敛固涩药，人参、茯苓、甘草、当归、芍药等补益药四类药物组成。全方寒温并用，补泻兼施，有散有敛，无寒热补泻之偏。

宋金元是通治方的定义及发展时期，最早关于通治方的定义即出现在妇科专著《妇人大全良方·众疾门》。这个时期的医家论治痛经，仍多遵循寒邪致痛之说，唯金代刘完素以寒凉药治疗月经病独树一帜，如《宣明论方》治疗痛经，用增损四物汤，以四物汤加白术、牡丹皮、地骨皮；再如《素问病机气宜保命集》中提及四物汤加减寒凉之药治疗月经病等。其后继者有元代朱震亨，他不仅从热辨治痛经，而且据痛经的不同时期辨证处方，如《金匮钩玄》中指出经后腹痛者，乃虚中有热，四物汤加黄连、香附；经将

行腹痛者，为血瘀，药用桃仁、香附、黄连。

妇科疾病的辨证论治体系确立于明代，这与整个中医学理论的发展是相适应的，因为从明清时期医著中论治痛经的内容已可以看出理法方药比较完备的辨证论治体系。严氏认为痛经一般与气血郁滞有关，盖不通则痛也，但引起瘀滞的原因有很多，不能一概而论，需要辨证论治。

虽然明清时期治疗痛经以辨证论治为主，但通治方在妇科疾病的治疗尤其是调经方面仍占有一席之地，被保留下来的都是一些药味简单、药性平和、容易加减使用的方子，例如前代流传下来的四物汤、明清时期医家新创的生化汤等[1]。

**2）痛经医案治疗特色评析**

赵岩松教授等人将收录的古代痛经医案（清代以前，包含清代）208 个及 104 个近现代痛经医案（清代以后）分别输入电子表格中建立数据库，采用 SPSS10.0 软件的频数分析方法，对比古今医案发现：古医案与近现代医案在痛经的病因病机、辨证分型、治疗用药、治疗用方及患者体质分型的认识上，观点基本相似，但又稍有不同。

病因病机上，情志不畅和感受寒邪为引起痛经的两大因素，近现代医案显示情志不畅所占比例有所增加，大病久病、失血过多、多产房劳等因素所占的比例有所降低。辨证分型上，以气滞血瘀型最为多见，近现代医案显示出此型和寒凝血瘀型出现的比例均有所增加。在治疗用药方面，补血活血、疏利气机（如当归、香附、川芎）最为常用，由于时代背景差异，与古医案中常配伍一些补益精血之品（如续断）不同，近现代医案中则更重视理气活血药物（如郁金、吴茱萸）的使用。在治疗用方方面，逍遥散加减和四物汤化裁最为常见，不同于古医案中多用补益之品（如八珍汤），近现代医案提高了对活血祛瘀、温经止痛法（如温经汤）的重视程度。在患者体质分型方面，阳虚质、气虚质、气郁质、瘀血质为痛经患者偏颇体质中主要的体质类型，但古医案和近现代医案中各种体质类型的出现比例有所不同，古医案中痛经患者偏颇体质类型以平和质、阳虚质、气虚质、气郁质、瘀血质、阴虚质为主，近现代医案中痛经患者偏颇体质类型以平和质、气郁质、阳虚质为主[2]。总结如表 16 所示。

**表 16　古今医案对比研究**

| 对比项目 | 古医案 | 近现代医案 |
| --- | --- | --- |
| 常见病因病机 | 情志不畅，感受寒邪 | 情志不畅，感受寒邪 |
| 常见辨证分型 | 气滞血瘀，肝郁气滞 | 气滞血瘀，寒凝血瘀 |
| 常见治疗用药类别 | 理气活血，补益精血 | 调理气机，活血化瘀 |
| 常见治疗用方 | 逍遥散，四物汤 | 逍遥散，四物汤 |
| 常见患者体质分型 | 平和质，阳虚质 | 平和质，气郁质 |

## 2. 养阴清热法治疗月经病的文献研究

养阴清热法是温病中的常用治法,该治法立足于但不局限于温病学,故可用于治疗诸多疾病而涉及各科。该治法主要用于阴虚有热、阴虚阳亢、阴虚血热、阴虚夹热等病机,其主要是通过滋阴养血、清热生津、滋养肝肾之阴来治疗疾病。现代人类受多种因素的影响,在发生疾病时其病变过程中,易出现阴虚燥热、阴虚夹热、阴虚阳亢、阴虚血热等阴精暗耗、相火易亢的情况。

通过研究现代文献养阴清热法在治疗妇科病中的运用,发现使用养阴清热法来治疗的妇科病中以崩漏、月经先期、月经量多、绝经前后诸症为最多。其中治疗月经病崩漏使用频次最高,其次为月经先期。而月经先期失治误治也可演变成崩漏病,故崩漏病初起常以月经先期发病。两病病机相似,皆由肝肾亏虚、阴血不足、血热妄行而致,故养阴清热法对月经病的临床诊治有重要的参考意义。用软件对养阴清热法治疗月经病的文献资料进行分析结果提示:①病机以阴虚血热为主。②主要症状结果依次为淋漓不净、月经先期、月经量多、月经紊乱、不规则阴道流血等。③舌质整体以舌红为最多。④常见舌苔依次为苔薄白、苔少、苔薄黄、苔黄。⑤舌苔关联结果依次为舌红或苔少、舌红或苔薄白、舌红或苔黄。⑥脉象以脉细数最为多见。⑦常用药物依次以生地黄、白芍、地骨皮、阿胶、麦冬、牡丹皮、黄柏、山药、熟地黄、墨旱莲、女贞子、黄芩、玄参、山茱萸等。⑧使用药对依次为白芍和生地黄、地骨皮和生地黄、阿胶和生地黄、白芍和生地黄、麦冬和生地黄、地骨皮和麦冬、阿胶和地骨皮等[3]。

# (二)妇科病相关现代研究

## 胎停育相关现代研究

### 1)胎停育基本认识

胎停育即胚胎停止发育,又称稽留流产,是指胚胎和胎儿死亡滞留宫腔内尚未自然排出,是流产的一种特殊情况。临床大多无明显症状,部分孕妇可能出现阴道出血,一般无腹痛。现代医学认为胎停育的原因主要有:①染色体异常。②感染。③母体内分泌免疫系统的异常。④血型、流产次数、精神刺激、环境因素以及不良的生活习惯等。目前西医的治疗手段是根据有停育史妇女的检查结果给予针对性的干预,同时预防性治疗对胚胎停育再次发生的作用也引起了重视[4]。

中医古籍中未有胎停育这一病名,赵岩松教授等人通过对中医古代文献的研究,明确了胎停育在中医妇科学中所对应的疾病名称,即胎萎不长、胎漏与胎动不安、妊娠腹痛、胎死不下[5]。胎停育的病因主要与妊娠疾病与母体、胎元及父方这三方面的因素有关。此外，心理、情绪因素对于胎停育来说也是一个较为重要的因素。

通过对文献资料中的胚胎停育中医症状和证型进行总结，发现胚胎停育患者的高频症状：腰酸痛不适、腰膝疲软、神疲乏力、畏寒肢凉、头晕、胸胁胀满、便溏、面晦暗有斑，舌象脉象最常见舌淡、脉沉。胚胎停育患者证型包括脾肾气虚证、脾肾阳虚证、肝肾亏虚证、肝郁气滞证四个证型。此外通过病例对照研究，还发现胚胎停育患者的中医危险证型包括：①肾精不足证，症状多见腹部不适（小腹为主）、耳鸣、疲劳、畏风寒、面黄、脉沉、舌瘦薄，合并次数较多的既往孕产史。②脾肾阳虚证，症状多见腹部不适、腹凉（小腹为主）、便溏、下睑暗、脉细、舌边齿痕，合并前一次孕终止妊娠的既往孕产史。③血虚夹瘀证，症状见面黄、下颌及面颊痤疮、多梦、脉细、舌瘦薄，合并既往人工流产史。④血虚夹痰证，症状多见耳鸣、下颌痤疮、多梦、寐不解乏、面黄、脉沉、舌边齿痕，合并既往人工流产史[6]。

**2）胎停育用药规律研究**

中医针对妊娠病的治则以"治病与安胎并举"和"下胎"为主，其中若胎堕难留或胎死腹中，应从速促其下胎，即"下胎以益母"。胎停育与脾肾二脏关系密切，心理、情绪因素也是胎停育较重要的影响因素，故胚胎停育患者的具体治疗方法多从脾肾、气血、冲任入手，并兼调气机、清血热、理情志等不同治法[4]。

通过中医传承辅助平台（V2.5）对《中华医典》（第五版）中治疗"胎萎不长"或"胎不长"或"胎萎（或瘆）燥"的方剂进行组方规律研究，结果提示胎萎不长的治疗方法以益气健脾与养血行气、活血化瘀几方面为主。此外，生姜、大枣的应用也不可忽视。在古代文献中治疗胎萎不长最常用的是八珍汤，故治疗此病常用药物以八珍汤组成为主；常用的药物组合中人参、茯苓、生姜、甘草、白术、大枣、当归、川芎的配伍使用联系密切，是治疗的主要药物。由处方数据分析得到三个以健脾、益气、理血、化痰为主要原则的新方组合，分别为：①茯苓、人参、艾叶、生姜。②川芎、当归、陈皮、半夏。③川芎、当归、熟地黄、半夏。第一首新方以健脾益气、止血安胎为主。第二、第三首新方中所含的川芎、当归即佛手散。可酌情加减应用第二、第三首新方，而二者亦有相同之处，可看作是二四汤的加减方，二四汤即二陈汤合四物汤，其命名载于明代赵献可《邯郸遗稿》，若胎停育患者血虚、痰湿并存，血虚用四物则滋腻又助痰湿，痰湿用二陈则温燥又伤血分，二者合用，实为相辅相成之法。临证用之需明辨血虚、血瘀与痰湿之轻重，合理加减配伍[7]。

此外，通过对明清时期诸妇科相关古籍文献的方剂数据进一步挖掘分析发现，佛手散、缩砂散、补中益气汤、八珍汤、芎归胶艾汤、胶艾汤在治疗胎萎不长或胎漏与胎动不安或妊娠腹痛方面具有较高的普遍性；佛手散、平胃散加朴硝、香桂散在治疗胎死不下方面具有较高的普遍性。通过属性偏序结构图对各疾病所对应的方剂配伍规律的分析可知：治疗胎萎不长以当归、川芎、甘草、白术、人参、茯苓的密切配伍为主，尤其重视补养母之气血与健运脾胃；治疗胎漏与胎动不安以当归、川芎、甘草、阿胶、白术、芍药、熟地黄、人参、黄芩、艾叶的密切配伍为主，重视调气养血、健脾养胎、清热安胎；治疗妊娠腹痛以当归、川芎、甘草、芍药、阿胶、白术、熟地黄的密切配伍为主，更重视养血活血、益气健脾；治疗胎死不下以当归、酒、肉桂、川芎的密切配伍为主，下胎的同时注重补养母之气血，兼活血化瘀通络；治疗胎萎不长、胎漏与胎动不安、妊娠腹痛、胎死不下的主要药物中均有当归、川芎，即佛手散的组成，故佛手散可以应用于临床防治胎停育；对胎萎不长、胎漏与胎动不安、妊娠腹痛的治疗均重视脾胃，故建议临床防治胎停育以脾胃为主[7]。总结如表17所示。

**表17 胎死不下、胎萎不长、胎漏或胎动不安、妊娠腹痛比较总结**

| 比较项 | 普遍性较高方剂 | 配伍密切之品 | 治法之偏 | 相同的主要药物 |
|---|---|---|---|---|
| 胎死不下 | 佛手散、平胃散加朴硝、香桂散 | 当归、酒、肉桂、川芎 | 下胎的同时注重补养母之气血，兼活血化瘀通络 | |
| 胎萎不长 | 佛手散、缩砂散、补中益气汤、八珍汤、芎归胶艾汤、胶艾汤 | 当归、川芎、甘草、白术、人参、茯苓 | 补养母之气血与健运脾胃 | 当归、川芎（即佛手散的组成） |
| 胎漏或胎动不安 | | 当归、川芎、甘草、阿胶、白术、芍药、熟地黄、人参、黄芩、艾叶 | 调气养血、健脾养胎、清热安胎 | |
| 妊娠腹痛 | | 当归、川芎、甘草、芍药、阿胶、白术、熟地黄 | 养血活血、益气健脾 | |

另外，基于属性偏序结构图对宋代陈自明所著的《妇人大全良方》中治疗胎停育的相关方药进行分析，发现陈氏组方多为精炼，选药得当，以辛热温散为主，同时强调"当知阴阳，调其气血，使不相胜，以平为福"。由数据分析得出常用的药物为当归、酒、阿胶、甘草、大枣、葱白、肉桂、牛膝、川芎、艾叶、熟地黄，其中最常用的是当归，书中反复出现的药物配伍为当归与川芎，当归与熟地黄，阿胶与艾叶，当归、川芎与阿胶。究其用药特点，可归结为以下四点：①以血为本，气血并治。②温通经络，以行气血。③补养脾胃，以化气血。④下胎多选用肉桂和牛膝[8]。

### 3）子宫内膜低容受性用药规律研究

子宫内膜容受性即子宫内膜接受胚胎的能力[9]，薄型子宫内膜在临床上是指黄体中期（排卵后～10天）子宫内膜厚度＜7mm的子宫内膜状态。薄型子宫内膜会影响子宫内膜容受性[10]，而胚泡着床障碍是体外受精—胚胎移植妊娠率低下的主要原因，子宫内膜容受性因素占其中50%。因此，提高子宫内膜容受性对于提高妊娠率、治疗不孕症具有重要意义[9]。

子宫是胚胎生长发育的地方，具有定期藏泻，孕育胎儿的作用，精血充足，子宫才能够滋养、孕育胚胎，与子宫内膜的生长和子宫内膜容受性的概念相似。不孕症的主要病位在胞宫，与肝、肾、脾等脏腑密切相关，其基本病机可概括为气血不足、肾精亏虚致使胞宫失养；气滞血瘀，胞脉失畅两个方面。而此病机正是造成子宫内膜容受性低的主要因素。故治疗低子宫内膜容受性时，常用补气养血、益肾填精、理气活血通脉等法进行治疗。近年来，中医药从整体出发，调整机体内在多系统、多途径、多靶点作用于子宫内膜，增加子宫内膜厚度，提高子宫内膜容受性，具有不良反应小、成本低等优点。在临床研究中，补肾养血法、补肾疏肝法、补肾健脾法、温针灸、补肾活血方联合西药治疗对于增加子宫内膜厚度，改善妊娠结局具有良好效果。临床上例如复方阿胶浆、补肾疏肝养血方、滋肾育胎丸补肾活血方等能够促进细胞内膜增殖或再生、改善血流灌注、改善激素水平，对临床不孕症证治有积极的参考意义[10]。

通过中医传承辅助系统分析数据库文献资料中中医治疗低子宫内膜容受性相关疾病的方剂，结果显示药物使用频次最高的是多具有补肾益精、补血养阴、行气止痛、安胎等功效的菟丝子、当归、熟地黄、香附、川芎、白芍。分析高频药物的四气、五味分布，治疗子宫内膜低容受的中药多选择药性温、平性药物，药味多为甘、辛。体现了中医治疗低子宫内膜容受性时"补益气血、补肾填精"的治疗方向。从药物的归经分布可以看出，中医治疗针对子宫内膜低容受性多从肝肾论治，同时兼顾心、肺、脾、胃。药对分析发现药物组合频次较高的药对，多为补肾养血滋阴组合，表现为菟丝子、当归、白芍、川芎4种药物的不同组合形式。改善子宫内膜容受性方剂中的3～4味药的核心组合有6个，如"红花—益母草—牛膝""益母草—牛膝—杜仲"等。进一步挖掘数据得到新方3个：方1是由红花、益母草、牛膝、杜仲组成，具有活血化瘀、补益肝肾之功效；方2由女贞子、枸杞子、金樱子、补骨脂组成，有补益肾气之功；方3由香附、牡丹皮、赤芍、山药、党参、黄芪、升麻组成，有益气活血行气之效[9]。

## （三）妊娠特应性皮疹中医药治疗特色研究

妊娠特应性皮疹是妊娠期间发生的良性瘙痒性皮肤病，以剧烈瘙痒多伴湿疹样皮损或丘疹样皮损为表现，多散发于面部、颈项及前胸，多发于孕期早中期，为最常见的妊娠特异性皮肤病。现代医学对于妊娠特应性皮疹的病因尚未阐明。中医学则认为为孕吐后阴血下聚养胎，阴阳失衡的体制状态导致肌肤瘙痒发疹。西医基本治疗为使用润肤产品，严重者需外用糖皮质激素、皮质类固醇或抗组胺药；中医则认为以养血祛风为总的治疗原则，临床以辨证论治指导配伍用药。本病预后良好，有复发的可能性。

通过借助"中医传承辅助系统"分析数据库的文献资料，进行用药规律的研究，结果提示：①中医药治疗此病的治疗原则前五位包括祛风止痒、清热利湿、养血疏风、养血安胎、疏风清热。②所用药物出现频次较多的有生地黄、防风、荆芥、白芍、生甘草、当归、地肤子、白鲜皮、黄芩、蝉蜕、牛蒡子、金银花、连翘、知母、茵陈，其中当归、蝉蜕、金银花据药理分析为妊娠禁忌药物，使用时当在正确辨证的基础上合理配伍慎重使用。③两味药组成出现频次较多的有：荆芥—防风、生地黄—防风、生地黄—白芍、白芍—防风、当归—防风。④三味药物组成频次出现最多的是以两味养血润燥药物及一味祛风止痒药物组合的药物模式：生地黄—当归—防风、生地黄—白芍—防风、当归—白芍—防风、生地黄—当归—荆芥、生地黄—白芍—荆芥。

特应性皮炎，又称异位性皮炎、遗传过敏性皮炎，是一种具有遗传倾向的过敏反应性皮肤病，此病在免疫功能缺陷与发病的关系及临床表现上与妊娠特应性皮疹非常相似，故有必要探讨两者治疗的异同，本研究通过比较其他学者对"中医治疗特应性皮炎"进行数据挖掘所得分析结果与本研究结果，得出两种疾病在病因病机、治疗原则、选方用药、用药安全性上的异同[11]，比较结果如表18所示。

**表18 两种疾病比较**

| 疾病名称 | 妊娠特应性皮疹 | 特应性皮炎 |
| --- | --- | --- |
| 病因 | 妊娠期阴虚不足，体质状态改变 | 遗传 |
| 病机 | 血虚风燥 | 脾虚血燥有湿 |
| 治疗原则 | 养血祛风 | 养血润燥，健脾祛湿 |
| 用药 | 养血润燥、清热燥湿、祛风止痒药物 着重疏风清热养阴、除湿清热祛风 | 着重清热祛湿凉血、健脾益气利湿 |
| 用药安全性 | 清热燥湿、利水渗湿药物的利水作用不及 后者用药耗伤津液、败胃伤津 | |
| 使用凉血养阴药物时 | 较后者药性较缓、相对较安全 | |

# （四）温病学理论对盆腔炎性疾病辨治的指导意义

## 1. 三焦理论对盆腔炎性疾病辨治的指导意义

盆腔炎性疾病（PID）为妇科常见病和多发病，属炎性反应性感染性疾病，在中医则属于"妇人腹痛"的范畴，临床以湿热证候多见。临床特征：腹痛和腰骶痛，常在劳累、性交、经期加重，可伴有月经不调、白带增多、低热、疲乏等表现，临床以湿热性证候多见，易增加不孕、异位妊娠、盆腔肿瘤等的风险。

西医针对该病以广谱抗生素、经验性抗感染治疗为主，必要时手术治疗，但是该病易产生耐药和残留病灶，反复感染或持续感染发生率较高。中医药对于盆腔炎导致的下腹疼痛、带下异常、月经失调等后遗症，具有显著疗效。中医分内治和外治，湿热瘀被认为是 PID 的主要病机，治疗多以清热解毒类、化瘀止痛类、消癥散疖类药物为主。

三焦理论辨治临床疑难杂病的观点受到广泛关注，刘凤竹等人认为三焦是水液运行通道，亦为气机的升降出入和精、气、血、津液相互转化的场所，三焦气机不畅、气化不利可见多种复杂证候。《湿热病篇》："湿热俱多，则下闭上壅，而三焦俱困矣"。温病学中，多以三焦辨治湿热邪气为患的外感热病，而现代临床以清热利湿之法治疗内外科多种疾病。清利三焦治法，针对的是湿热邪气困遏三焦证。临床多以苦寒药配伍利湿药，清解热邪与清利小便驱除湿邪并进，并根据证情，偏于上焦者调肺气以通行水道，偏于中焦者理脾气运化水湿，偏于下焦者助膀胱气化使湿从小便出，临证灵活配伍取舍，治以清利之法。

赵岩松教授等人使用清利三焦治湿热法治疗 PID 患者，取得满意效果。此外，有些 PID 急性发作期患者可表现为发热或尿赤便秘、咽痛身痛、舌红苔黄等湿热征象显著，同时伴有腹痛或腰酸痛等特征。赵岩松教授等人对此类患者借鉴清利三焦湿热的治疗思路，使用黄芩滑石汤治疗，也取得满意疗效。现就清利三焦湿热、宣气利湿功效的《温病条辨》名方黄芩滑石汤治疗 PID 理论依据及治疗机制进行探讨。

黄芩滑石汤（黄芩、滑石、茯苓皮、大腹皮、白蔻仁、通草、猪苓）出自吴鞠通《温病条辨》，方中黄芩之苦以清热燥湿；白蔻仁、大腹皮辛温芳香，以醒脾燥湿行气；滑石之寒以清热利湿；配以茯苓皮、通草、猪苓淡渗利湿，小便利，气机畅，三焦通，使湿热胶着之邪，从小便而祛。此方的适用症为身痛，汗出热不解，舌淡黄而滑，脉缓；其适应病机为湿热内蕴，热象明显；其治法特点为宣通气机、渗湿利小便，利小便的治法在湿热证中不但是祛湿之必须，也是泻热和使得气机通畅的途径，正如叶天士所说"通阳不在温而在利小便"。宣通气机实为湿热证治疗的机要。盆腔炎临床以湿热性证候多见，可见带下量多、色黄、气臭，口腻或纳呆，小便黄，大便溏而不爽或干结等典型湿热内蕴的征象，故异病同治。由此可见黄芩滑石汤对于盆腔炎的临床治疗有积极的指导意义[12]。

## 2. "邪伏膜原"理论对盆腔炎性疾病后遗症辨治的指导意义

"邪伏膜原"指明末清初温病学家吴又可对《内经》关于"膜原"的相关论述加以进一步解释，引申、发展而成的理论。明清医家多以"膜原"来阐释湿热邪气留滞脏腑之外，躯体之内，邪无定处，缠绵难解之类的证候。治疗此类病证的药物需寒温并用，药物配伍有难度；湿热疫邪致病力强，易导致危重症，故吴师用疏利透达、开通郁阻方药，"使邪气溃败，速离膜原"，创立了开达膜原的名方——达原饮。达原饮方由槟榔、厚朴、草果、知母、芍药、黄芩、甘草七味药物组成，其中草果、槟榔、厚朴，此三药可谓是其象征。槟榔味苦、寒，可行气利水、除伏邪，另可除岭南之瘴气，起疏利作用；草果味辛、温，可燥湿化痰、除痰截疟，能除伏邪盘踞，直达邪之所处；厚朴味辛、苦、温，可燥湿行气消积，破戾气之所结，散膜原之邪，此三味共达邪之所伏，开达膜原，使邪去而正安。黄芩苦寒，清热燥湿以除余邪；湿热秽浊之邪易伤阴血，故用知母滋阴清热，芍药养血和营，同时可防止方中辛燥之药耗散阴津；甘草用以调和诸药。全方合用，可使湿热得清，秽浊得化，阴津得复。临床上的膜原证，已不仅指湿热疫病的初起，外感发热病中属于湿热性质的内伤杂病中有寒热交替的，或有湿热内蕴，痰湿内停，机体内外、上下气机阻滞的证候，皆有达原饮及其类方的适应证。

盆腔炎性疾病后遗症（SPID）是指盆腔炎性疾病未得到及时正确的治疗而发生的一系列后遗症。中医认为SPID属于"妇人腹痛""带下病""癥瘕""经病疼痛"等范畴，以湿热内蕴型最多发。其主症：下腹胀痛、刺痛，痛有定处，腰骶部有胀痛、刺痛感，带下量多、色黄、质稠。次症：精神疲乏、四肢无力，经期腹痛加重，经量增多或伴经期延长，小便黄，大便干燥。舌体表现：舌质红或暗红，或舌边尖瘀点或见瘀斑。

西医治疗湿热内蕴型SPID最常用的是抗菌类药物，但抗生素只能暂时缓解症状，长期服用不良反应明显。中医治疗此型SPID常常采用清热利湿、活血化瘀的方法，常用方剂包括：龙胆泻肝汤、清热除湿汤、黄芩滑石汤、红藤败酱散、五味消毒饮等。

从人体位置和组织特点看，盆腔恰可归属"膜原"范畴，膜原位置深隐、曲径幽蛰，易为邪气所留贮，治疗难以直接达到病所的病机特征与盆腔炎的病位病理特点契合，邪伏膜原的本质是湿热之邪停滞积聚于体内，湿热胶着，难以排出体外，继而影响人体正常的阴阳气血运行，最终导致发病。临床上盆腔炎性疾病以湿热型居多，属于"膜原"范畴的内伤杂病，赵岩松教授等人受此学说的启发，借鉴邪伏膜原证的治疗思路，应用达原饮治疗SPID取得良好效果，所以从邪伏膜原的角度治疗盆腔炎性疾病对于临床治疗有积极的参考意义[13]。

# 参考文献

［1］李柳骥，侯中伟，张聪，等．古医籍中对痛经的认识及证治［J］，安徽中医学院学报，2011，30（5）：13-15．

［2］姚洁琼，陆续天，熊洋，谢青，王靖博，赵岩松．痛经医案治疗特色评析［J］．环球中医药，2013，6（6）：453-455．

［3］冯清源．养阴清热法治疗月经病的文献研究［D］．北京中医药大学，2014．

［4］沈怡华，赵岩松．胎停育中西医认识及现状评述［J］．现代中西医结合杂志，2015，24（29）：3300-3303．

［5］杨欣欣．胚胎停育症状相关危险因素的病例对照研究［D］．北京中医药大学，2019．

［6］刘倩，黎又乐，赵岩松．治疗"胎萎不长"传统方剂组方用药规律分析［J］．中国实验方剂学杂志，2017，23（8）：196-201．

［7］刘倩．胎停育的明清时期相关中医文献研究［D］．北京中医药大学，2017．

［8］刘倩，赵岩松，洪文学，等．基于属性偏序结构图对《妇人大全良方》中治疗胎停育相关方药分析［J］．现代中西医结合杂志，2017，26（8）：799-802，815．

［9］张萌，孙芮，张楠，等．基于中医传承辅助平台探讨中药改善子宫内膜容受性的用药规律［J］．湖南中医药大学学报，2020，40（4）：434-439．

［10］孙芮，张萌，赵岩松．中西医干预治疗薄型子宫内膜现状述评［J］．中医药信息，2020，37（2）：76-85．

［11］李坤蔚．妊娠特应性皮疹中医药治疗特色研究［D］．北京中医药大学，2018．

［12］杨欣欣，张萌，李坤蔚，等．利三焦清湿热法治疗盆腔炎性疾病思路探讨［J］．世界中医药，2019，14（6）：1602-1606．

［13］张萌，张弛，孙芮，等．邪伏膜原理论指导盆腔炎性疾病后遗症辨治临床价值探讨［J］．现代中医临床，2020，27（1）：59-62．

# 四、皮肤科卷

## （一）中医理论在皮肤病中的应用

### 1. 卫气营血理论对皮肤病辨治的指导意义

温病学说是关于外感热病辨证论治的学说，其卫气营血辨证和三焦辨证对中医临床各科都产生了深刻的影响，也为中医皮肤病学辨治所借鉴。

皮肤病是由多种因素引起的皮肤损害，外因为六淫（风、寒、暑、湿、燥、火）、虫毒（寄生虫、昆虫）及其他致敏物（食物、药物）之入侵，其中外邪是致病的首要因素；内因有体质因素（体质类型、正气多少）、七情劳伤等。外感六淫中除寒与湿外，皆是阳邪，而寒、湿两邪又可久郁化热，这就是皮肤病以火热性质、湿热性质为多的原因。中医整体观认为，皮肤上的异常变化是内在脏腑病变在体表的反映，故中医学的各种辨证体系都可用于皮肤病的辨证论治，卫气营血辨证和三焦辨证是关于外感热病辨证论治的学说，尤于皮肤病有更强的实用性。

宋乃光教授认为皮肤位于人体表层，但也有深浅之分，一般来讲，皮毛的病变归于卫、气，营分血络的病变归于营、血。叶天士说："卫之后方言气，营之后方言血"，即卫气营血既是病程阶段，也有浅深轻重的概念。皮肤病常见证型相对轻浅者多为卫营同病证，深重者为气血同病（两燔）证，病变广泛可出现卫气营血皆病的证候。同时，皮肤位于人之体表，表皮下有血脉分布，共同行使卫外功能。卫是气之表，营是血之表，所以卫营同病、气血同病是皮肤病最基本的证候。

卫营同病证又称卫营合邪证，病位较为轻浅，一般为初期阶段病证，是皮肤病最基本的证候，也是温病四分辨证学说对皮肤病皮损最基本的认识。多为风热之邪客于肌肤血络所致。皮损有风团、水疱、肿胀、红斑丘疹等，来势快，色泽鲜红，或遇热加重，或时隐时现，一般全身症状较轻，或兼有风热表证。在治疗上，以银翘散为基本方，此方去豆豉，加细生地黄、牡丹皮、大青叶，倍元参，这提供给我们卫营同治的新思路，也确立了一种疏风清热、透卫清营的治法，以达卫营同治之功。如赵炳南教授创立的荆防方（荆芥穗、防风、僵蚕、金银花、牛蒡子、牡丹皮、浮萍、生地黄、薄荷、黄芩、蝉蜕、生甘草）也是一张卫营同治方，可视为疏风散热、解毒透疹的代表方药。但温邪有夹风、夹湿者，故疏风药和渗湿药的使用尤为重要，在治疗过程中当处理好清热与散风、清热与祛湿之间的关系。若风热夹湿，皮损潮红瘙痒，糜烂浸润或有血痂，局部粗糙肥厚，则如叶氏所说，加芦根、滑石之流。《医宗金鉴》消风散（荆芥穗、防风、当归、生地黄、苦参、苍术、蝉蜕、胡麻仁、牛蒡子、知母、石膏、甘草、木通）即是既夹风又夹湿的治疗方，至今在皮肤病临床使用不衰。

气血同病（气血两燔）证是温病深重期的证候，一般出现在急性发展阶段，证见高热、舌红绛及大量斑丘疹外发，当治以清热解毒、凉血散血。以皮肤出现大量红斑丘疹为主症的皮肤病可以参照温病营血分证或气血同病（两燔）证进行辨证治疗。发斑性皮肤病尤其是在急性炎症反应期表现出类似温病气血两燔的证候，当大清气血、凉血化斑，取方以化斑汤、清瘟败毒饮为代表，清瘟败毒饮为清气凉血解毒方之最，尤其重用石膏。感染性皮肤病尤其是急性细菌感染性皮肤病的毒热炽盛证，也属于温病的气血两燔证，相当于毒血症或败血症全身感染期。它们的病情发展快，阳热证表现明显，严重者可出现内在脏腑的毒热证，此即"走黄"。若出现邪毒内陷、闭窍动风之证，则顷刻有内闭外脱、虚风旋绕之虞，是温病的危急重症，治疗刻不容缓，用药以大清气血的膏知、银翘、板蓝根、公英、生地黄、黄连等为主，合用安宫牛黄丸、至宝等"三宝"剂开窍息风，充分体现了温病学与皮肤病学在学术上的联系和相互渗透[1]。

## 2. 足阳明胃理论对皮肤病辨证的指导意义

胃为气血之源，其经多气多血，亦为十二经气血之源。阳明病多气分热盛，阳明热也容易扰动血分。斑疹是温病学热病中常见的皮损，胃热可导致血分证，亦是发斑的重要病机之一，如叶天士说"斑色红者属胃热，紫者热极，黑者胃烂……若斑色紫，点小者，心包热也；点大而紫，胃中热也"。故赵岩松教授认为除了凉血解毒化斑外，清胃热的治法在以斑为主要表现的皮肤病实热证治疗中不容忽视，同时，阳明为三阴御邪，也是三阴实邪的外出通道。及时有效地清解阳明胃热，可防其热邪波及他脏他经，如防其熏蒸肺脏，卫气失宣，有碍斑疹的透发；防营血分邪热迭起，清而不彻，导致斑疹迁延反复。

临床以斑为主要表现的皮肤病，若以头面、胸腹背部等足阳明经循行部位为主的，可从足阳明胃来论治，赵岩松教授认为清解阳明胃热可以作为以斑疹为主要表现的皮肤病实热证的相兼治法，其经典药物为石膏、知母、黄连、升麻等。值得注意的是，因邪热炽盛引起的皮疹，应当慎用风药，如余师愚就强调在疫疹的治疗不可妄用发表法或攻下法，而当重用石膏清解阳明[2]。

### 3. 湿热理论对皮肤病辨治的指导意义

湿邪在皮肤病中广泛存在，体内外之湿相合而成湿热，湿热夹风、化火、伤阴的情形也在大量皮肤病证候中存在。热能化火伤营凝血，湿能浸渍化风炼痰，久则入络成顽症而不治。另有一些身体下部（如下肢、足）、隐蔽部位（阴囊、股腹、女阴）的皮肤病和性病的发生更是和这些致病因素密切相关，其证候可概括为湿热蕴结化毒证。此证以湿疹和各种皮炎最具代表性，将温病学湿热病理论与湿热蕴结化毒类皮肤病皮损辨识法结合起来，有一定的合理性和较高的实用性，故此类皮肤病同样也要辨湿与热的偏重，即分湿热内蕴、热重湿轻和湿重热轻。另外，辨皮损部位的所偏，对于分析病机和用药的重要性，等同于三焦辨证中辨湿热邪气之部位。

治疗上宋乃光教授认为在全面照顾的基础上又有重点。清热多用龙胆草、黄芩、栀子、金银花、连翘、黄柏类辛凉和苦寒药，既能清热又能透邪外出；除湿以渗利药为主，如泽泻、茵陈、车前子、滑石等，尽量避免苦燥伤阴药；湿盛以健脾兼有利湿作用药物为主，如白术、茯苓、山药、薏苡仁、扁豆等，在此基础上再配以祛风止痒、清热凉血之品，顽湿瘙痒可用虫类搜剔。方如赵炳南教授的疏风除湿汤（芥穗、防风、蝉蜕、菊花、生枳壳、生白术、生黄柏、生薏苡仁、车前子、车前草）、搜风除湿汤（全虫、蜈蚣、海风藤、川槿皮、炒黄柏、炒白术、炒薏苡仁、枳壳、白鲜皮、威灵仙）、除湿解毒汤（白鲜皮、大豆黄卷、生薏苡仁、土茯苓、山栀子、牡丹皮、金银花、连翘、地丁、木通、滑石块、生甘草）、健脾除湿汤（生薏苡仁、生扁豆、山药、芡实、枳壳、草薢、黄柏、白术、茯苓、大豆黄卷）。其基本用药为荆、防、蝉散风除湿走卫表，薏、术、苓健脾燥湿走肌腠，车前、滑石、木通渗湿走水道，藤类通经络脉隧之湿，虫类搜剔络邪止顽痒，栀、丹、银、翘、柏、连清湿中之热兼防止温燥药伤营血。

此外，湿疹、皮炎类（包括癣类）皮肤病，病程长、瘙痒重，可合理使用升阳散风药。虽然升阳散风药温燥，单用有劫阴助火之弊病，甚则窜入营血鼓动内风，然升阳散风药能从皮肤肌腠出邪，祛湿止痒效果卓著，药如苍术、防风、羌活、独活、葛根等，方如升阳汤（黄芪、人参、柴胡、苍术、羌活、升麻、黄芩、连翘、石膏、甘草），拈痛汤（人参、白术、苍术、防风、羌活、葛根、升麻、苦参、当归、黄芩、知母、茵陈、泽泻、猪苓、甘草），当归拈痛汤（羌活、甘草、茵陈、防风、苍术、白术、当归、知母、猪苓、泽泻、升麻、黄芩、葛根、人参、苦参）等。故可视病情配以苦寒、润养、活血等药同用[1]。

### 4. 温病后期正虚邪恋病机对皮肤病后期辨治的指导意义

皮肤病病因复杂、病程长，多湿邪致病，缠绵难愈，故慢性发展期和后期调治对治疗的成败至关重要。皮肤病日久，呈慢性迁延过程，皮肤长期受到风火湿热等邪的煎灼，失去了营血的润养，血燥生风，见皮损角质层肥厚、干燥、脱屑、皲裂，皮损色暗或色素沉着，甚则粗糙似牛皮，瘙痒剧烈或疼痛；全身症状可见头晕眼花、心悸怔忡、失眠健忘、女子月经不调等，此与温病后期正虚邪恋病机相符。宋乃光教授认为针对湿热病后期邪恋正虚者，无论祛邪还是扶正，当皆用轻灵之品。皮肤病后期不排除有相应脏腑受损，但最主要的是皮肤出现的血虚风燥证。临床所见：皮肤病日久不愈或至后期，皮损色暗或色素沉着，伴有剧烈瘙痒，往往有肝火和肾阴的损伤，致血络瘀滞化毒生风；皮损灰白变硬，粗糙肥厚，为血燥生风并有余湿留滞；原有皮损大部已退但不断有新生皮疹或水疱分散出现，则为火毒未清而湿毒滞络等；不同情形又常交叉出现或相并出现，这就造成此病难以彻底痊愈。

　　古今临床治疗皮肤病的方药应用最广泛和最具代表性的方药如四物汤、胃苓加减方之类，四物汤类以理血见长，用于皮肤病后期肤干色暗、瘙痒难耐，或皮肤表面血络瘀滞者；胃苓加减方（胃苓汤减桂枝，加黄柏、枳壳、滑石，又称加减除湿胃苓汤）以祛湿见长，是赵炳南先生治湿毒疡（包括湿疹、各类皮炎）湿重热轻之主方，适用于因湿邪缠绵不去，肌肤失养致使出现皮损色暗增厚，瘙痒无度，反复发作的血虚风燥证。同时，皮肤病后期正虚邪恋也有各种不同证候，需要谨慎识别，必要时还需配合脏腑、气血、八纲等辨证方法整体调治[3]。

# （二）皮肤病治疗心得

## 1. 温病学理论辨治银屑病

### 1）斑疹辨证及卫气营血理论辨治银屑病

　　银屑病是一种慢性的具有复发倾向的红斑鳞屑性皮肤病，归属于中医学"白疕"的范畴。斑疹是银屑病最直观的皮损表现，通过观察其色泽、形态、分布等情况，并结合全身的临床表现，可判断疾病的轻重、病位的浅深、气血津液的盛衰、病势的进退及预后等情况，故斑疹辨证对于银屑病的诊治有重要的指导意义[4]。

　　宋乃光教授认为银屑病与温病在病因和传变特点上有相似之处。在病因方面：温病的病因是温邪，温为阳热之邪，易灼伤阴液，内陷营血，尤其是热邪炽盛高热不退时，阴液损伤，易见斑疹。斑为营血热甚而迫血妄行，血从肌肉外溃所致；疹为邪热郁肺，内窜营分，从肌肤血络而出所成。银屑病多由内外合邪而为病，目前多从血热、血虚、血瘀论治。血热不仅是银屑病发病的根本原因，也是其病机转变的关键，由此可见温病斑疹与银屑病的病因相同。在传变特点上：斑疹的出现即是邪热波及或深入营血的重要标志，也是邪气外露、邪热得以外泄的表现[5]，斑疹的色泽与分布可以帮助判断病势。一般来说，其色红火荣润为顺，而当其颜色继续加深，即代表着病情加重。另外斑疹色泽的光亮与灰暗还代表着气血的活动度与正气的抗邪能力。叶天士曾述斑疹"宜见而不宜见多"，因为其分布稀疏均匀则代表着邪气有外达之机，然其分布密集过多则提示营血分热毒深重，故不宜见多。银屑病病机转变如同斑疹，其皮损增多与颜色加深常提示病情加重，皮损减少与颜色渐淡时即是向愈，由此可见温病斑疹与银屑病传变特点相似。温病的斑疹辨证（卫气营血辨证、三焦辨证）在治疗银屑病中能起到归纳证型、概括病理及病位、标志病位浅深、判断病情轻重以及邪正关系，阐明证候的传变形式以确定论治依据的意义。故温病学中的卫气营血辨证、治疗方剂以及用药宜忌，在银屑病的诊治中有着非常重要的实用价值[4]。

在温病学卫气营血辨证中，斑疹常见于营血分证，故温病学中斑疹的治疗同样适合银屑病的治疗，以清营凉血法为主。病在卫分治以银翘散，在气分治以白虎汤，在营分治以清营汤，在血分治以犀角地黄汤等。这些温病的治疗原则，亦适用于银屑病。慢性期则病久入络，治疗时更宜注重活血化瘀，故此法也是治疗银屑病的一个重要方法。同时，银屑病皮损所见的红斑、丘疹辨证多属血热而不宜提透，如叶天士云"急急透斑为要"，即指透达热毒，使斑能顺利外透，邪热不致壅滞，而非辛散提透，临床对于里热壅结，斑疹不易外透者，可加入大黄等通下之品，里气宣通，热毒松达，斑疹反易外透，此亦寓有透斑之意。此外，银屑病的典型表现为红斑、脱屑，红斑是血热表现，血热盛易伤阴，脱屑也是因为热邪耗伤阴血，血虚不能濡养肌肤所致，故其整个治疗过程中都应该固护阴液[5]。

**2）卫气营血理论、斑疹辨证及伏邪郁热理论辨治儿童银屑病**

赵岩松教授认为儿童银屑病与咽部感染关系密切，患儿发病前后的呼吸道感染症状，类似于温邪"自口鼻而入"。银屑病属斑疹范畴，初期与血分证密切相关，初由外邪诱发，故可用卫气营血辨治。治疗上以清热凉血为主要治则，后期或静止期治以养阴生津。寻常型银屑病初期，皮疹则多为淡红色丘疹或斑块，常伴发热、微恶风寒、脉浮等，属卫分证。寻常型银屑病进行期，皮损潮红、微肿，常伴壮热、不恶寒、口渴、苔黄等，属气分证。脓疱型、关节型银屑病，皮疹多糜烂、流滋，可融合成片，伴胸闷、渴不欲饮、大便干结或溏薄、苔黄腻等湿热证，可用白虎汤、三仁汤、黄连解毒汤、凉膈散等清气分热或清热利湿。若皮损色鲜，伴身热夜甚，时心烦或谵语，舌红绛，脉细数，属营分证，当清营凉血、解毒化斑。红皮病型银屑病皮疹暗红或紫红，鳞屑成片脱落，伴身热、神昏谵狂、衄证、舌深绛等，属血分证范畴。赵炳南认为本病在血分，以清热解毒、凉血活血为治则处方用药而行之有效。

赵岩松教授认为伏邪理论亦可有助于认识儿童银屑病，有人称遗传病因为禀赋伏邪，受自父母，伏藏体内，遇因而发，伏藏而后发亦可解释该病反复、缠绵难愈的特点。另外儿童银屑病的发病、病进及复发有季节因素，气候变化是诱因之一，类似于伏邪温病[6]。

### 2. 寻常型银屑病体质因素研究

银屑病极易复发，其发病、复发以及加重具有遗传、性别、年龄、地域与种族、季节、外感诱因等明显的体质学特点，这些易感因素提示银屑病患者具有易感体质。赵岩松教授认为寻常型银屑病患者的体质特点及其相关影响因素为：①遗传，大规模的遗传流行病学调查和遗传模式分析表明本病符合多基因遗传病。②性别，女性平均发病年龄明显高于男性。③年龄，银屑病首次发病以青壮年为主。④地域与种族，寻常型银屑病在寒冷地带发病率明显偏高，其发病还有明显的人种差异，一般来说在白种人较多，其次为黄种人，黑种人较少。⑤季节，秋冬季节是银屑病多发季节。⑥外感诱因，感染是银屑病的重要发病因素之一，多表现为上呼吸道感染，在感染因素方面主要与外感有关。故对于寻常型银屑病，不能忽视体质因素，应将其贯穿于寻常型银屑病的病机分析、治疗以及预防复发。从中医"治未病"的思想出发，如何通过体质调护，以控制复发或减轻发作严重程度，值得深入探讨。

此外，银屑病的体质研究，对本病病机认识以及治疗具有重要的指导意义。近代有关寻常型银屑病病因、病机主要有三种认识：外感风邪，内生血燥；内有血虚，外受燥邪；血热内盛。无论血热、血燥、血虚均易伤阴耗血，故而阴血不足可能就是此病的共同病理基础和体质特征。临床上还需要遵循"治病求本"以及"因人制宜"的治疗原则，这体现了中医体质学对治疗的指导意义[7]。

### 3. 硬皮病的因机证治探析

硬皮病被认为是一种结缔组织病，与自身免疫有关。现代医学将其分为局限性和系统性两类，病因尚不十分明了。其变化复杂，损害亦较广泛且常累及内脏，目前没有理想的治疗方法。

中医无此病名，但医学著作中有类似硬皮病引起的皮肤、肌肉、关节等部位的病变及特殊皮损的表述。中医认为硬皮病与痹证有大致相同的病理变化及临床表现而将其归入痹证的范围。其病机可概括为寒凝肌腠、气血凝滞，久则耗伤气血、脏腑失调。症见：脉来沉涩、舌质紫暗有斑、患处皮肤硬结、色素沉着，妇女多有经血带块、色紫腹痛，甚则经闭等血瘀征象。

活血化瘀法是治疗硬皮病的基本法则，几乎贯穿于各型硬皮病治疗的始终。临床上有不少以单纯活血化瘀法治疗硬皮病取效的实例，但亦有资料指出活血化瘀法治疗硬皮病初期疗效好、后期差，因此，必须从实际出发，对于更多见的阳虚寒凝血瘀、肝郁气滞血瘀、血虚血瘀、气虚血瘀等不同证型，结合温阳通络、疏肝理气、补气生血、软坚散结等方法，较单纯的活血祛瘀收效更大。同时，硬皮病患者多素有阳虚之象，阳虚则寒，其本在肾。临床多项研究表明硬皮病证候中虚证的存在是普遍的、突出的，它是确立"虚则补之"治则的依据。

硬皮病有着较复杂的病理机制，常气血同病，数脏同累，非单纯攻邪或扶正所能奏效。故宋乃光教授认为从临床实际出发，辨别证型的阴阳、表里、寒热、虚实属性，运用八法达到调和纠偏的目的，是硬皮病治疗的关键。从多例硬皮病临床治疗验案来看辨证施治仍是治疗硬皮病的基本出发点，而活血化瘀、温阳益气正是它的具体应用。硬皮病的治疗除了药物治疗，亦有医生用推拿法取得了一定效果，这些都展现了中医传统治疗方法的广阔前景[8]。

### 4. 中药复方治疗损容性疾病疗效观察

中医药治疗损容性疾病有着悠久的历史，可以说中医药美容最早是和疗疾联系在一起的。古医籍中涉及美容的药物、食物约有1000种，组成300余首方剂，宋乃光教授等人从中筛选出最常用的10种，组成复方"美容皂"（主要成分为绿豆、皂角、瓜蒌仁、藁本等，制作方法为各药拣去杂质，洗净，研细，过100～120目筛，再按一定比例混合，灭菌后待用。同时加入占总药量5%～10%的甘油、适量蒸馏水等调匀成稠膏状。若不加防腐剂，剩余部分可搁置冰箱暂时保存），经过人体皮肤过敏及毒性试验，证明安全可靠，应用于临床之后的体会如下：

（1）美容皂为药食同源品，安全可靠，贴近生活，贴近自然，本药既能防病，又有皮肤保健和美容的作用。

（2）美容皂代皂洗面，疏通肌腠导邪外出，既能治病，又能除垢洁面。

（3）本药治疗损容性疾病，以痤疮疗效最满意，黄褐斑疗效最不满意，故在治疗上还须从整体上考虑，仔细斟酌方药的加减。皮肤疾病病因复杂，面部皮肤疾病更与情绪、心理、脏腑生理病理变化密切相关，故必要时还应辅以心理治疗或药物内服[9]。

### 5. 疱疹型病毒性皮肤病临床用药规律研究

病毒性皮肤病是由病毒引起的皮肤黏膜病变，是皮肤科常见疾病。临床上，带状疱疹、单纯性疱疹、水痘均属于疱疹型病毒性皮肤病，为疱疹病毒感染皮肤黏膜的浅层所致，临床表现为皮肤表面出现小丘疹和水疱，皮损以水疱为主，局部可伴有疼痛、瘙痒等症状。传统中医无疱疹型病毒性皮肤病之病名，古代医籍对此病的记载可散见于蛇串疮、缠腰火丹、带状疱疹、阴疮、热疮、热气疮、水痘等篇之中。

温病与疱疹型病毒性皮肤病有相似之处。疱疹型病毒性皮肤病与温病病因是相同的，温病的病因是温邪，带状疱疹、生殖器疱疹、水痘的发病均与感受外邪有关，且病性属热；水痘为水痘带状疱疹病毒初次感染引起的急性传染病，符合温病的发生发展规律，带状疱疹和生殖器疱疹可不伴有全身发热的急症表现，但均可见有身体局部发热、红肿的表现，在病变过程中可化燥伤阴，但病程较长，或反复发作。故可将这两种疾病视为以周身发热为主症的慢性外感热病。疱疹型病毒性皮肤疾病可借鉴温病学理论，从卫气营血的传变规律将其辨证分型，同时，疱疹型病毒性皮肤病由于感受风热时邪，内积于脏腑，邪气蕴结不解而聚积成毒。毒邪壅滞经络气血，注于毛孔手足头面发为皮肤疱疹。故多由热邪聚积而成的"毒"蕴是此病发病的关键因素之一，是而解散蕴积之邪，清其火热之性，是治疗毒蕴的关键。本文通过对近三十年来有关中医治疗带状疱疹、生殖器疱疹、水痘三种疾病的文献报道进行整理，从卫气营血辨证理论和解毒的角度，得出此三种疾病的用药规律如下。

卫分证用药规律：卫分证是温邪初袭人体，引起卫外功能失调为主要表现的一类证候，属于外感表证的范畴，多见于带状疱疹、生殖器疱疹的潜伏期，水痘的初期。治法主以疏风清热，宣肺祛邪。用药以解表药中发散风热药为主，本研究中高频发散风热药以蝉蜕、牛蒡子、薄荷、柴胡为主。此外，卫分证中表气闭郁甚者，亦可加入少许辛温之品以加强透邪疏表之力，如荆芥、防风。

气分证用药规律：气分证是温邪由表入里，引起人体脏腑或组织气机活动失常的一类证候，属于外感里证的范畴，多见于带状疱疹、生殖器疱疹的发作期，水痘的极期，包括以"热"的性质为突出表现（热型），与"肝"或"肺胃"的功能失调密切相关，如肝胆火盛型、肝经火盛型、热毒型、肝经湿热型、毒蕴肺胃型。治法主以清热、解毒、利湿，其中清热又以清热泻火、清热解毒为主，利湿又有利水渗湿、清热燥湿之分，并根据不同的伴发症状，加入祛风、凉血、化瘀之品。本研究中高频清热泻火药包括栀子、夏枯草、天花粉、淡竹叶、芦根；高频清热解毒药包括大青叶、连翘、金银花、蒲公英；高频利水渗湿药包括泽泻、薏苡仁、茯苓、车前子、木通、滑石等；高频清热燥湿药包括黄连、黄芩、黄柏、龙胆草等。

营血分证用药规律：营分证是温邪犯于营分，引起以邪热盛于营分，灼伤营阴为主的一类证候，多见于水痘的极期的气营两燔型或带状疱疹、生殖器疱疹伴其他重症感染。治法重在清热、解毒、凉营。血分证是温邪深入血分，引起以血热亢盛、动血耗血为主的一类证候。治法主以清热、养阴，并根据不同的伴发症状兼以止痛、扶正。由于疱疹型病毒性皮肤病病程后期或反复发作期时以营血耗伤为主，故治疗营血分证多选用补气药、补血药及清热凉血药中兼具有滋阴、活血效果的药物及活血化瘀药来治疗。补气药主要包括黄芪、白术、山药、西洋参等；补血药主要包括当归、熟地黄、白芍；清热凉血药主要包括生地黄、玄参、紫草、牡丹皮、赤芍等；活血化瘀药主要包括延胡索、红花、丹参、川芎、乳香、没药、桃仁、郁金。

解毒用药规律：多为温热邪气所蕴之毒与疱疹型病毒性皮肤病的发病最为密切，且邪毒久蕴又易化火，故治疗此病需用寒凉清热解毒之品，研究结果显示高频清热解毒药包括板蓝根、大青叶、连翘、金银花、蒲公英。

进一步分析研究结果发现清热药、利水渗湿药、活血化瘀药为构成治疗带状疱疹方剂的主要药物，清热药、补虚药、利水渗湿药是构成治疗生殖器疱疹方剂的主要药物，清热药、解表药、利水渗湿药是构成治疗水痘方剂的主要药物。由此可知带状疱疹、生殖器疱疹临床上以气分证与营血分证为主，水痘以卫分证、气分证为主[10]。

# 参考文献

［1］宋乃光. 温病学说在皮肤病诊治中的应用［C］// 中医药防治感染病之研究（九）：第九次全国中医药防治感染病学术交流大会论文集. 2009：24-27.

［2］赵岩松，谷晓红. 中医足阳明胃理论对皮肤病辨治的启发［J］. 北京中医药大学学报，2011，34（11）：791-792.

［3］宋乃光. 温病学说在皮肤病临床中的运用［J］. 北京中医药大学学报，2016，39（8）：621-623.

［4］李相玉，宋乃光，赵岩松. 温病学斑疹辨证在银屑病诊治中的应用［J］. 中医研究，2009，22（7）：5-7.

［5］李相玉，赵岩松，宋乃光，等. 用温病学卫气营血理论指导银屑病的辨治［J］. 吉林中医药，2009，29（6）：463-464.

［6］李坤蒔，杜张琳，杨欣欣，等. 温病学理论指导辨治儿童银屑病探讨［J］. 中国医药导报，2018，15（12）：129-131.

［7］崔炳南，赵岩松. 与寻常型银屑病相关的体质因素初探［J］. 中国中医基础医学杂志，2010，16（9）：799-800.

［8］宋乃光，张年顺. 中医对硬皮病的治疗及研究［J］. 吉林中医药，1983（3）：41-43.

［9］宋乃光，汤百鸣. 中药复方治疗损容性疾病的疗效观察［J］. 中国医药学报，1996（4）：31-32.

［10］赵真宜. 疱疹型病毒性皮肤病临床用药规律研究［D］. 北京中医药大学，2015.

# 第四部分
# 验案赏析

# 一、发热案

## （一）风温初袭肺卫证

王某，女，36岁。2011年9月26日初诊。患者外感4天（体温37.8℃），自服布洛芬、感冒清热颗粒无效。现身热汗出、恶风、鼻灼热，右肩痛、胸痛，溲赤便干，咽红，舌尖红、苔黄干，脉细数。处方：金银花20克，连翘15克，僵蚕10克，玄参15克，赤芍15克，生薏苡仁30克，蒲公英15克，天花粉10克，太子参10克，薄荷6克（后下），车前子12克（包煎），板蓝根10克，芦根30克，桂枝5克，前胡10克，柴胡10克，黄芩10克。3剂，1日1剂，水煎服。

二诊（2011年9月29日）：患者药后热退、体温正常，仍畏寒汗多，咽干痛，咳少量黄痰，鼻干，右半身痛，舌尖红、苔薄黄，脉细滑略数。处方：上方去僵蚕、薄荷、桂枝，加夏枯草10克，半夏6克，陈皮6克，生甘草6克。7剂，1日1剂，水煎服。

**按：** 初诊时，患者属风温初袭肺卫，故取银翘散之意，用金银花、连翘疏散风热、清热解毒、辟秽化浊，薄荷辛以发散、凉以清热，芦根清热生津。配以蒲公英清热解毒，天花粉清热生津，板蓝根解毒利咽，前胡疏散风热。二诊时，患者症状减轻，可见治疗思路得当、病情已有好转之象，只需略作加减即可。故在前方基础上加用清热解毒之药（如夏枯草）、燥湿化痰之药（如半夏、陈皮）[1]。（赵岩松治案）

## （二）卫营同病证

某大学3年级女生，感冒发烧，恶寒头痛，亦恰逢当天月经至。以感冒风寒论治，服较大剂量解热止痛发汗药，发热暂退，旋即又升。又服麻桂各半汤、九味羌活汤等，热稍有退，但一周后胸前粟粒样皮疹外发，色红微痒，咽痛微咳，乏力恶寒，饮食减少。诊时见低热37.2℃，面颊微红，精神疲倦，心烦，眠不安，胸前皮疹继出。咽红、舌红、苔薄白，脉细略数，经血10日未净、量少。处方：银翘散，银花改为忍冬藤，荆芥改荆芥炭，加炒山栀、牡丹皮、神曲。3剂，1日1剂，水煎服。

3剂后恶寒发热均减，全身微汗，皮疹退，便稀。前方去牡丹皮，加白术、黄芩、白僵蚕。7剂，1日1剂，水煎服。7剂后症大减，经血净。

**按：**此患者初受风寒之邪，因强力发汗，正气受损。正值经期血海空虚，邪遂损伤营阴，扰于心络出现了低热、恶寒、咽痛与心烦眠差、皮疹同见的卫营同病证。治疗以银翘散为基本方。其中银花改为忍冬藤，以减寒凉之性，且通络透疹；荆芥改荆芥炭，减温散之性，又可止血。又加炒山栀、牡丹皮、神曲清心热而护胃。此为纠正偏用辛温导致邪气内传之例[2]。（宋乃光治案）

## （三）湿热久羁，毒蒸胃窍证

路某，男，32岁，2000年5月16日初诊。口腔溃疡反复发作2年余，平均1个月发作1次，疼痛并伴低热，过后则低热退。经常服用各种治口腔溃疡的药，并配以饮食疗法，加用维生素等，仍不能控制病情，十分痛苦，前来求诊。刻下见：口腔黏膜、舌面均有白色溃疡，溃疡四周充血而肿，疼痛异常，舌苔粘腻，口水时欲外滴，惧怕饮食。体温37.3℃，小便色黄，大便量少而黏。患者曾发作2次胃痛呕吐，经胃镜检查诊为慢性浅表性胃炎，平时无明显症状。辨证为湿热蕴阻，化火成毒，毒热上炎口腔，并灼液伤气。治以清热化湿解毒，兼以益气生津。甘草泻心汤合封髓丹加减：太子参15克，生甘草10克，炙甘草10克，熟大黄3克，金银花20克，豆豉10克，山栀10克，连翘15克，砂仁6克，黄柏10克，石斛10克，独活12克，猪苓15克，干姜8克，黄连5克。5剂。5剂后，疼痛大减，口水未流，欲饮食，低热退，胃脘较前舒适，大便亦畅利，要求再服药"除根"，上方去生甘草，加沙参。7剂。半年后了解未发。

**按：**口腔溃疡反复不愈，有似狐惑，故仿《金匮要略》甘草泻心汤治之；封髓丹降心火，益肾水，交通上下，口腔溃疡宜用。本案是一例中焦湿热久蕴不解，化毒上蒸，蚀于口腔所致的口腔溃疡[3]。（宋乃光治案）

## （四）湿热困阻，郁遏清阳证

张某，女，27岁，1999年10月初诊。3个月来发低热，午后明显，体温波动在37.1℃~37.6℃。多方检查未发现其他异常，中医、西医治疗未能有明显效果，前来求治。刻下见：形体偏瘦，面色略有潮红，平时饮食不多，但零食不断，时有手足汗出，口渴不欲多饮水，大便欠畅，小便色黄，午后身乏力，精力不够，身亦有疲惫感。辨证为湿热困阻表里，清阳不升。治以清热化湿，升清降浊。甘露消毒丹加减：藿香10克，茵陈 10 克，连翘 15 克，白蔻仁 6 克，厚朴 10 克，枳实 10 克，豆豉 10 克，山栀 10 克，黄芩 10 克，半夏 10 克，滑石 20 克，茯苓 10 克。3 剂。体温有降，连续 2 日，午后体温 37℃，仍口渴，大便欠畅。前方加炒莱菔子 6 克，再服 3 剂，体温 36.6℃，其他不适症状亦基本消失。

**按：**这是一例以低热形式出现的中焦湿热证。本案低热，与饮食不节关系密切，脾胃受伤，湿热内蕴不得外解，故而发热，所伴随的乏力、疲惫感亦为湿热困阻所致。治以甘露消毒丹化湿清热，畅利气机，终使蕴热解除[3]。（宋乃光治案）

## （五）湿热久羁证

胡某，女，34 岁，2002 年 12 月 6 日初诊。高热 39.5℃左右已 1 周，每天清晨 6 时热起，关节酸痛，至下午 2—3 时渐降，热起出汗，汗出热减身痛亦随减。胸闷心悸气短，脘腹不适，或恶心，便软欠畅，尿黄热，脉弦数而濡，舌边尖鲜红、苔腻黄白相杂。咽部漫红，白罩薄黏痰液，隐痛，扁桃体略大。此患者发热起伏近 1 年，近数月来加重。经检查有：心包、胸腹积液，肝脾大，尿有红、白细胞。诸检查难以定诊，近以激素及消炎药治疗后，原下午发热，转为上午高热。综观证情，良属湿热阻气，病久邪遏，内侵脏腑，外流经脉，表里混乱，邪热游溢。治以疏利三焦，畅气透营。处方：青蒿 15 克，柴胡 10 克，半夏 10 克，黄芩 10 克，白蔻仁 6 克（后下），滑石 30 克（包），生甘草 5 克，板蓝根 10 克，牡丹皮 10 克，连翘 15 克，赤芍 10 克，秦艽 10 克，苍术 10 克，黄柏 10 克。4 剂，1 日 1 剂，水煎。患者服药 1 剂热退，5 日未发。继复感咳热又起。

**按：**此病复杂，虽有初效，尚难预后。提出与同道共商，亦为湿热病咽部助诊一瞥。咽喉望诊是中医辨证中一种重要的助诊方法，医者细心观察有时可以见微知著，帮助判断病情，但它作为辅助诊断也有一定局限性，还须参照全身症状才可决定治法，切不可草率为之[4]。（孔光一治案）

## （六）湿热内阻中上二焦证

患者，男，3 岁，2009 年 7 月 14 日初诊。反复发热 2 余月，高热 3 天。体温 39℃，咽红，时咳，颌下结节，食差，右指纹浮红，脉浮数，舌红苔黄厚。2009 年 7 月 13 日曾查血常规：WBC $4.7×10^9$/L，RBC $4.6×10^{12}$/L，Hb 12.3g/L，PLT $428×10^9$/L。处方：银花 8 克，连翘 10 克，桔梗 8 克，生甘草 4 克，赤芍 8 克，黄芩 8 克，僵蚕 8 克，浙贝母 8 克，前胡 8 克，板蓝根 8 克，玄参 8 克，藿香 5 克，牛蒡子 5 克，荆芥穗 5 克，薄荷 5 克（后下），神曲 10 克，莱菔子 3 克。4 剂，1 日 1 剂，分 3 次服。

二诊（2009 年 7 月 17 日）：热退，面背疹起，纳差，咯痰，大便软，舌红、苔中白腻。上方去荆芥穗、神曲，加浮萍 3 克，蝉蜕 3 克，白茅根 8 克，芦根 8 克。3 剂。

三诊（2009 年 8 月 4 日）：疹退，近日来曾多食，高热复起，晨起体温 39.6℃，服泰拉美啉 3 次。无汗，时咳，右颈结节明显，苔白腻，脉浮数，指纹隐红。查 C 反应蛋白：10mg/L。处方：藿香 6 克，连翘 10 克，银花 8 克，黄芩 8 克，白豆蔻 3 克（后下），滑石 10 克（包），甘草 3 克，板蓝根 8 克，厚朴 6 克，炒栀子 6 克，僵蚕 6 克，前胡 6 克，牛蒡子 5 克，荆芥穗 5 克，半夏 4 克，青蒿 6 克（后下），柴胡 6 克，赤芍 8 克，桔梗 5 克。3 剂，每 3 小时服 1 次。当晚服 1 剂。若体温降，改为 1 日服 2 次。

四诊（2009 年 8 月 7 日）：热退近 2 天，食差，便软，左耳后红疹，苔黄腻，脉濡滑。处方：藿香 6 克，连翘 10 克，银花 6 克，黄芩 6 克，黄连 2 克，生甘草 3 克，僵蚕 6 克，板蓝根 8 克，浙贝母 6 克，茯苓 8 克，神曲 8 克，赤芍 6 克，厚朴 6 克，陈皮 3 克，车前子 6 克。5 剂。

五诊（2009 年 8 月 11 日）：热退未起，便畅成形，1 日 1 次，食欲不振，夜汗湿衣；2 天前感冒咳，服感冒清热冲剂后缓解，舌淡红、苔薄白。上方加白术 4 克，北沙参 4 克。继服 5 剂。

**按：** 患儿春季感受风热之邪，治不得法，邪气留恋，发热缠绵难愈，迁延入暑，复感暑湿，热势复升而发高热。初服银翘散加减，热退而又因食复，乃暑热虽减，湿郁内伏之故。本案以中上焦湿热为主，宗吴鞠通《温病条辨》"盖肺主一身之气，气化则湿亦化"之旨，治宜宣上开中，清热化湿。改以新加香薷饮加减，加前胡、桔梗宣肺，板蓝根、炒栀子清热解毒，青蒿、藿香、白豆蔻芳化湿浊，神曲、陈皮和中，车前子、茯苓引湿热下行。待湿热势衰，改用平补肺脾，扶正祛邪以善后。[5]（孔光一儿科治案）

# （七）肺脾气虚证

患者，女，48 岁，断经 1 年，以前身体健康，自述半年前开始每个月高烧 1 次，体温最高一次是 39℃，伴有恶寒，甚或寒战，头痛鼻塞，汗出但量不多，时有时无，至西医院以感冒论治，任何药物都无效，必须输液。起初输液 3 天可退热，以后渐增，热退后仍全身不适，近两次发热需连续输液 6~7 次才退热，终日精神不振，思想负担重，但体检未发现异常。来诊时退热方数日，仍头晕，肢节沉重，阵阵恶寒。诊其体形偏胖，舌体大而有齿痕、苔白，脉虚软。处方用《金匮要略》侯氏黑散减矾石：白菊花 20 克，生牡蛎 30 克，其余（白术、细辛、茯苓、桔梗、防风、人参、黄芩、当归、干姜、川芎、桂枝）均 10 克。7 剂而愈，追访半年未复发。

**按**：辨证中考虑虽无饮食、二便、脘腹等方面的不适，但仍诊为脾肺气虚证。这是因为脾肺为母子之脏，脾气不足，抗邪功能不能充分调动，于是脾之子肺就奋起与邪相争，故出现一系列表证。本病表现在肺，病根在脾，治疗应益气健脾以恢复脾的抗邪能力，同时宣肺达邪[2]。（宋乃光治案）

## （八）风热袭肺，胃肠积热

患者，女，3岁3个月，2011年8月12日初诊。主诉：发热1天。病史：患儿平素食肉较多，易感发热，扁桃体易红肿，纳差，寐汗多，伴磨牙。现症：发热1天，38.5~39.2℃，少汗，指端凉，食欲不振，大便2日未行，咽红，扁桃体肿大，右颌下结节，舌红苔黄，脉浮弦。西医诊断：发热待查。中医诊断：发热（肺胃郁热，风热束表）。治法：宣上调中，疏风散热。处方：金银花8克，连翘8克，桔梗6克，生甘草3克，牛蒡子6克，板蓝根6克，莱菔子4克，荆芥穗6克，薄荷6克（后下），藿香6克（后下），浙贝母6克，僵蚕6克，车前子6克（包煎），炒栀子4克，陈皮3克，焦神曲10克。3剂，1日1剂，分3次服。医嘱：饮食宜清淡，忌食辛辣、生冷、油腻。

二诊（2011年8月16日）：家长代述，服1剂即退热，大便日行、偏干，食欲欠振，前方去荆芥穗、薄荷，加炒白术5克，枳壳3克。5剂，服法同前。嘱控制饮食，勿贪食、偏食，少吃零食。服药后痊愈。

**按**：患儿平素嗜肉，胃肠积热，可见寐汗多，磨牙；胃肠之热上蒸于肺，肺经郁热，易反复外感；咽喉为肺胃之门户，肺胃郁热，可见咽喉红肿，扁桃体肿大，颌下结节；感受风热病邪，肺卫郁闭，可见发热、少汗；胃肠积热，加之肺气郁闭，肺与大肠相表里，肺失通降，则大便不畅。风热病邪外袭，当以祛邪为先，方中金银花、连翘、荆芥穗、薄荷、藿香、浙贝母轻清宣透，疏利气机，宣上透邪；桔梗、牛蒡子、板蓝根、僵蚕清热解毒，利咽散结；陈皮、莱菔子、炒栀子、焦神曲消导疏利，调畅中焦；车前子利小便而泄热；生甘草既可清热利咽，又可调和诸药。二诊热已退，肺卫郁闭已解，去掉宣卫透邪之荆芥穗、薄荷；大便仍欠畅，调养脾胃，加白术、枳壳。此病例风热袭肺为标，胃肠积热为本，温病祛邪为第一要义，故在宣透上焦的基础上调畅中焦[6]。（孔光一儿科治案）

## （九）伏邪新感，内搏于肺证

患者，男，4岁，2009年5月19日初诊。高热反复十余天。患儿于去年秋天罹患病毒性肺炎后查心电图示Ⅰ度房室传导阻滞，持续3余月，经西医治疗，病情好转出院。

半年来易感冒，且常伴高热、咳嗽，虽经治疗仍反复发作。患儿曾于两年前患小儿秋季腹泻，上吐下泻如喷射状，后经住院治疗病情稳定。十余天前高热突发，服西药后，体温降至35℃后高热又起。现症：高热39.5℃，咳嗽，鼻塞，颌下结节，左后颈结节，舌红、苔薄微黄，右脉浮数。处方：银花8克，连翘10克，桔梗8克，僵蚕8克，黄芩8克，川贝母（打）4克，玄参10克，神曲10克，赤芍8克，前胡6克，荆芥穗5克，板蓝根8克，黄柏6克，陈皮4克，牛蒡子5克，甘草4克。4剂。

二诊（2009年5月22日）：服上方后，体温降至38.6℃，仍时咳嗽，鼻塞，便稀。血常规：单核细胞比率0.088。上方去神曲、荆芥穗、黄柏、牛蒡子，加南沙参6克，苏子4克，苏梗4克，麦冬10克，薄荷6克（后下），车前子8克（包煎）。4剂。

三诊（2009年5月25日）：服上方两剂后体温恢复正常，大便成形，但仍咳，汗多。上方去南沙参、薄荷，加北沙参6克，百部4克。5剂。

四诊（2009年6月2日）：体温正常，发热未起，咳显减，汗出减，大便初干，1日1次，纳可。上方加炒栀子4克。续服5剂。

五诊（2009年6月9日）：咳嗽消失，能食，体温正常，大便1日1次。上方中炒栀子加至5克。继服7剂。以上方加减调治月余，纳增，体健神充，体质量增加。

**按：** 患儿自幼素体虚弱，易为外邪所伤而发热咳、泄泻急症，虽经救治病情好转，然因正虚祛邪无力，邪未尽除而蛰伏于肺脏清虚之所，每易感受外邪引动，内外博结而致高热反复发作。治宜祛邪为先，宣透外邪，内清余邪，待邪势轻浅，宜酌加益气养阴之品扶补正气以助祛邪之力。伏邪尽祛，正气日旺，故体健而少病。[5]（孔光一儿科治案）

# 二、咳嗽案

## （一）邪气内陷，脾阳被伤证

一位老妇恶寒发热，咳嗽痰鸣，大量抗生素治疗1周，症状不减。中药方中金银花、连翘、板蓝根、生石膏皆在15克以上。来诊时精神倦怠，神思欠清，利下稀水，手足不温，脉细无力，舌面水滑，咳嗽痰鸣亦未减。处方：苏叶10克，桔梗6克，防风10克，葛根15克，茯苓10克，荆芥炭6克，淡豆豉10克，橘红10克，黄连5克，神曲15克。仅3剂即泻止热退，神转清，痰咳减。

**按：**此为过用寒凉，邪气内陷，脾阳被伤。治宜温解寒凝，宣畅肺气，使内陷之邪仍从肺卫而解。方中苏叶、桔梗、荆芥炭、淡豆豉宣肺以透余邪，防风乃足太阴脾引经药也，合葛根，既外解肌表之邪，又能升阳止泻，黄连厚肠止利，橘红化痰理气，合茯苓健脾化湿，神曲健脾和胃消食使痰饮无所生[2]。（宋乃光治案）

## （二）表邪不解，内犯脾胃证

患者，女,3岁,2008年9月8日初诊。发热1周，体温最高达39.6℃，咳嗽，恶吐，头痛，腹痛，便稀，少汗，舌根薄腻，脉弦数，曾静脉滴注阿奇霉素5天。处方：金银花10克，连翘15克，桔梗10克，僵蚕10克，黄芩10克，前胡10克，苏梗10克，黄连3克，甘草5克，神曲15克，板蓝根10克，半夏6克，荆芥穗8克，赤芍10克，柴胡8克，麦冬15克，陈皮4克。5剂，水煎服。

二诊（2008年9月12日）：药后热退显效，咳减，便畅，矢气多。原方去荆芥穗、板蓝根，加炒山栀5克，厚朴6克。继服5剂。

三诊（2008年9月16日）：热未起，咳少，便略干，食可。去神曲，加玄参8克，山栀6克。水煎服，嘱服5剂。

**按：**此童高热反复1周，咳嗽，吐利，是表邪不解，内犯脾胃，需肺胃同治，兼调少阳枢机以利热外解。初诊宣上透表，兼和脾胃，药用成人之量，以其热势正张也。银花、连翘解热透表，辅以荆芥穗更见其功；前胡、桔梗、僵蚕宣肺利咽止咳而通应皮毛亦助表解，内合赤芍、板蓝根而致清热解毒之用。苏梗、黄连取连苏饮之义，合以半夏、甘草、陈皮、神曲可和肠胃以治吐利，取麦冬之清润以滋胃阴顾肺体可防高热伤津。热起反复以柴胡、黄芩责求少阳而宣其郁热而助透达，取"体若燔炭，汗出而散""火郁发之"之义。如此表里兼顾，清里和中、宣上透表并行不悖，病之来去，自可洞晓也。二诊去荆芥穗以防辛温过用，热退邪解去板蓝根而增入山栀、厚朴，意在调脾以泻其内羁之热。三诊加玄参取高热之后护阴之义，且有清热解毒之功，协山栀通便泻热，可防热势复起[7]。（孔光一儿科治案）

## （三）邪伏少阳，郁热久羁证

患者，女，4岁，2008年12月15日初诊。咽红，易感，咳嗽，发热。颌下淋巴结节累累，食不振，便不畅，舌中后黄腻，右脉弦滑浮。处方：柴胡8克，前胡8克，桔梗8克，黄芩8克，僵蚕8克，连翘8克，银花5克，苏子4克，苏梗4克，赤芍8克，玄参10克，川贝母4克，神曲15克，陈皮4克，牛蒡子8克，茅根10克，甘草4克，麦冬15克，半夏6克。嘱服5剂，1剂药煮好分3份，服一天半。

二诊（2008年12月22日）：发热已退，鼻音减轻，流涕，脐周痛，便干。原方去神曲、牛蒡子、茅根，加白术5克，莱菔子4克，板蓝根8克，玄参15克。继服5剂。

**按**：此例幼童反复感冒，咳嗽，扁体发炎，颌下及颈部结节累累，乃邪伏少阳，郁热久矣！热郁于内，三焦气机失疏，则易招致外邪侵犯。初诊宣肺调中，疏调三焦。前胡、柴胡并用从肺与少阳一同宣疏，合桔梗、僵蚕、苏子、苏梗、半夏可宣肺利咽开在上之郁闭，并之川贝母化痰散结以助驱邪清热；麦冬以滋肺胃，协黄芩、连翘、银花、牛蒡子清透上焦之郁热，并赤芍、玄参可利咽解毒清热；合茅根清利里热而达标本表里之治；神曲、陈皮、甘草和中开胃，助上下宣通。此治正是考虑肺与少阳之关系而协治共调。二诊去神曲、牛蒡子、茅根，加白术、莱菔子、板蓝根，当知宣透之余，脾胃之运化应予以重视[7]。（孔光一儿科治案）

## （四）痰热蕴肺证

雷某，男，48岁，2009年2月17日初诊。患者吸烟20余年，常咳黄痰，有慢性胃炎病史。近期感冒后，自服抗生素效果欠佳，求中医药治疗。刻下症：咽痒，咳嗽声音重浊，痰色黄黏稠咯吐不利，胃痛伴反酸烧心，大便黏而不畅，舌尖红、苔黄厚腻，脉弦滑。孔老治以清肺化痰、理气和胃。处方：菊花 10 克，连翘 10 克，赤芍 10 克，黄芩 10 克，苏子 6 克，苏梗 6 克，陈皮 6 克，半夏 10 克，麦冬 15 克，茯苓 15 克，白术 10 克，厚朴 10 克，黄柏 15 克，神曲 15 克，郁金 10 克。7 剂，水煎服。

二诊：用上药 7 剂后咳嗽缓解，咳痰畅，胃仍反酸，舌尖红、苔薄黄，脉弦滑。乃于上方中加前胡 10 克，竹茹 5 克。又进 7 剂，反酸减轻，偶觉烧心，咳嗽咯痰已止，乃更方继续治疗胃病。

**按：** 脾为生痰之源，肺为贮痰之器。脾失健运，津液停聚生痰，复感外邪可致本病；或因治疗咳嗽过用抗生素，寒凉伤脾而成。可见咳嗽声重，咯痰量多、质黏，胸闷，纳差腹胀，便溏而臭或便秘，舌红、苔黄腻，脉滑数或弦数。多见于急、慢性气管—支气管炎后期，支气管扩张急性发作，胃—食道反流性疾病，病毒性肺炎等疾病属痰热蕴肺者。

孔老常以前胡、桔梗、连翘、半夏、茯苓、陈皮、麦冬等为基础方加减治疗以咳嗽为主症的病证。连翘、菊花、桔梗、前胡等清宣上焦；二陈汤之用如丹溪所言，"治痰法，实脾土、燥脾湿，是其治也"，故取"二陈治痰要药"，从肺脾论治。方中半夏、麦冬同用，此为孔老常用药对。一则麦冬配半夏，如《本草蒙筌》所言，"麦冬兼行手少阴，每每清心降火，使肺不犯于贼邪，故止咳立效""半夏唯能治痰之标"，两者均为治痰之剂；二则取法麦门冬汤之意，即取其降气清火、止逆下气之用。整个基础方寒热并用，润燥互调，真中正之道也。

若伴发热，多加金银花、荆芥穗、板蓝根清热解毒；痰壅气促、喘息难卧，加入莱菔子、重用厚朴降气化痰；痰黄黏稠或成块难咯，加瓜蒌、贝母化痰生津；若消化道症状明显，恶心呕吐、胸骨后灼热不适、便溏黏腻、便下不爽，加入枇杷叶、黄连、砂仁或合入平胃散清化肠胃湿热；热结肠腑，便秘难下，则加炒山栀通利三焦，配厚朴通腑下气，使腑气通顺、邪有出路。

对于本案患者痰热久蕴之体，清热药不可过于寒凉，以防其戕害脾阳、复生痰浊。孔老在此遣方寒温并用、中上并调，相互为用[8]。（孔光一治案）

## （五）肝肺郁热证

刘某，女，44 岁，2009 年 1 月 28 日初诊。自诉经期反复感冒年余，服抗生素和自购中成药，效果不佳。4 天前又感冒。刻下症：发热畏寒，体温 38℃，咽痛，咳嗽阵发，痰少色白，纳谷不馨，大便干燥，小便黄热，两胁不适，自觉有气窜痛，经前乳房胀痛，急躁易怒，现经行第 2 日，月经不畅、有血块，舌边红、苔薄黄，脉浮弦。孔老治以疏肝理气，清热化痰。处方：前胡 10 克，柴胡 10 克，赤芍 10 克，白芍 10 克，黄芩

10克，半夏10克，青皮6克，陈皮6克，桔梗10克，僵蚕10克，连翘15克，荆芥穗6克，金银花10克，牛蒡子6克，苏子5克，苏梗5克，车前子10克（包煎），麦冬15克，炒山栀10克，神曲15克，桂枝6克，甘草5克。4剂。

二诊：用上药4剂后热退，咳嗽缓解，余症仍在。守上方，加龙胆草6克，白术10克。又进4剂。

三诊：时感冒愈，乃以月经不调继续治疗。

**按：** 足厥阴肝经注肺中，肝气升于左肺气降于右，两脏升降相因。脏气调和，则人体气血升降有序；若一脏气机失常，也可累及彼脏。

本型以阵发性咳嗽，咯痰色白、量少，两胁饱胀，性急易怒，舌边尖红、苔薄白，左脉弦等为特点。女性随行经反复发作，有慢性病的患者并发咳嗽，以及药物（如ACEI类药物卡托普利等、降压利尿剂、抗过敏药等）引起的咳嗽，表现为肝肺郁热者可参照本法治疗。

本型孔老常以前胡、柴胡、赤芍、白芍、青皮、陈皮、茯苓、白术、砂仁等为基础方进行加减治疗。久咳难愈，常加入紫菀、太子参之类，加强止咳化痰与益气养阴之功；遵"见肝之病，知肝传脾，当先实脾"之训，加入一系列调肝理脾的药物，如柴胡、赤芍、白芍、青皮、陈皮、茯苓、白术、砂仁；若风热循肝经上攻头面，头晕、耳鸣者，加入夏枯草、天麻，合菊花、黄芩等清肝热、息肝风；心烦多梦者，加入郁金、炒山栀、莲子心；肝胆经湿热下注，尿黄、带下黄稠者，酌加龙胆草、车前子、黄柏；若妇女经行乳房胀痛、急躁易怒，加入夏枯草、郁金、僵蚕解郁散结。

肝经环阴器抵少腹，肝气条达有助于行经通畅，此案患者月经不调且经期易患咳嗽，乃肝失条达影响肺之宣肃，治疗应以疏肝调经与宣肺祛痰并重，方用逍遥散合治咳之品加减，治咳不碍调经，两善其功[8]。（孔光一治案）

# 三、喘 病
## （肺经郁热，胃肠积热证）

　　患者，男，3岁6个月，2015年4月14日初诊。主诉：咳喘发作1周。病史：剖宫产，出生后患新生儿肺炎，平素易感，咳嗽，流涕，或发热，冬春季明显，去年患肺炎2次，2岁3个月时出现哮喘，经中西医药物治疗缓解，继而少发；1周前发热，37.9℃，咳喘，汗出，静脉滴注青霉素3天，热退，咳喘未缓解；患儿嗜肉，食量大，晚上加餐，体重13.5kg，身高95cm。现症：咳喘，有痰鸣音，不会吐痰，鼻塞，流黄涕，易头汗，尿黄，大便偏干，咽红，双颌下结节，指纹浮红，舌质红、舌边尖红点明显、苔薄黄，脉细弦。西医诊断：小儿反复呼吸道感染。中医诊断：咳喘（肺经郁热，胃肠积热）。治法：宣上调中，清宣郁热。处方：前胡6克，桔梗6克，生甘草3克，僵蚕4克，紫苏子5克，紫苏梗5克，浙贝母5克，连翘9克，菊花5克，黄芩5克，牛蒡子5克，焦神曲6克，车前子4克（包煎），莱菔子5克，陈皮4克，法半夏5克，麦冬12克，炒白术6克。7剂，1日1剂，分3次服。医嘱：忌食生冷油腻、海鲜、烧烤等食物，晚饭少吃，肉少吃。

　　二诊（2015年4月21日）：服前方4剂后咳喘即止，痰鸣音消失，现大便通畅，但夜卧呼吸欠畅，舌红、苔薄白，脉细。前方去浙贝母，加川贝母4克，茯苓10克。7剂，服法同前。以前方加减化裁调理，间断性服药2余月，并嘱注意饮食禁忌，经随访，春夏季未出现呼吸道感染。

　　**按：**小儿反复呼吸道感染是指在1年之中患上呼吸道感染大于5次或患下呼吸道感染大于2次，本病是儿科的常见病。以往认为该病的发病原因以正气虚弱为主，近年来临床发现胃肠积热也是其发病的主要原因。小儿食滞胃肠，郁而化热，上蒸于肺，熏蒸于外，致使表卫失和，诱发外感，久病会使气血虚弱，卫外功能更加不足，致反复外感。治疗上应肺与胃肠同治，在清宣上焦郁热的同时，调护中焦脾胃，调畅胃肠积热，方能治病求本。方中前胡、桔梗一降一升，宣降肺气以止咳平喘；桔梗与生甘草相配，取桔梗汤之意，宣肺利咽，清热解毒；僵蚕味辛平而咸，可清降郁热，并与浙贝母相配，清化痰热；连翘、菊花清宣肺热；黄芩清肺热，与滋润的麦冬相配，苦燥而不伤阴。以上诸药轻清走上焦，体现了"治上焦如羽，非轻不举"的治疗原则。方中炒白术、陈皮、茯苓、法半夏调养中焦脾胃，肺脾同治；紫苏子、紫苏梗、牛蒡子、莱菔子、焦神曲调畅中焦胃肠，肺胃同治[6]。（孔光一儿科治案）

# 四、脉　痹

## （心脉瘀阻，湿热夹毒证）

石某，女，28岁，2013年3月15日初诊。主因心慌、气短、乏力，活动后加重4个月。患者于2012年11月因心慌、乏力不能缓解，到附近医院就诊，被确诊为大动脉炎。辅助检查记录显示：2012年11月13日查白细胞为20.00×10⁹/L。2013年2月8日查白细胞为13.82×10⁹/L，淋巴细胞计数为4.275×10⁹/L，单核细胞计数为1.289×10⁹/L，中性粒细胞计数为8.73×10⁹/L。2012年12月26日X线显示肺动脉段突出，血沉54mm/h。患者自发病以来，已接受4个月的口服激素（泼尼松50mg/d）和注射环磷酰胺治疗。2013年1月曾患外感，但未发热，其间肺动脉压升高明显，数值不详。2013年3月查肺动脉高压89mmHg（1mmHg=133.32Pa）。刻下症：心慌、气短，活动时加重，疲劳感明显，四肢凉，左上肢无脉，左上肢血压检测不出，纳少，便可。月经将行，平素经行腹痛。舌淡红、苔薄黄；右脉弦，左脉不能触及。西医诊断：大动脉炎。中医诊断：脉痹。辨证为心脉瘀阻，湿热夹毒。治法：养血活血，理气除湿，清热解毒。处方：丹参20克，赤芍9克，白芍9克，当归9克，郁金9克，柴胡9克，青皮5克，陈皮5克，生白术10克，川续断9克，黄芩9克，生薏苡仁15克，生甘草6克，半枝莲10克，板蓝根8克，忍冬藤15克，炒山楂10克。14剂，水煎服，1日1剂，分2次口服。

二诊（2013年4月2日）：患者4天前感冒，现咳吐黄痰。3月20日月经行，有血块，腹痛腰酸减轻，大便通畅。苔薄、舌中苔黄少津，右脉弦，左脉沉细小。患者仍按疗程静点环磷酰胺治疗，已服激素5个月，口服泼尼松由50mg/d减为20mg/d。延续上方思路，调整处方：丹参20克，赤芍9克，白芍9克，当归9克，郁金9克，柴胡9克，青皮5克，陈皮5克，生白术10克，川续断9克，黄芩9克，生甘草6克，半枝莲10克，板蓝根8克，忍冬藤15克，炒山楂10克，鱼腥草15克，浙贝母10克。10剂，水煎服，1日1剂，分2次口服。

三诊（2013年4月12日）：患者胸闷不适，肢体麻木，左上肢尺侧手麻尤为明显，已无咳痰，便溏软而不畅。舌脉如前。故上方去鱼腥草、炒山楂、忍冬藤，加桂枝6克，枳壳8克，茯苓15克，以通络健脾理气。继服21剂。

其后患者连续服药，每2周即来门诊复诊，主要表现为胸闷心慌，时轻时重，乏力，上楼梯时心慌明显，左手时麻或颤，严重时麻至肘节。

复诊（2013 年 5 月 3 日）：自述用电子血压计查左臂血压 6 次，显示血压 2 次，但并未经专业医生确认。这期间治疗处方仍不离养血理气、通络驱邪的基本思路，并根据患者行经、外感、多食等情况随证加减。2013 年 6 月底，患者外感发热 38℃ 1 天，服泰诺、藿香正气水后改善。方中加入半枝莲、板蓝根、白花舌蛇草等清热解毒之品，与生晒参同用，扶正祛邪并施。

复诊（2013 年 9 月 24 日）：患者活动后心悸，四肢乏力，正值行经，月经第二天经血量多色红，有血块，腰痛较以往有减轻，大便通畅。舌根部苔黄腻，脉细弦。治以养血通络，兼化湿热。处方：丹参 40 克，赤芍 10 克，白芍 10 克，郁金 9 克，黄芩 9 克，砂仁 8 克，生晒参 6 克，肉桂 4 克，柴胡 9 克，茯苓 15 克，龙胆草 5 克，生甘草 6 克，麦冬 15 克，法半夏 6 克，夏枯草 6 克，炒白术 15 克，陈皮 8 克，白花蛇舌草 15 克。14 剂。2013 年 9 月左臂血压已可测出（85/60mmHg），较右臂低 10mmHg，活动时心率加快，略有畏风，无其他自觉不适。2013 年 9 月 27 查 C 反应蛋白为 9.55mg/L（正常值为 0～10mg/L）。2013 年 11 月 3 日查血沉为 16mm/h，C 反应蛋白为 3.44mg/L，结果均正常。查 CT 血管成像好转。

复诊（2014 年 4 月 15 日）：患者已服中西药 1 年多，心律、脉象均稳步好转，口服泼尼松减至 5mg/d，环磷酰胺每 21 天用药 400mg，加服来氟米特 20mg/ 次，1 日 1 次。患者已无明显不适，工作生活如常人，唯下雨天夜晚双手麻大约 3h，偶有饥饿感而多食，嗳气。舌红、苔黄、舌尖见瘀斑，脉细弦。处方：柴胡 5 克，赤芍 10 克，白芍 10 克，当归 8 克，郁金 8 克，丹参 40 克，青皮 5 克，陈皮 5 克，黄芩 9 克，炒白术 15 克，茯苓 15 克，砂仁 8 克，天麻 6 克，夏枯草 6 克，生甘草 6 克，炮姜 3 克，肉桂 4 克，法半夏 8 克，麦冬 20 克，龙胆草 5 克，桂枝 10 克，党参 5 克。14 剂，服法同前。

**按：** 从临床特征上看，患者就诊时以心慌、气短、乏力、左脉不可触及为突出表现，为心气不足的征象，加之肢凉与左肢无脉并见，当为动脉炎导致血滞涩不行，气运无力，故气不续行，久则气血暗耗，故首诊治疗以养血理气为本。方中用丹参、赤芍、白芍、当归等以养血活血。孔老喜用丹参养血，剂量多为 20～50 克。以柴胡、郁金理肝气，肝主藏血，又主疏泄，行气以行血，两组药合用调节内通性膜系。青皮、陈皮、白术、薏苡仁的使用，意在理脾除湿。薏苡仁除湿邪，还可以通经络，《本经》称薏苡仁"主筋急拘挛，不可屈伸，风湿痹，下气"，既松土达木，不碍肝气疏泄，又缓脉之拘急，故多用于治疗肢体活动不利。黄芩、板蓝根、半枝莲、忍冬藤等清热解毒药的使用，是针对本证黄苔反应的热象及炎症特征，从外通性膜系解毒泻邪。据报道大动脉炎多见于 20～40 岁的女性，女性的生理特点就成为不可忽视的因素，故孔老治疗时关注患者月经情况，使用柴胡、川续断、当归等以调经疏肝理血。少阳统领胆与三焦，二者皆为泻邪之腑，以白术、薏苡仁从三焦泻湿邪的同时，以柴胡、黄芩从少阳胆枢透邪外达。目前认为大动脉炎发生可能与链球菌、结核菌、病毒等感染后自身免疫有关，也就是外邪这一始动因素不容忽视。因此，借外通性膜系通道以驱逐伏藏之外邪，也是孔老治疗的重要特色。

二诊时因患者有呼吸道复感，应防止外邪入里以猖内贼，"鼻气通于肺，口气通于胃"，肺是外邪从口鼻而入的易犯之地，故把住肺系关口为治疗关键点之一，方中加入鱼腥草、浙贝母以清肺化痰。三诊时患者表现以胸闷、肢麻、便溏为特征，即患者又现脾失健运的征兆。脾为后天气血化生之源，故脾的功能是养血理气法治疗大动脉炎的保障，对便溏与肢麻二症的治疗是同样重要的，前方去掉鱼腥草、炒山楂、忍冬藤，加桂枝 6 克，枳壳 8 克，茯苓 15 克，增强通络健脾理气之力。其后连续服药治疗 1 年余，始终针对心慌、乏力、肢麻等症状，以养血理气、通络驱邪为基本治疗原则，并随患者月经周期、外感、饮食、二便、季节气候等多种因素的变化而调整用药。如 2013 年 6 月底外感发热，加用藿香正气水以除暑湿，并加入半枝莲、板蓝根、白花蛇舌草等清热解毒之品增强祛邪之力，与生晒参同用，以扶正祛邪，也是基于患者久病气亏与暑邪易耗气的双重因素而考虑。2013 年 9 月夏末，患者呈现黄腻苔，细弦脉，方中又加入龙胆草，兼化暑湿。患者于 2013 年 5 月，即治疗 2 个月后，自述可查到左上肢的血压，2013 年 9 月查左臂血压为 85/60mmHg，各项检查结果好转。2014 年 4 月，患者因雨天手麻明显复诊，说明经脉气血运行欠旺，难敌寒湿之气侵袭，故桂枝、肉桂、炮姜同用，党参、丹参、天麻同用。用桂枝温阳益气以通经脉。加用炮姜温脾阳除寒湿。加天麻，《日华子本草》谓天麻可"助阳气，补五劳七伤，通血脉"，《开宝本草》谓天麻"主诸风湿痹，四肢拘挛……利腰膝，强筋力"。孔老取天麻性味平和，通畅经络，通中有补的特点而用之[9]。（孔光一治案）

# 五、癫　狂

## （一）脾虚停饮，肝气挟痰，上干清窍证

李某，25岁，1989年1月10日初诊。性格孤僻胆小，上初中时因和同学吵架，精神受到刺激，遂怀疑班里同学对自己有敌意，不愿与同学接触，对周围一切事物不感兴趣，睡眠不安，不能坚持上课，某院诊为精神分裂症，初中毕业后在家。曾两次住院治疗但出院后不久均复发，近一年多来，对家庭成员的感情越来越淡漠，常发呆傻笑，不能自理生活，服药需别人屡屡催促。刻诊：体胖，面色㿠白，目光呆滞，无故发笑，问之不答。大便数日不解但常蹲厕所，舌胖色暗、舌面水滑有齿痕，脉沉弦滑。处方：柴胡、桂枝各10克，生白芍、白术各15克，茯苓10克，生山药、泽泻各20克，黄芩10克，干姜6克，牡蛎、川芎各15克，当归、菖蒲各10克。6剂。药后精神状态稍有好转，对他人的讲话已有反应，大便通畅。

3月中旬复诊（家中有事中断治疗近2个月），大便又不畅，每日恣食凉物，头面汗出，问之不答，呆坐不语，时而傻笑，面色㿠白，舌暗、中部有薄腻苔，脉沉弦略数。处方：柴胡10克，桂枝8克，赤白芍各10克，生山药25克，白术20克，茯苓10克，泽泻15克，菟丝子、益智仁、菖蒲、远志、半夏各10克，牡蛎15克。6剂。药后大便基本通畅，问之能简单回答，行动较前灵活，面目浮肿稍减，舌暗淡、苔微黄薄腻。上方去益智仁、远志，加生山栀、淡豆豉各10克，郁金6克，清宣上中焦郁热，并嘱忌食生冷、糖果。以后每两周来诊一次，皆以上方为基础化裁。患者在认识、情感、意向行为方面的障碍均有所减轻，现在继续治疗中。

**按：**四诊合参，证属脾虚停饮，肝气挟痰浊泛逆。治以健脾疏肝，降痰平冲。方以柴胡桂枝干姜汤合当归芍药散加减。肝脾失和，痰湿阻滞，日久脾愈虚而肝愈乘之，冲气挟痰浊泛溢，阳气为阴邪所阻，使灵机闭塞、思维呆钝、志意衰退。宋教授认为对精神分裂症精神衰退者，柴胡、桂枝合用，疏肝又不伐肝、助脾气之升又抑冲气之逆，以柴胡桂枝干姜汤疏肝健脾、温化痰湿水饮、通利三焦，当归芍药散调肝活血、健脾除湿；两方合用，疏肝利水而不伤阴，养血而不滞，健脾而不碍湿，肝气调达、脾气健运、三焦通畅则痰浊水饮不复生，加以菖蒲芳香化浊、开窍宁神，可谓标本兼治。复诊时，患

者因恣食凉物伤阳，故加菟丝子、益智仁温补脾肾；半夏、远志增加祛痰开窍之力；头面汗出、脉较前略数，提示热象较前明显，故加赤芍，舌面水滑之象已无，水饮之象不现故去干姜。后又见上中二焦郁热之证，去性温之益智仁、远志，加生山栀、淡豆豉、郁金清宣郁热。宋教授治疗脾虚停饮、肝气挟痰浊泛逆证之精神分裂，临床症见表情淡漠呆板，精神倦怠，食欲不振，面色萎黄透青，眼睑浮肿，舌色暗淡、舌面水滑有齿痕，脉沉弦而细等，常以柴胡桂枝干姜汤合当归芍药散为基础方加减治疗，见面浮肿者常加山药、苏藿梗，眠差加菖蒲[10]。（宋乃光治案）

## （二）肾阳亏损，脑髓空虚证

王某，女，60岁，1988年11月13日初诊。20年前曾遭诬陷，被人打骂，为此心中不平，常唠叨不休，不能入眠，经某院诊为精神分裂症。现生活不能自理，终日睡卧不语，如世外之人，对家中之事不闻不问，头发几乎脱尽，记忆衰退。刻诊：精神萎靡，面容苍老，体胖行动迟缓，下肢浮肿，问之不理，口中喃喃自语。大便干，数日不解，舌体胖、边有齿痕、苔厚腻，脉弦滑略数，重取无力。处方：柴胡、桂枝、半夏各10克，生龙牡各15克，太子参30克，黄柏8克，巴戟天、菟丝子各10克，淫羊藿、麦冬各15克，生山药30克，砂仁6克（后下），肉苁蓉、益智仁各10克，泽泻15克。6剂。

二诊精神有好转，面部浮肿略退，问之能答但有停顿，大便通。前方去肉苁蓉，加沙苑子10克。6剂。两周后，其女儿来告，服药后精神状态明显好转，对家中的某些事还能主动过问，在别人的劝导下能外出晒太阳。现行动多有不便，女儿代取药。

**按：** 四诊合参诊断为肾阳亏损，脑髓空虚证。治以补肾壮阳，益精养神。方以柴胡加龙骨牡蛎汤合二仙汤加减。肾气虚损，精血生化乏源，故发落、行动迟缓；肾精亏虚则脑髓不充，智能低下；命门火衰则阴邪内生，症见下肢浮肿，舌体胖、苔厚腻，阴邪蒙蔽心窍故终日睡卧不语。脉弦滑略数，重取无力，为虚实夹杂之象。故取二仙汤功能温肾阳、补肾精；柴胡加龙骨牡蛎汤，其中小柴胡汤调畅气机、升清降浊、通利三焦，茯苓合桂枝温通气化以化阴邪，加以龙骨、牡蛎镇静安神定魂。在合方基础上，加砂仁化湿行气，太子参、麦冬、山药益气养阴扶正。宋教授治疗肾阳亏损、脑髓空虚之精神分裂，临床症见表情淡漠、行为退缩、智力低下、生活不能自理、舌胖淡、脉沉无力等，多以柴胡加龙骨牡蛎汤合二仙汤为基础方加减治疗[10]。（宋乃光治案）

## （三）肝脾气结，痰瘀阻窍证

高某，男，33岁，1988年10月23日初诊。性格孤僻，不善与同事交往。10年前精神受刺激，开始对周围人起疑心，心烦睡眠不安，久服镇静健脑剂效果不显。以后生活渐懒散，经常不上班，衣着不整，情绪低落，与家人也无话可讲。5 年前经某院诊为精神分裂症，治疗效果不明显。刻诊：形体瘦弱，面色晦暗，呆坐不语。经一再询问，告知头痛，心烦，大便不通。舌质暗淡、苔薄腻，脉沉弦而细。

处方：柴胡、赤白芍各 10 克，桂枝 8 克，白术 30 克，茯苓、郁金、菖蒲、益智仁、当归各 10 克，陈皮 6 克，香附 10 克，柏子仁 20 克，生甘草 6 克。10 剂。

二诊见精神较前好，对医生的询问能对答，大便基本通畅，睡眠较安。前方去柏子仁，加泽兰 10 克，生山药 25 克。10 剂。

以后即以此方为基础加减，配服柏子养心丸（1 日 2 丸）。2 个月后家人来告，一般情况下早上能按时起床，有时还能和家人谈关于上班之事，偶尔为孩子洗衣服。

**按**：四诊合参诊为肝脾气结，痰瘀阻窍证。治以疏肝理气，化痰通络。方以逍遥散加减。肝体阴而用阳，故方中柴胡、香附、赤白芍、当归相合，既疏肝解郁，又养肝阴补肝血去肝火，郁金疏肝解郁安神，桂枝、白术、茯苓益气健脾，安神宁心，菖蒲祛痰开心利窍，益智仁安神益智健脾，柏子仁养心安神又且润肠通便，生甘草调和诸药。临床发现大便情况与精神状态的关系十分密切，治疗中一定要让病人保持大便通畅、成形，大便经常不通的，方中白芍、白术的量可适当增加，本方白术用至 30 克。二诊去柏子仁，加泽兰、生山药，功在利水消肿，补肺益肾健脾[10]。针对此证见舌暗者加香附、泽兰，苔腻喜凉饮者加菖蒲、郁金、胆尾等。（宋乃光治案）

## （四）肺热移心，气阴两伤证

患者是 80 岁老妇，10 月中旬因肺炎咳嗽，住院 1 月余，就诊时咳嗽发热均已基本消失，但心烦少寐，梦中惊惕，时有低热谵语，或言语颠倒，或言多年前死去之亲人将带其到另一地方。常诉口干，头痛恶热，如此已有 3 个月。家人咨询西医，给服治感冒药、抗生素、镇静药，未能好转。诊时见体瘦肤干，手足凉，舌红少苔，脉细无力，问之能答，但随后即喃喃自语。予《温病条辨》清宫汤，去犀角，加生地黄、石斛、莲子心 3 克，余（元参心、竹叶卷心、连翘心、麦冬）为 6~8 克，外加牛黄清心丸，每日半丸，分 2 次服。5 天后谵语大减，舌面津液有所回转，恶寒、发热、头痛等症状也大部分消失。以后在此基础上给予甘寒益气养阴药近 1 个月，恢复如初。

**按**：分析此案，起先为肺经受邪，日久阴液损伤导致肺热入于心络，后给感冒药解表发汗复又伤阴，终致心阴心气皆伤，故有精神错乱。出现恶寒发热头痛等表证表现，是心经之热由肺经来，还欲从肺经走之故，不能认为是表证而发汗。此患者年高，且又久病故去犀角，降低苦寒之性，加生地黄、石斛者，养阴益气生津，元参心、竹叶卷心、连翘心，均取其心者，入于心而能清心热，养心阴，安心神也，连翘心、麦冬清心安神，又加牛黄清心丸，加大清心安神之力也[2]。（宋乃光治案）

# 六、头 摇

## （络瘀脉滞，肝阳化风，上干清窍证）

赵某某，男，10 岁，1990 年 7 月 10 日初诊。1 个多月前被年龄较大的孩子用拳头打中头部，当时倒地，但神志未完全丧失。休息数日后，活动如常，但头摇摆不定，目视物不正，右耳欠聪，时惊悸，躁动不安，某医院诊为脑震荡后遗症。不能坚持正常学习，服吡拉西坦和其他健脑安神药未见效果。来诊见头摇动不能控制，视物时头歪向一侧，目光不正，烦躁不易配合，精神不集中，面色灰暗无华，脉弦滑，舌尖微红，咽红。诊为惊恐失神，脉络不通。治以宣通络脉，安神定志。处方：白蒺藜 10 克，白僵蚕 10克，蝉蜕 6 克，石菖蒲 6 克，远志 5 克，元参 10 克，半夏 10 克，竹茹 10 克，茯苓 15克，茅芦根各 10 克，生龙牡各 15 克，三七粉 1 克（分冲）。10 剂。

服 10 剂后复诊，头摇势减，惊悸亦减少，心情平静而能配合。恰逢暑假，可以连续治疗，治疗原则逐渐转为化痰利气、平肝通络。

9 月 4 日更方：桔梗 8 克，半夏 8 克，枳壳 8 克，柴胡 8 克，竹茹 8 克，远志 4 克，焦神曲 15 克，黄柏 4 克，天麻 3 克，苏子梗各 4 克，瓜蒌 15 克，连翘 10 克，生龙牡各15 克，茯苓 20 克。

开学后恢复学习，未发惊悸，听力亦恢复正常，斜视也基本纠正。唯不耐用脑，稍一紧张，头摇又发，休息后平静，平时大便干。治以健肾益脑，养肝息风。处方：制首乌 10 克，赤白芍各 8 克，半夏 10 克，竹茹 10 克，沙白蒺藜各 10 克，元参 10 克，瓜蒌15 克，远志 5 克，僵蚕 8 克，天麻 4 克，莱菔子 8 克，生龙牡各 15 克。另服六味地黄丸，早 1 丸；柏子养心丸，晚 1 丸。服药月余，头摇止，自 10 月中旬以后未发，能集中精力学习，偶尔烦躁。

11 月 23 日更方：半夏 10 克，僵蚕 10 克，远志 6 克，旋覆花 10 克，桔梗 10 克，柴胡 10 克，黄芩 10 克，赤芍 10 克，郁金 10 克，制首乌 15 克，焦神曲 1 克，当归 10 克，生龙牡各 15 克。调理 1 个月后，家长前来告知一切均好，注意力集中，学习成绩良好。

**按：**此例头摇起于受外伤而惊恐。病机为络脉瘀滞，肝阳化风，清窍不利。孔老师先治以宣通经络，使气血通畅而心志安定，仅 10 剂则症状大减。继以开降苦泄之品平其上逆之痰浊，使机窍通而智慧益，待风定痰壅渐开之后，逐渐加培本药，汤剂、丸剂齐用，因而巩固了疗效，头摇未发。本例治疗顺利，关键在于病机分析中的，治疗中标本次序有当，加之用药尚属及时，故在稳中获效，值得记录[11]。（孔光一儿科治案）

# 七、中　风

## （痰热内陷，脑窍闭阻证）

刘某，女，84岁，2010年4月28日初诊。2010年4月10日因傍晚吹风后感冒，咳痰不利，自服感冒药、止咳药疗效不佳，2010年4月16日中午因突发呼吸困难、胸闷、心悸入当地医院心内科住院治疗。主诉为"咳嗽、咯痰等2个月余，加重1天"。入院ECG示：房性心动过速，ST-T改变，前间壁、下壁AMI？心肌酶谱示：GOT 44.00U/L，LDH 267.20U/L，HBDH 240.60U/L。CRP 13.00mg/L。血常规NEU 80.3%。肺部CT示：慢支伴感染、肺气肿、双侧胸腔积液、心影增大。拟诊为"冠心病、心律失常、肺部感染"，经雾化治疗，静脉滴注葛根素注射液、乳酸左氧氟沙星、氨曲南、糜蛋白酶、心钠素等，口服步长稳心颗粒、多酶片、百咳静糖浆等，肺部阴影和胸腔积液逐渐好转，但咳嗽不减，痰多难咯。患者于2010年4月27日下午5时左右突感舌体强直，言语不清，继而下肢活动不利。晚上发热，体温37.8℃。脑部CT示：左侧顶叶较大，边缘模糊，梗死范围1.9cm×3.3cm。拟诊"颅内多发脑梗死"，静注甘露醇等治疗效果不佳。故请中医会诊，与医院西医对症治疗相配合，由家属经电话、照片等方式汇报病情及舌象。刻下症：舌体强直、短缩，下肢活动障碍；咳嗽痰多难咯，胶着难出，色黄白如脓状，自觉咽喉处黏痰堵塞；吞咽困难，食入常呛咳，甚则欲呕；小便色黄，灼痛；大便干燥成球，量少，排出困难；尚可安卧，意识仍清；口唇红肿，口角疱疹，胸口、大腿内侧见数个圆形红斑；舌体肿大、短缩，舌红绛，舌上溃烂，有成片白色浊腻腐败物。处方（千金苇茎汤加减）：芦根30克，桃仁10克，冬瓜仁20克，生薏苡仁15克，丹参15克，太子参15克，麦冬15克，砂仁5克，生姜3片。上方煮水，于中午送服安宫牛黄丸，从1/4丸服起逐渐加量，其后频服药液。配合医院静脉点滴葛根素、氨曲南等治疗。

二诊（2010年5月1日）：红斑完全消退，晨起舌謇，语言模糊难辨，咳嗽咯痰，咳出一块黏稠脓痰后舌体稍能伸出，而后言语稍清，纳呆，食入则呕，仅能进少许糜粥，唇略发绀，大便已通，小便热痛，精神萎靡，全身无力，仅可卧床，不能自理；舌上脓腐样苔尽去，舌嫩红无苔，自觉舌上干痛，须以水涂抹唇舌方得片刻缓解，如此反复多次，干燥则舌体短缩，得水则稍能伸出。处方：原方增入粳米1把，中午继续服用1/4安宫牛黄丸。

三诊（2010年5月2日）：昨晚22时左右欲解小便而不能，几经努力未得又再次诱发咳嗽，至第二日凌晨15分方解出小便。处方：原方加入西洋参6克（先煎），石斛10克。继续送服安宫牛黄丸1/4丸。

四诊（2010年5月2日下午）：处方：太子参15克，麦冬15克，干地黄10克，桑椹子10克，当归10克，赤芍10克，白芍10克，黄柏10克，枳壳10克，炒白术20克，生姜3片，砂仁8克（后下），菖蒲10克，丹参15克，葛根10克，五味子6克。3剂，水煎服。停用安宫牛黄丸，中午改服牛黄清心丸。配合静脉点滴葛根素、甘露醇、氨基酸、盐酸氨溴索、多索茶碱等治疗。

五诊（2010年5月9日）：口唇干燥缓解，二便正常，口齿稍清晰，喉中痰减但仍多，可以自己翻身，每天可坐一段时间，自主站立几分钟，但时间不能过长，仍不能走路，腿部无力，左腿活动性尤差，左手已可端碗，但仍不灵活，活动时可见明显手部颤动，纳可；舌淡，中部有少许薄白苔。2010年5月7日脑部CT复查：右侧基底节区腔隙性脑梗死，可见一小片状低密度影，大小约1cm，左侧枕顶叶脑梗死。处方：太子参15克，麦冬15克，当归10克，干地黄10克，生山药10克，炒白术15克，丹参15克，葛根15克，生姜3片，砂仁8克（后下），菖蒲10克，钩藤20克，地龙10克，陈皮8克。3剂，水煎服。停用牛黄清心丸。配合医院静脉点滴甘露醇等治疗。

六诊（2010年5月16日）：口腔溃疡、周身不适已缓解，已无心慌，咳嗽减轻，能独立下床行走，但体力不足，步伐较小，左腿活动性差、僵硬、无力，纳可，便调。处方：太子参15克，怀牛膝15克，麦冬15克，当归10克，生山药10克，炒白术15克，丹参15克，葛根15克，生姜3片，砂仁8克（后下），菖蒲10克，地龙10克，陈皮8克。4剂，水煎服。

七诊（2010年5月20日）：患者今日出院，服药恶心欲吐，头晕，精神不振，左脚仍不灵活，手颤动，口角偶尔流涎。处方：太子参15克，天麻15克，怀牛膝15克，麦冬15克，当归10克，白芍10克，龟甲15克，炒扁豆15克，干地黄10克，生山药10克，炒白术15克，丹参15克，葛根15克，生姜3片，砂仁8克（后下），地龙10克，陈皮8克。5剂，水煎服。配合服用出院所带西药：螺内酯、氨氯地平、稳心颗粒、华法林、地高辛。

八诊（2010年5月25日）：咳嗽复作，痰多难咯，纳差，得食得药皆恶心欲吐，手颤减轻，下肢活动好转，足微肿，偶尔意识错乱，自言自语。处方：太子参15克，天麻15克，怀牛膝15克，茯苓15克，冬桑叶15克，苏子10克，苏梗10克，鱼腥草20

克，炒扁豆15克，生山药10克，炒白术15克，丹参15克，生姜3片，砂仁8克（后下），地龙10克，陈皮8克。4剂，水煎服。

九诊（2010年6月20日）：1周前因久坐引起左脚肿，第二天消失。6月15日脚肿复作，持续至今，肿至踝关节以上，按之凹陷。出院后一直怕冷，虽已入夏，仍穿秋衣、薄棉衣，终日无汗（气温高时也无汗），全身皮肤干燥脱屑。进食时打喷嚏、流鼻涕，停止进食后消失。平素易流泪而不自觉，口角时有少许涎沫。近日极想吃肉及辣椒等味厚之物。下肢活动逐渐恢复。前几日感冒，现咽中仍有痰，难以咯出，但咳嗽不明显。便调，余无不适。身体极度消瘦。舌淡红，有瘀斑，苔薄白，中部微腻。2010年6月19日经西医复查，诊断为轻度心衰、心源性水肿。处方：太子参15克，茯苓15克，北五加皮8克，丹参15克，炒白术15克，蒲公英10克，泽泻15克，苏子8克，苏梗8克，鱼腥草15克，川郁金10克，生龙骨20克（先下），生牡蛎20克（先下），川牛膝10克，炒山药10克，白芥子5克，炙麻黄5克，生石膏20克。6剂，水煎服，第三煎泡脚。服1剂，并泡脚，第2日肿消。因不愿配合吃药，后5剂未服，每日用冬瓜皮煮水泡脚。

2010年7月随访，身体基本恢复，生活自理，思维清楚，言语清晰，运动无障碍，仅服降压药、溶栓药维持。

**按：**脑梗死又称缺血性卒中，是一种严重的脑血管意外疾病，常可造成脑组织不可逆损害，具有"发病率高、复发率高、病残率高、死亡率高、并发症多"的特点，随患者年龄增大而预后不良，常易留下偏瘫、运动障碍、意识障碍等后遗症。本例患者虽为84岁高龄，但通过有针对性的西药和中医辨证论治的合理并用，不仅使脑梗死的范围明显缩小，且显著改善了脑梗死后遗症，使患者恢复了正常的生活。结合初诊临床表现及西医脑梗死诊断，本例肺炎合并脑梗死证属中医痰热内陷、脑窍闭阻证。

患者发病始由外感引发，由于年高体弱，肺虚不能抗邪，外邪郁闭，肺气不利，痰浊内阻，久而化热，故而咳吐脓痰。而患者本有高血压、冠心病史，心脉素有瘀滞，今痰浊阻肺，肺气郁滞，不能助心主治节，血脉不畅加剧，故肺病及心，诱发心脏宿疾，正合叶天士"平素心虚有痰，外热一陷，里络就闭"的认识。而心主血脉，心脉瘀滞，久及血络，西医治疗虽给予生命支持和消炎，然痰热未得外出之道，肺中痰浊虽减，实则乘虚深入络脉，从有形之痰转为无形之痰，阻塞脑中血脉，故突发脑梗死。初诊时"咳嗽痰多难咯，胶着难出，色黄白如脓状"乃痰热壅肺所致；"舌体强直、短缩，下肢活动障碍"从西医角度来看为脑梗死所致，综合其皮肤发斑、舌红绛等表现，当属中医"热陷心包"证范畴；患者脑梗死时虽已出现舌绛、语言謇涩、发斑等热陷心包的营血分症状，但痰热壅肺的表现仍然存在，邪气并未完全入于营血，故综合来看当属痰热内陷心包证从气分向营血分过渡阶段。而由肺部感染发展为"热陷心包"的脑梗死这一过程也符合温病"温邪上受，首先犯肺，逆传心包"的传变规律。

初诊时病机包含痰热壅肺和热陷心包两部分，为邪热正盛的极期，幸而用药及时，以千金苇茎汤加减先除肺中痰热，后又配合安宫牛黄丸凉营开窍，保护受损脑组织，气分痰热一除，血分瘀滞即开，邪得外达之势。果然邪去甚速，一夜之间舌上垢浊尽去，皮肤发斑即消，呈一派气阴两伤之象，乃邪去正伤所致。故三诊以原方继祛余邪同时增入粳米补益气阴、固护胃气。四诊出现小便不利及全身严重虚弱征象，而咳嗽咯痰仍重，考虑安宫牛黄毕竟是大寒之药，胃气已虚，恐不能耐受，而脾气太弱，土不生金；气虚津聚为痰，故一味祛邪亦不能使痰浊尽去；又肺为水之上源，肺热在上焦气分，金不生水，加之阴液大伤，则膀胱绝其化源，"无阴则阳无以化"，故小便不利，乃热邪深入下焦之象；而邪热久羁又致阴液严重耗伤，血液浓缩，瘀滞难开，出现舌体严重干燥、言语不清等症状。舌为心之苗，舌燥干痛、强直，为心液大伤之象。《温病条辨》有言："……舌强神昏，宜复脉法复其津液，舌上津回则生。"故四诊改以加减复脉汤为主方，并改安宫牛黄为牛黄清心，滋养阴血并扶脾气，佐以祛邪，阴血充则血行得畅，瘀滞得开；并仿滋肾丸之意，使金水相生，阴行阳化，小便自通。全方虽未主以祛邪而咳嗽咯痰减，且舌謇等痰瘀阻络诸症状好转，全身状态亦随阴液恢复而好转，充分体现了"留得一分津液，便有一分生机"的原理。而后又见肢体震颤、口角流涎等肝风内动之象，乃久病肾水亏虚、肝木失养，增入钩藤、地龙、牡蛎、龟甲等平肝息风止痉、化痰通络，有三甲复脉汤之意。最后复感外邪，又致水肿，乃肺气未复，外邪又侵，肺气郁闭，水道不通，溢于肌表所致。加之居于蜀地，气候多湿，又值夏暑之季，故不免外湿困于肌表。"伤于湿者，下先受之"，肝肾居下而主筋骨，故风寒湿之邪，多自二经先受，故九诊宣肺利水，祛风湿，补肝肾，强筋骨。

整个病理过程由肺及心再阻脑络，后期阴血虚弱，复感外邪，肺气又闭，发为水肿，皆与肺之生理"主气司呼吸、朝百脉主治节、主通调水道，为水之上源"密切相关。本案例的治疗立足于温病理论，准确把握邪气传变规律和邪正对比关系，在不同时机一重祛邪一主扶正，随机应变，最终取得了良好的疗效[12]。（赵岩松治案）

# 八、痞　满
## （湿阻中焦，蕴郁化热证）

　　患者，男，34 岁，2008 年 8 月 26 日初诊。主诉：胃腹胀 2 年。现病史：患者自述有多年饮酒习惯，几乎每次进餐时均饮酒，少则数两，多则数斤。2 年前开始自觉腹胀痞满，矢气稍舒。上月腹胀加重，伴右胁不适，于某院做腹部 B 超提示：纤维肝；脾大，厚 3.4cm，长 13.3cm；肝肾功能正常。验血总胆固醇 5.02mmol/L。现症：腹胀痞满，矢气则减，小便黄，身体沉困乏力，右胁时有不适，咽不适，痰多色白；舌红、苔白厚腻，左脉较弦。诊断：痞满（湿阻中焦，蕴郁化热）。治法：辛开苦降，芳化湿热。处方：藿香 15 克，半夏 15 克，黄芩 15 克，赤芍 15 克，白豆蔻 8 克（后下），白术 15 克，厚朴 15 克，茯苓 20 克，黄柏 20 克，大腹皮 15 克，陈皮 8 克，茵陈 10 克，郁金 15 克，薏苡仁 30 克，菊花 10 克，连翘 15 克，丹参 30 克，甘草 5 克。7 剂。医嘱：禁饮酒，饮食宜清淡，忌食肥甘厚味。

　　二诊（2008 年 9 月 19 日）：服药期间脘腹胀满有减，停药后有所反复，偶有嗳气；咽舒，痰少；大便 1 日 1 次、质软，右腰不适，尿淡黄；舌红有减，苔腻转薄。前方加炒山楂 15 克。15 剂。

　　三诊（2008 年 10 月 6 日）：苔腻渐化尽，脘腹胀满减轻，精神佳，能耐疲劳。前方去藿香、白豆蔻，加砂仁 8 克（后下），党参 6 克，苏梗 15 克。15 剂。

　　**按：**痞者，痞塞不通之谓；满者，胀满不行之谓。历代医家大致将痞满一证分为虚实二端：凡有邪有滞而痞者为实痞；无胀无痛而满者为虚痞。实痞、实满者宜散宜消，虚痞、虚满者非用温补不除。但在临床上痞满的发生往往是寒热虚实夹杂，因此根据病程发展的每个阶段合理用药，是治疗痞满的关键，而验察舌苔是辨证的重要手段。本案病人初诊时舌质红、舌苔白厚腻，是湿阻邪实的重要辨证依据。方用藿香正气散加减。该方出自《太平惠民和剂局方》，但后世多有发挥，如载于《温病条辨》中的诸加减正气散，启示医者用本方时宜灵活变通，根据湿邪停留的部位施以不同的治法以驱邪外出。药用藿香、白豆蔻芳香化中焦之湿；半夏、陈皮、茯苓、白术理气健脾化痰；黄柏、薏苡仁利下焦之湿；厚朴、大腹皮行气消胀；茵陈、郁金解郁利湿；菊花、连翘、黄芩宣上清热；因久病入络，故加赤芍、丹参以和血通络；甘草和中兼调和诸药。二诊湿热渐退，但仍偶发腹胀，故加炒山楂加强消食之功。三诊湿邪将尽，故去温燥之藿香、白豆蔻，加入砂仁、党参成香砂六君子汤，取理气健脾化湿之用，加苏梗理气宽中。另外，痞满一病多虚实夹杂，而湿邪致病之人多见肢沉、困乏等犹似虚弱之症，若医者未能细心问诊察舌，一见疲乏即妄投温补，则犯实实之戒。此外芳香之品大多温燥，不宜久用，应湿退即撤，过用则伤津。湿邪退尽之后应少加补气健脾之品，健运脾胃，则湿邪难再滋生[13]。（孔光一治案）

# 九、泄　泻

## （内有停饮，困迫大肠证）

·

　　患者，男，26 岁，2009 年 6 月 23 日初诊。主诉：腹泻多年，伴小腹痛 2 余月。现病史：患者由于工作关系，时常出外公干，交际应酬，烟酒不断，终日大便稀溏，日行数次，近 2 个月腹泻加重，伴小腹隐痛、里急后重，故前来就诊。现症：小腹隐痛，便稀后重，纳食正常，尿黄短，口渴引饮，左脉弦数，舌淡、苔白腻。诊断为泄泻。证属内有停饮，困迫大肠。治宜升清阳，利湿热，止痛泻。处方：白芷 10 克，茵陈 10 克，葛根 15 克，藿香 10 克，秦皮 10 克，黄连 5 克，黄芩 10 克，茯苓 15 克，车前子 10 克（包），白术 10 克，炒山楂 15 克，陈皮 6 克，木香 5 克，炒白芍 10 克，甘草 5 克。7 剂，水煎，1 日 1 剂，分 2 次口服。嘱患者戒烟酒，忌生冷、肥甘厚味。

　　二诊：腹痛减，偶肠鸣腹胀，便稀 1 日 2 次，后重感减轻，尿稍畅、黄减，渴饮减，纳佳，脉弦，舌淡、苔薄。上方加厚朴 10 克。续服 10 剂。

　　三诊：腹胀痛除，便稀、1 日 1 次，渴饮止，但小便偶发黄，舌淡、苔薄白，脉微弦。上方白术增至 15 克，去炒山楂，加黄柏 15 克。续服 10 剂。

　　四诊：大便成形、1 日 1 次，腹痛未犯，尿畅不黄，口中和，舌淡红、苔薄白。上方去黄柏，加党参 5 克，麦冬 15 克。再服 10 剂。

　　**按：**时值夏至，素体湿盛之人多因暑热引动内湿，而成泄泻。脾为阴土，喜燥恶湿，脾虚则运化失常，水液输布失职，下注大肠，引起泄泻。《温病条辨》记载"酒客久痢，饮食不减，茵陈白芷汤主之"，指出湿热在大肠也可致痢，饮食不减是辨证之关键。孔老根据多年临床观察，发现停饮也能致泻，并指出《伤寒杂病论》早有提示渴者采用五苓散、不渴者采用茯苓甘草汤治疗停饮。方中茵陈、白芷、葛根升阳化湿止泻，藿香芳香辛散、芳化暑湿，秦皮、黄芩、黄连能厚肠而燥湿止泻，茯苓、车前子能泄体内之停饮，白术、陈皮、炒山楂健脾消食、燥湿化痰，木香理气止痛，炒白芍、甘草合用能缓急止痛。脾为阴土，喜燥恶湿，《素问·脏气法时论》曰："脾恶湿，急食苦以燥之。"苦味药有苦温、苦寒之分，苦温药长于燥湿，但多用则助内热；苦寒药泻火清热之力强，化湿之效则次之，且过用易败胃；二者合用，则能取长补短[14]。（孔光一治案）

# 十、痢　疾
## （气虚血瘀，水饮内停证）

患者，女，29 岁，2017 年 3 月 15 日初诊。患者 3 年前因突发腹痛、便血，于当地医院诊断为"克罗恩病"，服用氨基水杨酸制剂效果欠佳，治疗期间曾出现肛周脓肿，经专科处理后控制，后于某医院就诊，医生建议加用免疫抑制剂硫唑嘌呤，因畏惧其不良反应，不肯服药，转求中医治疗。刻下：腹胀，大便稀、有少量黏液、1 日 1~2 次，时有肠鸣，腰酸，白带多，寐差，神疲，形瘦，脉细无力，舌紫黯、苔薄白、体大。2016 年 10 月肠镜显示回盲部溃疡，充血水肿，升结肠部分肠腔狭窄，乙状结肠可见纵行溃疡。本次就诊时血常规：血红蛋白 90g/L。中医诊断为休息痢，症状以腹痛、腹胀、肠鸣为主，但无便血，兼见舌紫黯、胖大。辨证为气虚血瘀，水饮内停。治以益气活血、解毒逐饮。处方：炙黄芪 20 克，柴胡 10 克，香附 10 克，当归 10 克，赤芍 15 克，白芍 15 克，炒栀子 10 克，炒枳实 15 克，牡丹皮 10 克，鸡血藤 15 克，川芎 15 克，桂枝 10 克，防己 10 克，葶苈子 8 克，椒目 5 克，黄芩 10 克，青皮 10 克，陈皮 10 克，白术 10 克，桃仁 10 克，白芷 10 克，茯苓 10 克，炙甘草 6 克，酒大黄 6 克，生蒲黄 10 克（包），五灵脂 10 克。14 剂，水煎服，1 日 1 剂，早晚分服。

二诊（2017 年 3 月 30 日）：药后大便次数增多，1 日 3~4 次，为脓血便，患者心忧病情加重，电话沟通后继续服药，至 3 月 24 日大便脓血消失，仍为稀便、1 日 1 次，腹胀减轻，白带量多、色黄，纳差，腰酸，舌黯、苔白腻。肠中瘀滞已有下行之机，仍以健脾益气活血为治，前方略作加减，合薏苡附子败酱散以清化肠道瘀浊。处方：炙黄芪 20 克，青皮 6 克，陈皮 6 克，桂枝 10 克，苍术 10 克，白术 10 克，厚朴 10 克，枳实 10 克，茯苓 10 克，当归 10 克，牡丹皮 10 克，茵陈蒿 15 克，川续断 10 克，车前子 15 克（包），黄芩 10 克，败酱草 30 克，黑附子 3 克，薏苡仁 20 克，神曲 15 克，生姜 6 克。14 剂，水煎服，1 日 1 剂，早晚分服。

三诊（2017 年 4 月 15 日）：服药后大便成形、1 日 1 次，无腹胀，偶有腹痛，白带，纳转佳，腰酸，舌红黯、苔白。肠中瘀浊已减，需补益脾肾以防伏邪内生，升肠中清阳以利浊气下行，辅以活血之法。处方：生黄芪 30 克，党参 15 克，陈皮 6 克，白术

20 克，枳实 20 克，茯苓 20 克，当归 10 克，川续断 10 克，杜仲 15 克，肉豆蔻 10 克，补骨脂 12 克，车前子 15 克，防风 3 克，白芷 5 克，黄芩 6 克，黄连 3 克，生蒲黄 10 克（包），五灵脂 10 克。28 剂。患者 6 月复查肠镜，未见明显异常，血常规：血红蛋白 120g/L，以上方制作丸剂善后。电话随访 1 年，未见复发。

**按：**本例患者有反复发作的黏液脓血便病史，然起因不明，虽无发热表现，但宋教授认为此类病证可视为"伏邪"致病范围，临证当首辨邪气类型、邪伏部位。结合该病例，初发时以反复发作的腹痛、便血为主要表现，离经之血，即为瘀血，血瘀是该患者局部乃至全身的重要病理变化。虽服用氨基水杨酸，但治疗期间患者曾有肛周脓肿，表明正气亏虚，毒邪走窜，因而病情反复发作。

就诊时宋乃光教授抓住其舌体胖大、紫黯和其腹痛胀时肠鸣漉漉之表现，结合经典论述，辨为气虚血瘀、水饮内停之证，在针对大肠瘀浊之邪之益气活血解毒法的基础上，配伍己椒苈黄丸攻逐肠中水瘀互结之邪；以炒枳实、酒大黄化积除满，"通因通用"。病人服药后反现大便次数增多，带大量黏液及脓血，并非病情加重，乃肠中瘀浊经治疗后得以下行之征，复诊时腹胀减轻，便血消失，舌色转淡、舌体缩小便是明证。故守前法，合薏苡附子败酱散，原方治疗阳气不足伴湿浊血瘀之肠痈，宋教授以为炎症性肠病与慢性肠痈有相似病机，方中附子还可温通下焦凝滞气机，振奋阳气，以利伏邪外散，继服方已对证，故以健脾益气，活血化饮之法贯彻治疗全程，则痼疾得愈。

宋教授常言，医者不可拘于派别之分，若拘泥于温病"平正清灵"的处方风格，临证时则多有药轻病重之虑。在本病例中，宋教授融温病清透伏邪的思路与《金匮要略》痰饮病之效方于一体，方疗效显著[15]。（宋乃光治案）

# 十一、胃　痛
## （寒热互结，中虚气滞证）

　　韩某，女，53 岁，2008 年 9 月 2 日初诊。主诉：胃脘胀痛月余。现病史：患者自诉患慢性结肠炎 20 余年，每日排便数次，曾于当地接受中西医结合治疗，但效果欠佳。上月泄泻加重，医院诊断为肠道霉菌感染，予抗生素治疗，期间出现胃胀痛，嗳气，反酸。现症：胃痛，嗳气，反酸，便溏（1 日 4~5 次），腰酸，右脉沉弦，舌淡苔白腻，月经 3 个月未行。诊断：痞满，胃痛（寒热互结，中虚气滞）。辨证：泄泻多因脾失健运，气机失调，湿浊中阻，下迫大肠而起。患者患结肠炎多年，日泻数次，故其脾胃早有内伤。加之炎夏天气，多湿多热，细菌容易滋生，饮食稍有不洁，就如火上浇油，更伤脾胃。抗生素之杀菌消炎力强，对消化道的刺激性也大，平人服之或感痞满纳呆，药停即能恢复，但脾胃素虚之人服之，常可损伤脾胃，脾胃虚弱，纳食不运，久则嗳气反酸，中焦气滞不通则见痞满，久病入络则发为胃痛。治法：辛开苦降，活血养血。处方：半夏 10 克，陈皮 8 克，黄芩 10 克，黄连 5 克，藿香 10 克，砂仁 6 克（后下），白术 10 克，茯苓 15 克，党参 5 克，厚朴 10 克，干姜 3 克，吴茱萸 3 克，杜仲 10 克，丹参 20 克，赤芍 10 克，甘草 5 克。7 剂。

　　二诊（2008 年 9 月 9 日）：胃痛减，仍胀，大便成形、1 日 3 次，嗳气吐酸少，恶心，胁微胀，舌淡、苔薄。上方去藿香，厚朴加至 15 克，党参加至 6 克，陈皮减为 6 克，加青皮 6 克，柴胡 10 克。7 剂。

　　三诊（2009 年 9 月 16 日）：胃胀痛止，大便成形、1 日 2 次，嗳气吐酸除，无恶心，胁胀消，舌淡红、苔薄。上方继服 10 剂。

　　**按**：临床上导致胃痛的病因虽多，但疼痛多是气机阻塞不通所致，当然也有因虚致痛者。本案患者致痛之病因尤多，病情虚实夹杂，但其治总不离调理气机，使其畅通。方用半夏泻心汤合丹参饮加减，药用半夏、陈皮散结除痞，降逆止痛；黄芩、黄连苦寒燥湿，兼清里热；藿香、砂仁芳香化湿，理气止痛；白术、茯苓、党参益气健脾，厚朴行气消胀止痛，与党参相配，行中有补；干姜、吴茱萸辛温，散寒止痛，又吴茱萸配黄连为左金丸，能降逆制酸；患者腰酸，恐久病入肾，加杜仲固肾壮腰；又久病入络，加丹参、赤芍活血养血，活络止痛，甘草和中兼和诸药。二诊时胃痛减，大便成形，舌苔转薄，是气机稍通、湿浊渐化之象，故去温燥之藿香，防过用化热伤津；又见恶心，胁胀，疑病入少阳，故减陈皮之量，加柴胡、青皮以疏肝理气；腹胀未消，故增党参、厚朴之量，以加强补气行气之功。三诊胃胀痛止，大便成形，无恶心及胁胀，病情稳定，故守上方以巩固疗效[16]。（孔光一治案）

# 十二、胁　痛

## （一）肝脾不和，湿热内蕴，气阴两虚证

罗某，男，35 岁，2008 年 5 月 30 日初诊。主诉：右胁痛反复 8 年余。病史：20 年前患过肝病。大学毕业刚开始工作时，压力较大，常熬夜、饮酒，反复出现右胁痛，且肝功能指标偏高。近来劳累或到南方出差则症状明显加重。诊见：右胁胀痛，或胃不适，神疲乏力，腰酸，便软，尿黄，左脉细，舌边暗紫、苔薄黄，少津。辨证：肝脾不和，湿热内蕴，气阴两虚。治法：调和肝脾，清热利湿，益气养阴。方药：柴胡 10 克，赤白芍各 10 克，丹参 30 克，郁金 10 克，半夏 10 克，青皮 6 克，陈皮 6 克，白术 10 克，藿香 10 克，砂仁 6 克（后下），黄芩 10 克，菊花 10 克，白花蛇舌草 20 克，黄柏 15 克，天花粉 10 克，麦冬 20 克，太子参 15 克，甘草 5 克。10 剂。药后胁痛、口渴均减，但时有晨起右胁不适。为少阳之火较重，加用板蓝根、半枝莲加强清肝胆之火解毒散结之力，前后调理 3 余月而安。

**按：**本案患者常熬夜，影响肝藏血之功能。肝之阴血亏乏，肝失疏泄，气滞血瘀，出现胁痛，肝郁日久化火，脾失健运，湿邪内生，湿与火结，湿热内蕴。胁痛日久，脾失健运，肝肾阴血受损，出现气阴两虚之证。方用小柴胡汤加减。本案胁痛缠绵数年，发展为虚实夹杂之证，治宜扶正祛邪，消补兼施。肝主藏血，如阴血亏，需滋补阴血，宜在调和机体气血阴阳的基础上缓补，因气血阴阳之间存在相互制约与互用的关系。同时，祛邪亦求缓攻，用药宜平和，兼顾脾胃，注重三焦之气的条畅，以达到邪祛正复之目的[17]。（孔光一治案）

## （二）肝肺郁热，湿热内蕴，心肾不交证

黄某，男，39 岁，2007 年 5 月 8 日初诊。主诉：胁痛反复发作 15 年。病史：数年前患过乙型肝炎，现为乙肝病毒携带者。平素因工作原因常出国、出差，应酬难免，

饮酒或劳累后胁痛明显加重。诊见：易感，咳嗽，咽痛，反复口疮，牙龈溃疡，尿黄，便软，痔疮，下肢凉，寐差，耳鸣，体胖，脉沉细弦，舌淡苔少。身高 188cm，体重 125kg。B 超示：重度脂肪肝，右肾泥沙样结石。血脂高，血压略高，血糖上限。辨证：肝肺郁热，湿热内蕴，心肾不交。治法：调理肝肺，清热利湿，交通心肾。处方：柴胡 10 克，赤芍 10 克，白芍 10 克，郁金 10 克，半夏 10 克，青皮 6 克，陈皮 6 克，黄芩 10 克，夏枯草 10 克，菊花 10 克，连翘 15 克，麦冬 30 克，白术 15 克，薏苡仁 20 克，黄柏 15 克，怀牛膝 10 克，泽泻 15 克，莲子心 6 克，肉桂 3 克。8 剂。药后复诊，诸症显减，原方再进 10 剂以巩固疗效。

**按：**慢性肝炎胁痛日久可影响脾、胆、肺、肾等多脏腑，故往往需要同调肝胆、肝脾、肝肺、脾肾等。本案患者除胁痛、耳鸣（肝经郁热）外，还有易感、咳嗽、咽痛（肺经郁热）、口疮、尿黄便软、痔疮（湿热内蕴）和寐差（心肾不交）等表现。故治疗用柴胡、赤芍、白芍、青皮、郁金、夏枯草疏肝清热，菊花、连翘、黄芩清宣肺热，黄柏、薏苡仁、怀牛膝、泽泻清利湿热，莲子心、肉桂交通心肾，半夏、白术、陈皮调脾和中。诸药配合，方证相合而获佳效[17]。（孔光一治案）

# 十三、痹　证
## （脾肾阳虚，湿热蕴阻经脉证）

患者，女，31岁，2007年7月17日初诊。患强直性脊柱炎（AS）19年，时值月经将至，两乳胀痛，腰背疼痛难直，便稀，目红，左脉弦，苔薄黄而少。曾查红细胞沉降率（ESR）72mm/h。处方：白术10克，白芍10克，赤芍10克，柴胡10克，茯苓15克，当归10克，川芎6克，半夏10克，黄芩10克，陈皮6克，青皮6克，川续断10克，甘草5克，干姜4克，肉桂4克。7剂，水煎服，1日2次。患者自述服2剂汤药后，月经行有块、色红量多，且月经行第2天后腰背疼痛缓解。

二诊：患者仍腰腿凉，无汗，白带多，尿热，脉弦，苔薄；证属脾肾阳虚，湿热蕴阻经脉。治以健脾温肾，清热利湿，温经通络。处方：苍术10克，黄柏15克，怀牛膝10克，生薏苡仁20克，半夏10克，黄芩10克，白术10克，川续断10克，甘草5克，麦冬30克，青皮6克，陈皮6克，赤芍10克，白芍10克，肉桂4克，干姜3克，党参6克，金毛狗脊20克，杜仲10克。14剂。其后每次月经前后调整方剂，连续服用6个月。2008年1月查ESR 33mm/h，四肢怕冷症状减轻，月经后脊柱疼痛减轻，活动度增加。继续按上述治法服药1.5年后，诸症减轻，肢体关节活动较前灵活，2009年2月查ESR 25mm/h。

**按：** 初诊时孔老认为，月经将行，气血郁滞于肝经冲脉，应以调经和血为先，经行后再通络治痹，故治以疏肝健脾、养血通络、理气调经。二诊根据清代医家叶天士提出的"新邪宜速散，宿邪宜缓攻，虚人久痹宜养肝肾气血"，处方着重养血扶助脾肾，后随证加减疗效满意[18]。（孔光一治案）

# 十四、消　渴
## （邪热久羁，精亏血虚证）

李某，男，53岁，2013年1月4日初诊。血糖升高4年，注胰岛素2年，血压不稳，心脏支架5个，其兄亦有糖尿病；近7年体重下降15kg，现87.5kg；腰不适，胫面暗斑，便较干，足时凉但有汗，脉弦，苔薄黄、舌暗红。2012年12月26日查血糖12.88mmol/L。处方：丹参50克，麦冬30克，赤芍15克，黄芩10克，黄柏15克，生白术10克，郁金10克，法半夏10克，天花粉10克，知母10克，肉桂4克，生薏苡仁20克，怀牛膝10克，决明子15克，党参6克，白花蛇舌草15克，泽泻15克。

二诊（2013年7月30日）：左胸憋闷、连左肩近2月，便较干，血压尚可，体重如前，胰岛素未增，夏来汗多，脉细，苔薄黄。7月28日查血糖9.17mmol/L，三酰甘油2.28mmol/L，高密度脂蛋白0.88mmol/L，脂肪酶60.1U/L。效而守方，改党参6克，生晒参8克，加丹参10克，泽泻5克，半枝莲15克，以增强扶正祛邪之力。

三诊（2013年8月23日）：服药便畅，时胸闷，腿疹痒。8月21日查血糖7.6mmol/L。去泽泻，加晚蚕沙15克，茯苓20克。

**按：** 该患者伏邪日久，内耗精血，导致内通性膜系萎弱，脏腑失养，血运欠畅，证见体重渐减，暗红舌及胫面暗斑；内通性膜系萎弱亦累及外通性膜系，症见便干，苔薄黄；治以内外膜系同调，攻补兼施，用药当寒热平调。

针对此证，临床上，孔老常用麦冬、赤芍、丹参、黄芩、黄柏、炒白术为基础方进行加减治疗。其中麦冬益阴以治糖尿病阴亏之本；炒白术强中焦以助化生阴液，还可适当配伍人参、生甘草等益气以养阴；黄芩、黄柏苦寒坚阴，泻热以治糖尿病燥热之标；丹参、赤芍凉血散瘀，泻血分郁热，通畅内通性膜系。临床还常配伍怀牛膝等养肝血而通络；柴胡、郁金等疏利少阳；配伍麦冬、知母、法半夏、天花粉等润降阳明而制热，疏理外通性膜系；配伍肉桂温煦命门以启动下元。二诊减少党参用量而加生晒参增强了养阴生津之功，加半枝莲则意在清热解毒利尿，使浊邪从小便而去。三诊时，时处长夏，湿热之气正盛，故处方去泽泻，加晚蚕沙15克，茯苓20克[19]。（孔光一治案）

# 十五、颤　证
## （肝肾阴亏，虚风内动证）

患者，女，86 岁，2014 年 5 月 10 日初诊。患者 5 天前无明显诱因出现全身颤抖，于附近医院就诊，经系统检查，不能确诊。刻下症：全身频繁颤抖，面色苍白，头晕时作，自汗，大便偏干，双腿疼痛无力，舌红、少津、苔少，脉细、右脉难及。现代医学诊断：震颤原因待查。中医诊断：颤证（肝肾阴虚）。处方：玄参 10 克，生熟地黄各 10 克，生牡蛎 15 克，龟板 15 克，火麻仁 10 克，鳖甲 15 克，麦冬 10 克，五味子 6 克，白芍 12 克，阿胶 6 克，炒谷麦芽各 10 克，炙甘草 6 克，沙参 10 克。7 剂。上药浓煎，少量频服，1 日 1 剂。

复诊（2014 年 5 月 17 日）：患者已无颤抖，大便 1 日 1 次、偏干，头不晕，腿疼，舌红、苔少，脉如前。上方加鸡子黄 1 个，继续服用 5 剂善后。患者服药后腿疼略好，回家乡后经电话随访震颤未再发作。

**按**：《温病条辨》有云："热邪久羁，吸烁真阴，或因误表，或因妄攻，神倦，脉气虚弱，舌绛苔少，时时欲脱者，大定风珠主之。"病人临床症状以全身震颤为主，几无休时，两脉几无，有"时时欲脱"之状，当急救之，宋乃光教授抓住其全身震颤，再结合其头晕、便秘之表现，结合经典论述，辨为真阴大损、虚风内动之证，以大定风珠化裁治之，以龟板、鳖甲、牡蛎甘咸寒之品填补真阴，潜阳息风。宋乃光教授认为龟常藏首于腹，性属纯阴，灵而有寿，得地之阴气，入手少阴、足少阴、厥阴，能补肝肾真阴；鳖甲色青，潜阳息风；牡蛎咸寒，能化肾中湿浊从小便而出，使补而不腻；阿胶甘平滋润，入肝补血，入肾滋阴；麦冬、生地黄、白芍滋阴增液，养血柔肝；佐以火麻仁养阴润燥，五味子酸收，收敛欲脱之阴；甘草调和诸药，与白芍配伍，酸甘化阴。诸药合用，峻补真阴，潜阳息风，使阴液得复，筋脉得养，则虚风自息，病症可痊。病人服药后颤抖消失，是阴液得复，虚阳内敛之佳象。

除处方外，本案汤药服法颇令人关注。按三焦治则，当从吴鞠通所言"治下焦如权，非重不沉"，以甘咸寒之重剂滋填肝肾真阴，然此案宋乃光教授开方，药量较之原方偏小，而服药时则采取少量频服之法。乃为"浊药轻投"之法。究其原因，病人右脉难及，脾胃内伤，而大定风珠中多血肉有情之品，王孟英点评本方时言道"定风珠一派腥浊浓腻，无病人胃弱者亦难下咽，如果厥哕欲脱而进此药，是速其危矣"，虽略有夸张之处，临证中确有服用后出现腹胀腹泻之例。《灵枢·五癃津液别》篇有云："五谷之津液和合而为膏者，内渗入于骨空，补益脑髓。"乃言真阴之生，源于脾胃对饮食之运化，且以"渗"字示真阴之缓成。病人年老体衰，脏腑虚弱，虽有真阴大亏，然脾胃不足，难以运化龟板、鳖甲、阿胶等浊腻之物，因而小制其服，先以小剂予之，并令浓煎，减少汤药服用量，进而不采取汤剂 1 日 2~3 服之常规服法，嘱少量频服，一日方尽；诸多细节，均立足顾护脾胃，然本病为真阴大伤之证，病在下焦，每次用药量少力弱，恐不能滋培肝肾真阴，故需频繁服用，使药力持续，趋于下焦，故收良效[20]。（宋乃光治案）

# 十六、斑　疹

## （阳明热盛，外迫营血证）

杨某，女，24岁，2009年11月16日初诊。患者面部及颈部斑疹，斑色红鲜艳成片，其间散在粟样红疹。患者自觉皮肤灼热，瘙痒难忍，发际尤为明显。食发物或冬季加重。近来加重2周。略渴，鼻欠利，寐差，月经将行。苔黄腻，脉弦滑。西医诊断：过敏性皮炎。服抗过敏药效果不理想。处方：生石膏30克，升麻6克，阿胶珠10克，怀牛膝10克，茵陈12克，生牡蛎30克，芦茅根各15克，赤白芍各10克，元参10克，苍白术各10克，生薏苡仁20克，厚朴15克，黄连3克，黄柏10克，浮萍10克，络石藤15克，地肤子15克，紫草10克，连翘15克，陈皮10克。5剂。

二诊：斑疹显减，发际略痒，食螃蟹痒发1次，大便畅，咽喉红，晨有痰，末次月经10月22日，素量少。舌红、苔黄腻，脉弦滑。处方：赤白芍各10克，当归10克，益母草15克，怀牛膝10克，地肤子15克，生龙牡各15克，茵陈12克，厚朴15克，黄柏15克，生薏苡仁20克，苍白术各10克，豨莶草15克，柴胡10克，黄芩10克，半夏10克，青陈皮各6克，制首乌15克，生艾叶6克，生甘草5克，川续断10克。7剂。

**按：**患者系年轻人，皮损色鲜弥漫，头面部较显，苔黄腻，脉数，考虑阳明热盛，斑疹外发多循其经，故处方首以生石膏、升麻清解阳明之热；在此基础上配以凉血解毒、化湿和络的元参、紫草、阿胶珠、赤芍、白芍、茵陈、苍术、白术等。二诊时邪热显退，正值月经当行，减寒凉药防其碍经，加入益母草、制首乌、生艾叶、柴胡养血调经，经行畅，少阳之气畅达，邪亦可借枢机之路外解。依上法调理月余，斑疹未发。从阳明治实热型皮肤病可在白虎汤基础上化裁。如夹湿者，加用苍术、白鲜皮、苦参、地肤子等；血分热毒炽盛的，加用玄参、大青叶、生地黄、紫草等；兼便秘苔厚，加虎杖、大黄等；兼咽喉红肿，甚或咳者，加板蓝根、黄芩、瓜蒌等，随症加减[21]。（赵岩松治案）

# 十七、白 疕

## （血热妄行证）

林某，女，年龄 5.5 岁，2016 年 5 月 19 日初诊。患者 2016 年 2 月突发银屑疹，2016 年 2 月 22 日西医诊为银屑病，皮肤 CT 报告表皮银屑病样增生，毛细血管周不等量炎细胞浸润。已外用二甲硅油乳膏、他卡西醇软膏、糠酸莫米松乳膏，口服复方鱼腥草颗粒。临床表现：身发红疹，隆起脱屑，起于肘膝，夜痒；时泄泻，少痰，身热肤干，常鼻衄；舌尖红、苔薄黄润，扁桃体略大，左脉滑。中医诊断：白疕，血热证。治法：开肺解毒，清热凉血。处方：忍冬藤 15 克，贯众 9 克，赤芍 15 克，丹参 15 克，牡丹皮 9 克，生薏苡仁 15 克，生白术 15 克，防风 6 克，生白芍 15 克，生甘草 6 克，浙贝母 10 克，芦茅根各 15 克，金银花 15 克，玄参 15 克，炒苍术 10 克，柴胡 5 克，大青叶 15 克，地肤子 15 克。7 剂，水煎服，每剂分 2 天服。

二诊（2016 年 6 月 2 日）：患儿疹痒减，头顶疹起，夜晚背痒，其母述发病前曾咳嗽，故上方去防风、柴胡，加生百部、土贝母、白蒺藜、茜草。其后在原法上调方数次。

末诊（2016 年 9 月 22 日）：时入秋，疹消尽。病至后期，热邪耗津而见舌尖红、苔中后黄腻，兼秋气干燥，治以养阴清胃。处方：忍冬藤 9 克，赤芍 15 克，丹参 15 克，牡丹皮 9 克，生薏苡仁 15 克，生甘草 6 克，生白术 15 克，炒苍术 6 克，桑白皮 6 克，地骨皮 15 克，青蒿 6 克，玄参 15 克，浙贝母 10 克，柴胡 5 克，北沙参 15 克，黄芩 9 克，知母 9 克，薄荷 6 克，升麻 6 克，黄连 5 克，苦参 3 克，木香 5 克。

**按：**患儿首诊疹红、痒，属热滞营血，迫血外渍肌肤；阳热偏盛故身热；血络伤而鼻衄。患儿于游泳暴晒后复发，知病由热起，热在营血，当清热解毒、凉血祛风；用忍冬藤、贯众、大青叶、金银花清热凉血解毒。皮损起于肘、膝等关节，忍冬藤配生薏苡仁通经活络；金银花疏散风热，对扁桃体肿大有效；地肤子、防风祛风止痒；赤白芍、牡丹皮、丹参养血活血凉血；肝藏血，柴胡与赤白芍清肝养血。患儿时腹泻，于清热寒凉药中加入苍白术、薏苡仁顾护脾胃。芦茅根清热利尿、又止鼻衄。肺为"娇脏"，外感袭肺易夹痰，用浙贝母清肺化痰、软坚散结。遵吴鞠通《温病条辨》"发疹者，银翘散去豆豉加细生地、牡丹皮、大青叶，倍元参主之"，于二诊加白蒺藜、茜草，以祛风止痒凉血平肝，去防风、柴胡等升阳药。小儿"脏气清灵，易趋康复"，患儿治疗 4 个月后银屑皮疹尽消。

　　温为阳邪，易伤阴液，且银屑病为慢性病，反复发作，养阴法不限于后期，初诊即以玄参清热凉血、滋阴降火。《医学衷中参西录》云："玄参，味甘微苦，性凉多液，原为清补肾经之药。又能入肺以清肺家烁热，解毒消火。"后又酌加北沙参、知母，养阴生津的治则贯穿始终[22]。（赵岩松儿科治案）

# 十八、闭　经
## （肝肾阴亏，寒凝血瘀证）

患者，女，23岁，2014年1月10日初诊。内蒙古人，悉尼留学。闭经2年，过去虽行不准，经行腹痛，大便不畅多年，掉发，5个月前在澳大利亚口服避孕药2片（具体不详），月经方行7天，在澳2年，气温高。3年前人工流产2次，间隔2个月。腰酸，下肢凉，脚无汗。咽腭弓红，右显，扁桃体不大，苔薄黄，脉弦。2013年10月24日超声示子宫内膜厚度0.3cm。体重46kg，身高1.62m。处方：丹参15克，赤芍6克，白芍6克，当归6克，川续断5克，黄芩4克，青皮3克，陈皮3克，制首乌8克，炒白术6克，枳壳4克，炒栀子3克，肉桂2克，白茯苓6克，益母草8克，生甘草3克，砂仁3克（后下），麦冬10克，法半夏4克，柴胡3克。7剂。

二诊（2014年1月17日）：经方行，大便畅。上方去益母草。再服7剂。后又经三诊，服药27剂，于2014年5月16日经行，养血益肾收功。

**按：**患者多次流产，肝血受伤，肾精失养，加之久居国外，贪凉饮冷，寒凝血瘀于胞宫，同时肝血失养，三焦生化不足，肾精、肺阴不足，故临床可见上热寒、咽红或痛或不利、扁桃体大等，苔黄，脉弦，同时又可见下肢畏凉、腰腹凉、大便次数较多等表现。用平调气血方基础上加重养血活血，温经通络[23]。（孔光一治案）

# 十九、经行发热
## （余邪未尽，热郁血室证）

患者，女，24岁，2009年6月8日初诊。经行发热2余月。2月多前经行前1周出现高热，服药效不佳，经净后热退。随后1次月经迟期1周而至，且发高热，经行热退。刻下症：经行第3天，腹痛，有血块，经前高热39℃以上，腰酸，便软，苔白腻，脉弦。肛门出血、先血后便断续3年，泌尿系感染反复发作，肘外侧疹，夏天易发3年。处方：丹参20克，赤白芍各10克，当归10克，黄芩10克，青陈皮各6克，川续断10克，白术10克，牡丹皮5克，生艾叶5克，蒲公英10克，柴胡10克，甘草5克，炒山楂10克，炒山栀10克，麦门冬15克，神曲15克。7剂。

二诊（2009年6月16日）：经已净，便稀2天1次，时腹痛欲便，便后痛止，未见便血2天，口腔溃疡3天，牙龈肿，纳可，汗少，舌尖红、隐点、苔薄白。上方加木香3克，黄连3克，槐米10克。10剂。

三诊（2009年6月30日）：腹痛除，口疮渐愈，便畅，食欲好转，近肘膝疹起，或夜间低热37.1℃，或鼻血少量，经将期，舌边尖红、隐点、苔薄白。上方去丹参、蒲公英、木香、槐米、黄连，牡丹皮加至10克，加藿香10克，板蓝根15克，龙胆草5克，菊花10克。10剂。

7月6日经行，色红、块少，腹痛不显，未发热，便软未出血，肘膝疹退。以上方为基础加减调治2余月，经期发热未再发作，经行期准，不痛，便血及泌尿系感染少发。

**按**：患者素有便血、淋证、皮疹等下焦湿热、血分郁热之证，适值经前血海充盛沸溢之际，复感外邪，邪热与血热互结，虽因经行热退而余邪未尽，潜入血室，必待下次经行乘热势再发。治宜和血泄热为法，经后以养阴血、健脾胃、清利下焦为主，经前以活血行经、凉血泄热、解毒透热为主。分期施治，标本兼顾，伏邪得清，经行如常[24]。

（孔光一治案）

# 二十、绝经前后诸症

## （一）肝经郁热，心脾不振证

韩某，女，53岁，2008年3月17日初诊。主诉：烘热汗出，心烦急躁月余。现病史：绝经年余，烘热汗出，胸闷气短，喜太息，心烦易怒，夜寐易醒，头晕耳鸣，心悸，胃纳不振，舌痛、舌淡红、苔少，左脉细。辨证：肝经郁热，心脾不振。治法：疏肝清热，养心调脾。处方：柴胡10克，赤白芍各10克，丹参30克，郁金10克，半夏10克，白术10克，青陈皮各6克，砂仁6克（后下），黄芩10克，龙胆草6克，夏枯草10克，菊花10克，天麻6克，太子参10克，麦冬30克，桂枝6克，淫羊藿10克，怀牛膝10克，莲子心6克，甘草5克。8剂，水煎服，1日1剂。药后烘热汗出、心烦急躁显减，诸症减轻，原方再进10剂。过数月家属来诊诉尚未反复。

**按：** 本案症见胸闷气短、喜太息、烘热汗出、心烦易怒、头晕等为肝郁气滞、肝经郁热之证，心悸不宁、夜寐易醒、胃纳不振为心脾不振之候，故宜在疏肝柔肝、清泻肝经郁热的基础上，兼以养心调脾，方用小柴胡汤加减，药用柴胡、赤芍、白芍、丹参、郁金疏肝解郁、养血活血；半夏、白术、青皮、陈皮、砂仁理气健脾；黄芩、龙胆草、夏枯草、菊花、天麻清泻肝经之郁热；太子参、麦冬补气养心；桂枝温补心阳；淫羊藿、怀牛膝补肝肾；甘草和中兼调诸药。药后肝气得疏，肝热得清，心气得充，脾气健运，气血调畅而诸症自除[25]。（孔光一治案）

## （二）肝经郁热，脾肾不振证

闫某，女，52岁，2003年2月22初诊。主诉：心烦急躁，腰酸腿肿1年余，近日加重。现病史：绝经1年以来，常心烦急躁，阵阵汗出，心悸寐差，耳鸣，腰酸或痛，下午腿肿，便溏，尿黄，舌尖红、苔黄腻、中少苔，脉细左弦。辨证：肝经郁热，脾肾不振。治法：疏肝清热，健脾益肾。处方：柴胡10克，黄芩10克，龙胆草6克，半夏

10克，茯苓15克，白术10克，神曲15克，炮姜3克，黄连4克，天麻6克，杜仲10克，桑寄生15克，淫羊藿10克，太子参10克，麦冬15克。7剂。药后腰痛好转，诸症明显改善，舌苔退下，原方基础上加用养血柔肝之品再进10剂，巩固疗效。

**按：**本案患者更年期绝经后，肝肾亏虚，肝经郁热，肝脾不和，故见心烦急躁、寐差、耳鸣、腰痛、腿肿、便溏、尿黄等。肝经郁热，横逆犯脾，致脾气不振；脾为后天之本，肾为先天之本，更年期肾气衰竭，脾运失职，加重肾气不振。治宜疏肝清热、健脾益肾为法，方用小柴胡汤和半夏白术天麻汤加减，药用柴胡、黄芩、龙胆草疏肝解郁、清肝经之热；半夏、茯苓、白术、炮姜、神曲理气健脾、温中和胃；天麻、杜仲、桑寄生、淫羊藿平抑肝阳，补肝肾，强筋骨。本案病机与肝脾肾的功能失调相关，故在调补脾肾的基础上，疏肝柔肝，清泻肝经之郁热，以达到肝、脾、肾功能平衡协调之目的[25]。（孔光一治案）

# 二十一、带　下
## （肝脾不和，湿热下注证）

患者，女，34岁，2014年3月4日就诊。上月5日行经，现月经将至，月经周期30天。白带黄、量多，外阴瘙痒。偏头痛，尿黄热，乏力，腰酸。舌根腻、中后较厚，脉弦。2014年1月20日体检示：甲状腺肿大，TCT结果：霉菌感染。处方：柴胡6克，赤白芍各10克，当归10克，郁金8克，黄芩6克，青陈皮各6克，茯苓15克，砂仁6克（后下），丹参30克，龙胆草5克，苦参6克，川续断9克，法半夏6克，麦冬15克，炒白术10克，生晒参5克，甘草5克。15剂。

二诊（2014年3月21日）：白带量减，色黄减，阴痒有减，大便不畅。去龙胆草，苦参加为8克，加炒莱菔子5克，苏梗6克。10剂。后随访诸症减，白带量减，瘙痒已无。

**按**：经四诊合参诊断为肝脾不和、湿热下注，针对其症外阴瘙痒，带下色黄、量多，孔老在平调气血方基础上加苦参清热燥湿、解毒止痒。方中柴胡、青皮疏肝理气，当归、白芍养血柔肝，黄芩、龙胆草、赤芍清肝和肝，郁金疏肝解郁、活血行滞，川续断补肝肾，几药相合疏肝气、清郁热、护肝体、和肝用，伐而不害，养而不滞；大量丹参疏通血管内膜，以复心肝血运，结合赤芍、当归之活血养血，功用更著，配伍用于疏肝养血方中，可达心肝并调之义；健运中州，以复中膜，促进营卫生化，白术健脾、茯苓利脾、砂仁温脾、生晒参益气、陈皮理脾，相合以取四君子或六君子之意；法半夏燥湿和胃，麦冬养阴生津，二者相合燥湿相济，温而不燥，润而不腻；苦参清热燥湿解毒止痒；甘草调和诸药，取其甘味，性味合化，使全方泄热不凉遏、不伤阳，补益而不壅滞、不恋邪，燥湿不助热，养阴不滋腻。复诊去龙胆草，加莱菔子、苏梗者，功在消胀除满，和胃降气以利大便之畅通[23]。（孔光一治案）

# 二十二、不 孕

## （一）冲任受戕，肝脾失和证

胡某，女，30岁，1990年7月24日初诊。4年前结婚，婚后即孕，当时因工作忙，妊娠至8周做人工流产。以后月经量逐渐减少，现在每次月经用卫生纸不到半包。"人流"1年后夫妻二人商量要孩子，即不避孕，但至今2年不孕，曾经中西医多方治疗未效，子宫及附件检查均未见异常。月经量少，行2天，周期26天，血色淡、有少量血块，行经时腰腹疼痛。平素亦腰酸，且伴精神烦躁，但饮食睡眠尚可。见舌质暗红、苔薄微腻，右脉滑。诊为冲任受戕，肝脾失和。处方：柴胡10克，赤白芍各10克，当归10克，茯苓15克，苍白术各10克，炒干姜3克，黄柏3克，小茴香3克，肉桂3克，益母草15克，牡丹皮6克，香附10克，炒灵脂10克。15剂。

服15剂后，患者精神好转，少有烦躁。但仍腰腹疼痛，大便溏薄。舌红苔少，左脉沉。转以温经活血，调补冲任。处方：当归10克，赤白芍各10克，肉桂3克，炮姜3克，炒白术10克，茯苓20克，桑寄生15克，炒杜仲10克，忍冬藤20克，金毛狗脊15克，泽兰10克，三七粉3克（分冲）。另服乌鸡白凤丸，每早1丸；艾附暖宫丸，每晚1丸。25剂。

服上方25剂后，患者诉月经色显红活，量亦增，仍腰酸，苔薄腻，脉细滑。继进温肾养血，调冲任方药。处方：当归10克，赤白芍各10克，白术10克，杜仲10克，制首乌15克，沙白蒺藜各10克，柴胡10克，肉桂3克，炮姜3克，炒灵脂10克，黄芩10克，香附10克，益母草15克，茯苓15克。

10月1日经至，量增多、色红活，患者自觉精神愉快，但大便仍软，上方去灵脂、香附，加巴戟天10克，枳壳10克。10月29日经至，量增多近于正常，诸症均减，此为血海渐充，上方加紫河车10克。服上方数剂，于11月21日经至，已无任何不适，唯舌质红不减，为阴亏不能配阳，治以益阴扶阳，以助冲任。处方：当归10克，赤白芍各10克，肉桂4克，白术10克，茯苓15克，炮姜3克，生熟地黄各10克，砂仁10克，紫河车 10 克，何首乌 15 克，杜仲 10 克，墨旱莲 10 克。另服乌鸡白凤丸，早晚各 1 丸。12 月份月经经未至，1991 年 1 月 8 日患者特来告知，尿妊娠试验为阳性，证实已怀孕。

**按**：本案连续治疗 5 个月经周期，治疗过程分为 3 个阶段：第 1 阶段以调肝脾为主，这是一切妇科病的治疗前提；第 2 阶段主要是温经养血，补益冲任，为胎孕准备物质条件；第 3 阶段也就是最后 1 个月经周期，是血海充实后的协调治疗，为着胎清扫障碍。全部治疗环环相扣，逐步过渡，达到了预期的目的，这是孔老师对慢性病的治疗特点[11]。（孔光一治案）

## （二）肝肾阳虚，湿热内蕴证

患者，女，33 岁，2013 年 4 月 3 日初诊。经行小腹胀，腰酸冷，大便软，经行则大便稀溏，经量可、出膜块，经期迟 5～8 天。现为月经中期，咽不利，晨起有痰，或恶心，牙龈出血，劳动虚汗多，或心悸，脂肪肝 4 年，脉细弦数，人工流产 1 次，舌淡暗、苔薄黄。体重 78kg，身高 1.65m。处方：柴胡 10 克，赤白芍各 10 克，当归 10 克，川芎 6 克，郁金 10 克，青陈皮各 6 克，丹参 20 克，炒白术 10 克，茯苓 15 克，生艾叶 6 克，川续断 10 克，肉桂 4 克，法半夏 9 克，远志 5 克，黄柏 15 克，麦冬 15 克，炒山楂 15 克，苏子梗各 5 克，黄芩 5 克，甘草 6 克。7 剂。

此病例随诊改方，平调气血方为基本方随症加减服药 1 年，于 2014 年 5 月告知怀孕，次年足月生产男婴 1 名。

**按**：患者素有脾肾阳虚、湿热内蕴，平调气血方加减服用 1 年得子。除此以外，孔老还根据患者的症状再行适当加减用药，如脱发加用制首乌，大便不畅加炒栀子，并配合白术、枳壳取枳术丸之意。如此见补泻相合，三焦并调，使人体一气通达，气血调和，邪去正安。此外，孔老在诊疗过程中，通过和患者的充分沟通，抓住症结，有针对性地对其进行疏导。每个患者看得认真细致，反复推敲处方，交流充分，费时较长。患者也可感受到他豁达的胸怀、无私的付出，领略大医对生命、生活的态度和气场，从而受到他潜移默化的影响，对疗效也有一定的助益[23]。（孔光一治案）

# 二十三、妇人腹痛

## （一）湿热蕴结证（利三焦治湿热法）

患者，女，34 岁，2017 年 9 月 21 日初诊。诉近 1 周小腹痛，曾胃胀痛，服洁白丸缓解；末次月经 9 月 6 日，行 5 天周期 26 天，带下量多，质稀如水样，阴痒；近 1 周夜寐仅 2 小时，夜 12 点至凌晨 2 点间醒至 5 点不睡；干咳，尿黄不适，腰困，足凉；既往 2017 年上半年曾左髋痛半年，经阴道超声检查见盆腔积液大于 4cm 深度，2015 年 6 月怀孕 6 个月时因重度子痫引产；查体见双扁桃体Ⅱ度肿大，舌边尖红点、苔薄黄腻，左脉沉细濡缓、右脉沉濡。考虑盆腔感染，乃中医妇人腹痛病，湿热蕴结证，治以清热利湿、宣气通利，方用黄芩滑石汤加味。处方：黄芩 9 克，滑石 15 克，茯苓 10 克，白蔻仁 3 克（后下），猪苓 10 克，大腹皮 10 克，川木通 6 克，赤芍 15 克，生牡蛎 30 克（先煎），益母草 15 克，杏仁 10 克，浙贝母 10 克，生艾叶 9 克，苦参 6 克，蛇床子 6 克，生薏苡仁 15 克，生甘草 6 克，知母 10 克。6 剂，1 日 1 剂，水煎服及坐浴。服 6 剂后诸症改善，继调方以善其后。

**按：** 该患者徐某，但见小腹痛，带下量多、稀如水样，腰困足冷，似为寒湿，反见尿黄不适热象，为下焦湿热阻滞经络而致腹痛带多；郁热内结，炎性反应迁延；又见扁体肿大，有干咳，舌边尖红点、苔薄黄等上焦内热表现；两脉虽沉，沉中见濡，结合全身症状，考虑湿热内阻，气郁不行，故脉象不起，而非气虚所致。加之患者近又有寐差多醒，为火腑湿热上扰心神的表现。因此辨证患者近期的盆腔感染病机为湿热胶着、困阻气机，故以清热三焦利湿法治之，予黄芩滑石汤加味生艾叶、苦参、蛇床子、生薏苡仁等药味增强燥湿解毒之功，取得满意疗效[26]。（赵岩松治案）

## （二）湿热瘀结证（清热利湿，开达膜原法）

患者，女，25 岁，2019 年 3 月 4 日初诊。行经后左侧腹痛及左腹股沟胀 7 个月。患者自诉患解脲支原体盆腔炎，近来尿道反复感染，2018 年 7 月曾因左侧腹股沟疼痛服用头孢缓解。末次月经2月26日，行7天周期35天，带下量多、色黄；大便素黏滞，小便色黄浑浊；口干，腰酸，下肢凉；面暗，下眼睑色青，面疹散发；2018年8月27日B超提示宫腔内偏强回声，见0.3cm×0.3cm×0.2cm，右卵巢见1.3cm暗区；舌尖见红瘀点、苔黄厚浊腻，右脉弦涩、左脉细涩。诊断为SPID，属中医妇人腹痛病，湿热瘀结证，治以清热利湿、开达膜原、辟秽化浊，方用达原饮加味。处方：黄芩9克，赤芍12克，槟榔6克，草果3克，厚朴15克，知母6克，黄柏6克，败酱草30克，炒薏苡仁15克，乌药6克，生艾叶9克，木香9克，苦参6克，木通6克，苍术10克，生甘草6克。2剂同煎至便下改1日1剂及坐浴。

二诊（2019年3月18日）：诸痛减，左侧腹股沟及肛门略坠胀，休息即可缓解，面疹散发，焦虑抑郁1年；舌边尖红点、苔黄厚腻，左脉弦滑、右脉细滑。上方略作调整。加入莪术15克，延胡索15克，川楝子6克等活血行气止痛药物。7剂，1日1剂，水煎服及坐浴。

随访5个月，患者因乳腺增生前来复诊3次，期间腹股沟坠胀皆缓解，偶见小腹略胀及经行腰骶酸痛；二便皆可；舌尖红、苔黄腻，左脉弦涩、右脉弦细涩。

**按**：该患者见腹痛，腰酸下肢冷，似为寒湿，反见尿黄浑浊，大便黏滞，带下色黄量多等的热象，此实乃下焦湿热秽浊之邪阻滞于经络而导致的腹痛带多；郁热内结，炎性反应反复迁延；口干、咽干、面疹，舌边尖红点、苔黄厚腻等上中焦内热表现；左脉细涩，右脉弦涩，结合全身症状，考虑湿热瘀阻，气血不畅。因此辨证患者近期的盆腔感染病机为湿热瘀结、困阻气血，故以清热利湿、开达膜原之法治之，予达原饮加黄柏、败酱草、炒薏苡仁、苦参等增强燥湿解毒之功，加金铃子散、生艾叶、木香等增强其活血行气止痛之效，取得满意疗效。

临证之时，若明确诊断为湿热内蕴型SPID，皆可考虑使用达原饮加减治疗。热盛加黄柏、大黄，以清热除湿；湿重加薏苡仁、泽泻以利湿；下腹痛加延胡索、川楝子，以行气止痛；血瘀加三棱、莪术以活血化瘀。除内服汤药外，可配合使用外洗汤药坐浴，同时嘱咐患者注意个人卫生，清淡饮食；本病易受情志影响，多数患者表现焦虑，临证之时，应对患者心理疏导，使其身心放松，必要时可加疏肝解郁之药物，以达到更好的治疗效果[27]。（赵岩松治案）

# 参考文献

［1］姚洁琼，谷晓红，赵岩松. 温病四大家护阴学说探析［J］. 中国临床医生，

2013，41（8）：73-74.

［2］宋乃光. 论表证与汗法［J］. 中国中医药现代远程教育，2003，1（2）：26-27.

［3］宋乃光. 温病运用苦辛方药探析［J］. 中国医药学报，2002（5）：264-266.

［4］司庆阳，谷晓红，赵岩松. 孔光一教授咽部辨治经验初探［J］. 北京中医药大学学报，2003（2）：71-72.

［5］刘文礼，严季澜. 孔光一教授辨治小儿外感高热临症经验［J］. 中医研究，2010，23（2）：57-59.

［6］刘铁钢，于河，刘果，等. 孔光一宣上调中法在温病临床中的应用［J］. 中华中医药杂志，2019，34（10）：4646-4648.

［7］潘芳，李航洲，孔光一. 孔光一诊治小儿外感咳嗽之特色［J］. 北京中医药，2010，29（2）：97-98.

［8］刘蕊洁，陈洁琼，赵岩松. 孔光一教授治疗肺热咳嗽验案举隅［J］. 北京中医药大学学报（中医临床版），2010，17（4）：19-20.

［9］赵岩松. 从大动脉炎治疗案例看三焦膜系理论的临床应用［J］. 现代中医临床，2016，23（1）：47-50.

［10］宋乃光. 精神分裂症精神衰退的中医药治疗［J］. 辽宁中医杂志，1989（11）：44-46.

［11］宋乃光. 孔光一教授疑难病案三则［J］. 中医药研究，1991（4）：56-58.

［12］姜思竹，孙凌云，谷晓红，等. 温病学思路治疗肺炎合并脑梗死病案1则［J］. 北京中医药大学学报（中医临床版），2011，18（6）：25-27.

［13］容志航，严季澜，李柳骥. 孔光一应用辛开苦降法治疗脾胃病理论探析［J］. 北京中医药，2011，30（1）：17-18.

［14］容志航，严季澜. 孔光一教授采用升阳除湿、益气调脾法治疗慢性泄泻经验［J］. 中医研究，2010，23（11）：70-71.

［15］黄乐曦，赵海滨，刘果. 宋乃光教授运用伏邪理论调治难治性炎症性肠病经验［J］. 环球中医药，2021，14（10）：1812-1814.

［16］容志航，严季澜，李柳骥. 孔光一教授治疗胃脘痛经验［J］. 吉林中医药，2011，31（3）：212-213.

［17］吴炫静，严季澜. 孔光一教授治疗慢性肝炎胁痛的经验［J］. 吉林中医药，2009，29（11）：935-936，958.

［18］赵岩松，陈嘉苹，许镋尹，等. 孔光一治疗强直性脊柱炎经验介绍［J］. 北京中医药，2010，29（1）：21-22.

［19］黎又乐，李坤蒔，刘倩，等. 孔光一以三焦膜系理论指导治疗2型糖尿病经验

总结［J］. 中医学报，2018，33（9）：1656-1660.

［20］刘果，李瑛，宋乃光. 小议浊药轻投［J］. 环球中医药，2016，9（7）：840-841.

［21］赵岩松，谷晓红. 中医足阳明胃理论对皮肤病辨治的启发［J］. 北京中医药大学学报，2011，34（11）：791-792.

［22］李坤蒔，杜张琳，杨欣欣，等. 温病学理论指导辨治儿童银屑病探讨［J］. 中国医药导报，2018，15（12）：129-131.

［23］于河，李杭洲，司庆阳，等. 从三焦膜系理论解析孔光一教授对妇科病的辨治思路［J］. 世界中医药，2016，11（11）：2354-2358.

［24］刘文礼，严季澜. 孔光一教授辨治伏邪发热临证经验［J］. 天津中医药，2010，27（2）：94-95.

［25］吴炫静，严季澜. 孔光一教授治疗更年期综合征的经验［J］. 吉林中医药，2009，29（12）：1029-1030.

［26］杨欣欣，张萌，李坤蒔，等. 利三焦清湿热法治疗盆腔炎性疾病思路探讨［J］. 世界中医药，2019，14（6）：1602-1606.

［27］张萌，张弛，孙芮，等. 邪伏膜原理论指导盆腔炎性疾病后遗症辨治临床价值探讨［J］. 现代中医临床，2020，27（1）：59-62.